高等医药院校课程改革新形态教材

供高等职业教育护理、助产、临床医学、口腔医学、医学检验技术、
医学影像技术、康复治疗技术、中医学等医学相关专业使用

生 理 学

（第 4 版）

U0248651

主　审　马恒东

主　编　杨志宏　阳泽华

副主编　崔香娟　江增宏　薛明明

编　委　（按姓氏汉语拼音排序）

　　　　崔香娟（成都职业技术学院）

　　　　侯聪玲（乌兰察布医学高等专科学校）

　　　　江增宏（合肥职业技术学院）

　　　　李铁英（唐山职业技术学院）

　　　　王　璐（济南护理职业学院）

　　　　王士珍（江苏护理职业学院）

　　　　薛明明（内蒙古医科大学）

　　　　阳泽华（益阳医学高等专科学校）

　　　　杨立会（广西医科大学护理学院）

　　　　杨志宏（唐山职业技术学院）

　　　　于泊洋（内蒙古医科大学）

　　　　余　娟（重庆护理职业学院）

科 学 出 版 社

北 京

内 容 简 介

本教材内容按照从微观到宏观、从局部到整体排序，内容更趋完整化和系统化。充分考虑学习者的认知特点和接受能力，每章设置案例、链接、学习小贴士和考点等穿插模块，图文并茂，保证科学性、先进性、思想性，同时增加可读性、趣味性、启发性。每章末附自测题，便于学生复习巩固，自我测评。实验指导包括常用、难度递进的 11 个实验，满足实验教学需要。丰富和完善了数字化资源，便于学生线上线下随时随地学习。

本书主要供高等职业教育护理、助产、临床医学、口腔医学、医学检验技术、医学影像技术、康复治疗技术、中医学等医学相关专业使用，还可供护理相关专业人员参考选用。

图书在版编目（CIP）数据

生理学/杨志宏，阳泽华主编. —4 版. —北京：科学出版社，2024.1
高等医药院校课程改革新形态教材
ISBN 978-7-03-077212-1

Ⅰ．①生… Ⅱ．①杨… ②阳… Ⅲ．①人体生理学－高等职业教育－教材 Ⅳ．①R33

中国国家版本馆 CIP 数据核字（2023）第 230601 号

责任编辑：王昊敏 / 责任校对：周思梦
责任印制：师艳茹 / 封面设计：涿州锦晖

科 学 出 版 社 出版
北京东黄城根北街 16 号
邮政编码：100717
http://www.sciencep.com

三河市骏杰印刷有限公司　印刷
科学出版社发行　各地新华书店经销
*
2010 年 7 月第　　一　　版　　开本：850×1168　1/16
2024 年 1 月第　　四　　版　　印张：11 1/4
2024 年 1 月第二十四次印刷　　字数：332 000
定价：45.00 元
（如有印装质量问题，我社负责调换）

前　言

党的二十大报告指出："人民健康是民族昌盛和国家强盛的重要标志。把保障人民健康放在优先发展的战略位置，完善人民健康促进政策。"贯彻落实党的二十大决策部署，积极推动健康事业发展，离不开人才队伍建设。党的二十大报告指出："培养造就大批德才兼备的高素质人才，是国家和民族长远发展大计。"教材是教学内容的重要载体，是教学的重要依据、培养人才的重要保障。本次教材修订旨在贯彻党的二十大精神和党的教育方针，落实立德树人根本任务，坚持为党育人、为国育才。

本教材对章节内容重新梳理排序，使教材内容更趋完整化和系统化，突出"融会贯通"的特点。

1. 教材内容"横向融通"。教材编写充分考虑学习者的认知特点和接受能力，内容按照从微观到宏观、从局部到整体的顺序呈现。链接模块中展现临床知识、学科进展和科学家的故事等内容，注重四新（新技术、新工艺、新规范、新标准）和医者精神、职业素养的融入，在知识传授中实现价值观引领，对教材内容横向延伸。

2. 知识串联"纵向贯通"。生理学以正常人体结构为基础，为后续的病理学、药理学及各临床学科奠定基础，是承上启下的桥梁学科。编者精心设计"学习小贴士"模块，梳理出生理学中与后续课程相关的知识点，抛砖引玉，提高学生对医学各学科知识纵向贯通的能力。

3. 纸数融合全面提升。设置案例模块，以临床案例为引导，有助于学生建立临床思维；根据国家护士执业资格考试和专升本考试大纲，对于常考知识设置考点提示，使学生的学习有所侧重；章后设置自测题并在书后附有参考答案，便于学生测评学习效果。同时丰富完善了数字化资源，对重要考点、知识点以视频、微课、动画形式呈现，便于学生线上线下、随时随地学习。读者可通过多种途径访问"中科云教育"平台获取配套的数字化课程学习资源。

本教材在编写过程中参考借鉴了大量的优秀教材和著作，得到了各参编院校的大力支持，主审马恒东教授是第 3 版教材的主编，为本教材修订打下了较好的基础，对本教材也进行了严格细致的审核和把关。在此对主审马恒东教授和编辑的辛苦付出表示诚挚的感谢！由于编者水平有限，本教材可能存在疏漏和不妥之处，敬请广大读者提出宝贵意见！

编　者

2023 年 10 月

配 套 资 源

欢迎登录"中科云教育"平台，**免费**数字化课程等你来！

本系列教材配有数字化资源，持续更新，欢迎选用！

"中科云教育"平台数字化课程登录路径

电脑端

▶ 第一步：打开网址：http://www.coursegate.cn/short/FQ0EZ.action

▶ 第二步：注册、登录

▶ 第三步：点击上方导航栏"课程"，在右侧搜索栏搜索对应课程，开始学习

手机端

▶ 第一步：打开微信"扫一扫"，扫描下方二维码

▶ 第二步：注册、登录

▶ 第三步：用微信扫描上方二维码，进入课程，开始学习

PPT 课件，请在数字化课程里下载！

目　录

同学们准备好了吗？我们一起开启生理学的学习之旅！希望同学们通过对生理学基础知识的学习，能够认识到生理学对于医学生的重要性，坚定学好生理学的信心！

本章大家要掌握阈值、兴奋性和阈值的关系、可兴奋组织、兴奋和抑制、刺激引起反应的条件、内环境与稳态的概念和意义；理解人体生命活动的基本特征、人体功能活动的调节方式、反射的概念和分类、反馈调节；了解人体生理学的研究对象及任务，生理学的认识层次。

同学们要学会用动态平衡的观点分析人体生理功能的变化，逐步建立人体的整体观。

第 1 节　生理学概述

一、生理学的研究对象及任务

生理学（physiology）是生物科学的一门分支，它是研究生物体及其各组成部分的正常功能活动规律的一门学科。按研究对象不同，可分为动物生理学、植物生理学、人体生理学等。人体生理学（human physiology）是把人体及组成人体的各个系统、器官、组织和细胞的生命活动作为研究对象，研究它们所表现的各种正常生命活动现象、规律、产生机制，以及各系统、器官、组织和细胞之间在功能上的相互关系；同时研究内、外环境变化对人体生命活动功能的影响及人体生命活动的调节机制，并揭示人体各种生理功能活动在整体生命活动中的意义。

二、生理学的认识层次

细胞是组成人体结构和功能的基本单位。形态相似、功能相近的细胞与细胞间质形成具有一定功能的组织，不同的组织结合成具有一定形态和功能的器官，在结构和功能上具有密切联系的器官联结在一起构成一定生理功能的系统，各系统之间相互协调，共同构成一个统一的整体。因此，可以从细胞和分子水平、器官和系统水平及整体水平三个不同层次对人体生理功能进行全面研究。人们对人体生理功能活动的研究最早是从器官和系统水平开始的，主要研究器官和系统的功能活动规律及调节机制；细胞和分子水平的研究在于探索细胞及其所含生物大分子的生命活动规律；整体水平的研究是以完整机体为研究对象，分析在不同生理条件下各器官、系统之间相互联系和协调的规律。三个层次的研究相互联系，相互补充，更全面、完整地认识机体正常活动的规律。

三、生理学的实验研究方法

生理学是一门理论性和实践性均很强的学科，大部分生理学知识是通过实验获得的。生理学实验是人为控制一定的实验条件，对生命活动现象进行科学观察和分析，以获得对这种生命活动规律认识的一种研究方法。动物实验是生理学研究的基本方法，分为急性实验和慢性实验两类。急性实验是以动物活体标本或完整动物为实验对象，人为控制实验条件，对特定的生理活动进行观察研究。急性实验可分为急性在体实验和急性离体实验。急性实验周期短，实验条件易于控制，影响因素单一，但结果不一定能代表自然条件下整体的活动情况。慢性实验是在动物完整、清醒状态下进行的，通常是为了特定的实验目的需要事先给动物进行必要的处理（包括手术等），待其康复后再进行实验。慢性实验周期较长，影响因素复杂，但结果比较接近机体整体的生理功能活动。

由于伦理学的限制，早期的人体生理实验主要以调查和记录人体的一些生理参数资料为主。随着现代科学技术的迅猛发展，特别是信息技术、人工智能和大数据分析的大量运用，为人体生理功能的研究开辟了更广阔的空间。

四、生理学与医学的关系

在现代医学课程体系中，生理学是医学的基础课程，它以人体解剖学、组织学为基础，同时又是病理学、病理生理学、药理学等后续课程和临床各专业课程的基础，起承前启后的作用。生理学与医学具有密切的联系。医务工作者只有掌握了人体生理学的基本知识，才能正确认识人体发生的变化，理解疾病发生、发展的机制及其规律，从而提高临床的诊疗水平。同时，临床治疗和疾病过程的研究又有助于我们正确理解生理功能。诺贝尔基金会设立"诺贝尔生理学或医学奖"，足以说明生理学对医学的重要性。

> **链 接** 血液循环学说的创立者、生理学奠基人——威廉·哈维
>
> 　　古人对血液运动的认识极为有限，古罗马名医盖伦的"血液运动潮汐说"曾统治了医学界十几个世纪，直到 1616 年威廉·哈维第一次提出关于血液循环的理论。威廉·哈维（William Harvey）是 17 世纪英国著名的科学家和医生。他通过对多种动物的解剖实验和人体观察，历经十几年的不断努力，积累了大量珍贵的实验资料，创立了血液循环理论。1628 年哈维出版了《心血运动论》一书，科学地阐明了血液循环的途径和规律，该书被称为生理学史上最重要的著作之一，奠定了近代生理科学发展的基础。恩格斯高度评价说："由于哈维发现了血液循环，而把生理学确立为科学"。

第 2 节　生命活动的基本特征

无论是单细胞生物还是高等生物，各种生物体都具有一些共同的生命基本特征，如新陈代谢（metabolism）、兴奋性（excitability）、适应性（adaptability）和生殖（reproduction）等。

一、新 陈 代 谢

新陈代谢是机体与环境之间进行物质交换和能量转换的自我更新过程。新陈代谢包括物质代谢和能量代谢两个方面，物质代谢又包括合成代谢和分解代谢两个过程。新陈代谢是机体最基本的生命特征，也是最重要的基本特征。机体的新陈代谢一旦停止，生命活动就宣告结束。

二、兴 奋 性

兴奋性是指机体的组织或细胞接受刺激后产生反应的能力或特性。刺激（stimulus）是指作用于机体的环境条件变化。刺激根据其来源和特性不同，可分为：①物理性刺激，包括声、光、电、温度、机械和放射线等；②化学性刺激，包括酸、碱、盐、重金属、药物作用等；③生物性刺激，包括细菌、真菌、病毒等；④社会心理因素的刺激。刺激要能引起组织或细胞发生反应，通常要具备三个基本条件（刺激三要素）：刺激强度、刺激时间和刺激强度-时间变化率。若刺激时间和刺激强度-时间变化率保持不变，通常我们将能够引起组织或细胞发生反应的最小刺激强度称为阈强度（threshold intensity），简称阈

值（threshold）。强度等于阈值的刺激称为阈刺激（threshold stimulus），大于阈值的刺激称为阈上刺激；小于阈值的刺激称为阈下刺激。阈值的大小可作为评价兴奋性高低的指标。阈值高，则组织细胞的兴奋性低；阈值低，则组织细胞的兴奋性高，故兴奋性与阈值呈负相关关系。

　　反应（response）是指机体的组织或细胞受到刺激时发生的一切变化。机体不同的组织细胞对刺激做出的反应表现出的形式各不相同。生理学中将受刺激后能迅速产生某种特定生理反应的组织称为可兴奋组织，如神经细胞对刺激表现出来的反应形式是产生和传导动作电位；肌细胞表现为收缩和舒张；腺体表现为分泌腺液。可兴奋组织在发生反应之前都会先产生动作电位，因此现代生理学中也将能对刺激产生动作电位的组织或细胞称为可兴奋组织或可兴奋细胞。反应主要包括 2 种基本形式：兴奋（excitation）和抑制（inhibition）。兴奋是指机体或组织受到刺激，由静止状态变为活动状态，或活动由弱变强。例如，当肾上腺素作用于心肌细胞时，心肌收缩力增加，心脏泵血量增加，即肾上腺素的作用是使心脏兴奋。抑制是机体或组织受到刺激，由活动状态变为静止状态，或活动由强变弱。例如，当乙酰胆碱作用于心肌细胞时，心肌收缩力减弱，心脏泵血量减少，即乙酰胆碱的作用是使心脏抑制。

考点：兴奋性与阈值的关系

 学习小贴士　刺激三要素与临床注射技术

　　临床上护士给患者进行注射时应遵循"两快一慢"原则，即进针快、出针快、推药慢。这和我们生理学中的刺激三要素是相对应的：进针快、出针快能缩短刺激的作用时间；推药慢能降低强度-时间变化率，减弱刺激作用，从而减轻患者的疼痛反应。

三、适　应　性

　　机体能根据环境条件的变化调整自身的各种功能活动，以适应变化的能力称为适应性。机体的适应分为生理性适应和行为性适应两种，如当环境温度下降时，皮肤血管收缩减少散热，同时体内产热激素分泌增多，这些属于生理性适应；通过增加衣物、使用取暖设备等达到御寒的目的就是行为性适应。

四、生　　殖

　　生物体生长、发育、成熟后，通过无性或有性繁殖的方式产生与自身相似的子代个体的过程称为生殖。生命从产生、生长发育、成熟到衰老乃至死亡是不可抗拒的自然规律，只有通过生殖产生新的个体才能使生命得以延续，种族得以繁衍。

第 3 节　人体的内环境

一、内　环　境

　　机体生存的外界环境称为外环境，包括自然环境和社会环境。体内各种组织细胞直接生活的环境称为内环境（internal environment）。体液（body fluid）是人体内液体的总称，约占体重的 60%（图 1-1）。体液分为两部分：约 2/3 的体液分布于细胞内，称为细胞内液（intracellular fluid）；其余约 1/3 的体液分布于细胞外，称为细胞外液（extracellular fluid），包括血浆、组织液、淋巴液、脑脊液和胸膜腔、关节腔内的液体等。由于体内细胞直接接触的环境就是细胞外液，所以内环境就是细胞外液。要注意的是，体内有些液体，如消化道内的液体、尿道和膀胱内的液体、汗腺导管内的液体，都是与外环境相连通的，并不属于内环境。

```
        ┌ 细胞内液（约2/3，约占体重40%）
体液    │                                    ┌ 血　浆：约1/4，约占体重的5%
占体重60%│                                    │ 组织液：约3/4，约占体重的15%
        └ 细胞外液（约1/3，约占体重20%）───┤ 淋巴液、脑脊液：少量
                                            └ 胸膜腔、关节腔内的液体：少量
```

图 1-1　体液的组成

二、内环境的稳态

内环境的稳态（homeostasis）是指内环境的化学组成和理化性质维持在一个相对恒定的状态，如各种离子的浓度、温度、酸碱度、渗透压等只在一个非常窄小的范围内波动。早在 1857 年，法国生理学家克劳德·伯纳德（Claude Bernard）就提出内环境的概念，并指出：内环境的相对稳定是机体能自由和独立生存的首要条件。1926 年，美国生理学家坎农（Walter B. Cannon）将希腊语的"homeo"与"stasis"合成"homeostasis"一词，来表述"稳态"这一生理学的重要概念。

内环境的稳态不是静止不变的固定状态，而是一种复杂的动态平衡。稳态的维持是机体不断进行自我调节的结果。一方面外界环境的变化和细胞的代谢活动不断使稳态受到破坏；另一方面人体又通过各种调控机制不断恢复至稳态。体内细胞的各种代谢活动都是酶促反应，需要适宜的温度、离子浓度、酸碱度和渗透压等。如果内环境稳态遭到破坏，超过人体的调控能力，细胞的新陈代谢不能正常进行，将会影响人体正常功能活动，导致疾病甚至危及生命。因此，稳态是维持机体正常生命活动的必要条件。

考点：内环境稳态的意义

第 4 节　人体功能活动的调节

当人体的内外环境发生变化时，机体为了适应这种改变而进行一系列调节活动，以维持内环境的稳态，这种过程称为生理功能的调节。主要调节方式有神经调节（neuroregulation）、体液调节（humoral regulation）和自身调节（autoregulation）。

一、人体功能的调节方式

（一）神经调节

神经调节是通过神经系统的活动来调节机体各系统及器官的功能。神经调节的基本方式是反射（reflex）。反射是机体在中枢神经系统的参与下，对刺激所做出的规律性的应答。反射的结构基础是反射弧（reflex arc），它由感受器、传入神经、神经中枢、传出神经和效应器 5 个基本部分组成（图 1-2）。反射的完成有赖于反射弧结构和功能的完整。反射弧的任何一个部分被损伤或功能发生障碍，反射都不能进行。

神经调节是机体最主要的调节方式，具有反应迅速、部位精确、持续时间短暂等特点。神经反射分为非条件反射和条件反射。非条件反射是与生俱来的，反射弧相对固定，其反射中枢基本上位于大脑皮质以下较低部位，是一种初级的神经活动，如瞳孔对光反射、吸吮反射等。非条件反射是机体适应环境的基本手段，是个体生存和种族繁衍的基本能力。条件反射是建立在非条件反射的基础上，经过后天学习或经验获得，反射弧不固定，是一种高级神经活动，如"望梅止渴"及"谈虎色变"等。

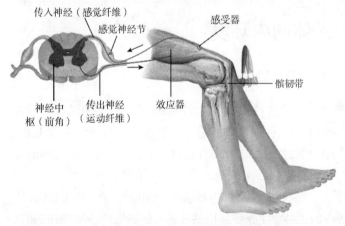

图 1-2　反射弧的组成

条件反射使机体对环境的适应更加灵活，具有预见性，极大地提高了人的生存和适应能力。

考点：反射的分类及特点

（二）体液调节

体液调节是指体内某些特殊的化学物质通过体液途径对机体功能进行的调节。这些特殊的化学物质主要是指内分泌腺或内分泌细胞分泌的激素，也可以是某些组织细胞产生的代谢产物（如 CO_2、H^+等）和一些生物活性物质（如组胺、趋化因子等）。体液调节作用的对象称为靶器官、靶组织或靶细胞。例如，胰岛 B 细胞分泌的胰岛素经血液循环运送到全身各处，促进组织细胞对葡萄糖的摄取和利用，以维持机体血糖浓度的相对稳定。激素通过血液循环作用于全身各处的靶细胞，对其功能活动进行的调节，称为远距分泌，即全身性体液调节，是体液调节的主要方式。有些化学物质不通过血液循环而经局部组织液扩散到邻近细胞发挥调节作用，这种调节称为局部性体液调节，也称为旁分泌调节，它是体液调节的辅助方式。体液调节的特点是反应缓慢，范围较广，时间持久。

人体内多数内分泌腺或内分泌细胞接受神经的直接或间接支配，所以体液调节就成为神经调节的一部分，是反射弧传出部分的延长，这种调节称为神经-体液调节（图1-3）。如交感神经兴奋时，一方面直接作用于心脏、血管等效应器官，另一方面可引起肾上腺髓质释放肾上腺素和去甲肾上腺素，也可作用于心脏、血管等效应器官，从而使神经与体液因素共同参与机体的调节活动。

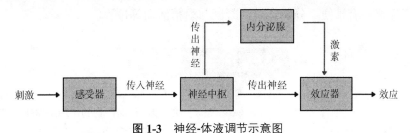

图1-3 神经-体液调节示意图

（三）自身调节

自身调节是指机体的组织器官或细胞不依赖于神经或体液调节，凭借自身内在的特性对环境变化产生的一种适应性反应。例如，肾血流的自身调节：当机体的动脉血压在一定范围内升高时，肾血管收缩，使肾血流量不致过多；当动脉血压在一定范围内降低时，肾血管舒张，使肾血流量不致过少。自身调节的范围局限，幅度较小，灵敏度较低，但对某些组织器官功能的调节仍具有一定的意义。

神经调节、体液调节和自身调节各有特点又密切联系、相互配合，维持内环境的稳态，使机体的生理功能活动正常进行。

二、人体功能调节的反馈控制

人体功能活动的调控过程与工程技术领域中的自动控制理论有许多共同的规律。根据控制论的原理，人体的控制系统可视为一个由控制部分和受控部分组成的闭合式环路，通常将反射中枢或内分泌腺等看作是控制部分，而将被作用的效应器或靶细胞看作是受控部分。由控制部分发送到受控部分的信息称为控制信息，由受控部分传送到控制部分的信息为反馈信息。由受控部分发送反馈信息影响控制部分活动的过程称为反馈（feedback，图1-4）。根据反馈作用的效果不同，反馈可分为负反馈和正反馈。

考点：正反馈与负反馈的意义

（一）负反馈

受控部分发出的反馈信息作用于控制部分后，使受控部分的活动朝着与它原先活动相反的方向改

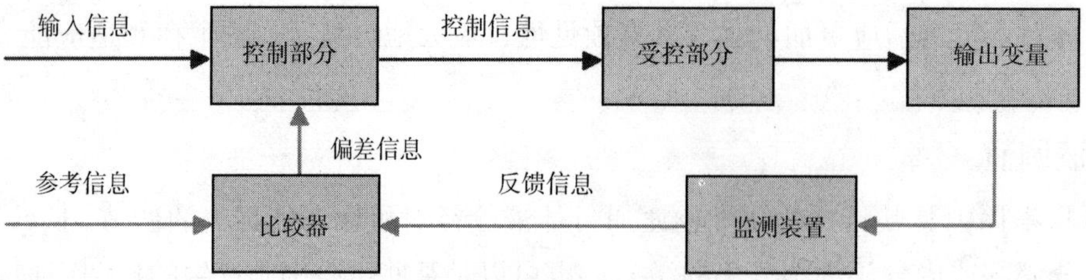

图 1-4 反馈控制系统示意图

变，称为负反馈（negative feedback）。人体内的负反馈极为多见，维持各种生理功能活动的稳态主要是通过负反馈实现的。动脉血压的压力感受性反射就是一个典型的负反馈。当动脉血压升高时，可通过反射抑制心脏和血管的活动，使心脏活动减弱，血管舒张，血压便回落；当动脉血压降低时，也可通过反射增强心脏和血管的活动，使血压回升，从而维持血压的相对稳定。

（二）正反馈

受控部分发出的反馈信息作用于控制部分后，使受控部分的活动朝着与它原先活动相同的方向改变，称为正反馈（positive feedback）。正反馈远不如负反馈多见，其意义在于使某些生理过程一旦发动就迅速加快加强，直至其完成为止。如在排尿反射过程中，当排尿中枢发动排尿后，由于尿液刺激了后尿道的感受器，后者不断发出反馈信息进一步加强排尿中枢的活动，使排尿反射一再加强，直至尿液排完为止。常见的正反馈还有排便、分娩、血液凝固与射精活动等过程。

自 测 题

一、单选题

1. 衡量组织兴奋性高低的指标是（　）
   A. 肌肉收缩强度　　B. 腺体分泌多少
   C. 动作电位幅度　　D. 刺激频率高低
   E. 阈值大小
2. 维持稳态的重要途径是（　）
   A. 神经调节　　B. 体液调节　　C. 自身调节
   D. 负反馈　　E. 正反馈
3. 关于刺激与反应的论述，错误的是（　）
   A. 组织对刺激发生反应的能力或特性，称为兴奋性
   B. 引起反应的最小刺激强度称阈值
   C. 反射是反应，反应不一定是反射
   D. 兴奋性高低与阈值大小呈正相关关系
   E. 同一组织在不同功能状态下其反应不同
4. 关于神经调节的论述，正确的是（　）
   A. 由受体接受刺激引起
   B. 调节作用迅速、局限、精确
   C. 通过非条件反射实现
   D. 调节过程不存在反馈
   E. 是机体功能调节的唯一方式
5. 关于体液调节的论述，正确的是（　）
   A. 从属于神经调节，不能独立发挥作用

   B. 组织代谢产物的作用不属于体液因素
   C. 调节代谢、生殖，但不影响生长、发育
   D. 作用迅速、广泛、持久
   E. 主要由内分泌腺和内分泌细胞分泌的激素来完成
6. 关于负反馈的叙述，正确的是（　）
   A. 是控制部分对受控部分的反馈
   B. 调节过程不可逆
   C. 其结果使生理过程不断加强
   D. 其结果使生理过程稳定于正常水平
   E. 妇女足月分娩过程属于负反馈
7. 关于正反馈的叙述，正确的是（　）
   A. 维持内环境稳态
   B. 使某种生理过程不断加强，直至完成
   C. 是神经调节中的主要机制
   D. 是体液调节中的主要机制
   E. 脑血流量比较恒定就是一例

二、问答题

1. 举例说明机体功能活动的调节方式有哪些？其特点如何？
2. 通过比较正反馈和负反馈的异同，说明其各自的生理意义。

（杨志宏）

第2章
细胞的基本功能

同学们，本章我们将一起走进微观世界，学习细胞的基本功能。希望同学们通过对人体各种细胞和分子功能的学习，感受人体功能的奇妙，逐步树立热爱生命、勇于创新、敢于突破的科学精神。

本章大家要掌握细胞膜物质转运的基本方式及特点、静息电位和动作电位的概念及产生机制、动作电位的特点；理解被动转运与主动转运的区别、动作电位的传导、神经-肌肉接头处兴奋的传递过程、兴奋-收缩耦联的概念；了解继发性主动转运、肌细胞的收缩原理及影响因素。

同学们要学会运用物质跨膜转运、生物电等相关知识分析人体的生命现象，为我们进一步学习各器官系统的功能打好基础。

细胞是生物体的基本结构和功能单位。人体由约 10^{14} 个细胞组成，从功能上可分为 200 余种，它们形态各异，功能不同，但是一些基本功能是共有的。本章主要介绍这些具有普遍性的基本功能，包括细胞膜的物质转运功能、细胞的生物电现象、肌细胞的收缩功能等。

第 1 节　细胞膜的物质转运功能

细胞在新陈代谢过程中需要不断与细胞外液进行物质交换，各种物质跨过细胞膜进出细胞的过程称为细胞膜的物质转运。细胞膜不仅是细胞结构上的边界，将细胞内容物与细胞外液分开，也是细胞与环境进行物质交换、能量转换及信息传递的门户。

细胞膜主要由脂质、蛋白质和少量糖类组成，糖类以糖脂和糖蛋白的形式存在。关于细胞膜的结构，比较公认的是"液态镶嵌模型"（fluid mosaic model）学说。该学说认为，流动的脂质双分子层构成细胞膜的基本骨架，蛋白质镶嵌在其中，糖类分子在膜外表面与脂质和蛋白质结合。磷脂分子以疏水性尾部相对、极性头部朝向水相组成生物膜骨架，蛋白质或在脂双层内、外表面，或嵌在其内部横跨整个脂质双分子层，表现出分布的不对称性（图 2-1）。

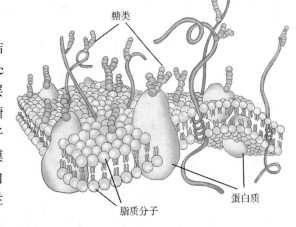

图 2-1　细胞膜的液态镶嵌模型

细胞新陈代谢所需的各种物质，由于理化性质各不相同，跨膜转运的方式亦不同。根据物质进出细胞是否需要细胞本身供能，将小分子和离子的跨膜转运分为被动转运和主动转运。大分子或团块物质则需通过更为复杂的入胞和出胞进出细胞。

被动转运（passive transport）是指小分子物质和离子顺浓度梯度和（或）电位梯度（两者都存在时合称电-化学梯度）进行转运，转运过程中细胞不消耗能量。根据转运过程中是否需要膜蛋白的帮助，被动转运又分为单纯扩散和易化扩散。

一、单 纯 扩 散

单纯扩散（simple diffusion）是指一些脂溶性小分子物质，如 O_2、CO_2、N_2、NO、CO 等，由膜的高浓度一侧向低浓度一侧跨膜转运的过程（图 2-2）。此过程无须膜蛋白的帮助，也不需要消耗能量。单纯扩散的结果是使被转运物质在膜两侧浓度差消失。

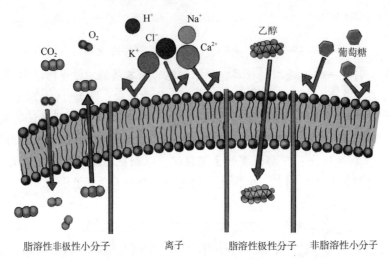

图 2-2 单纯扩散示意图

扩散的速度主要取决于细胞膜两侧物质的浓度差和细胞膜对该物质的通透性。浓度差越大，通透性越高，单位时间内物质扩散的量就越多。

二、易 化 扩 散

易化扩散（facilitated diffusion）是指一些非脂溶性小分子物质或带电离子在跨膜蛋白的"帮助"下，无须细胞代谢供能，顺浓度梯度和（或）电位梯度跨膜转运的方式。根据参与转运的跨膜蛋白及被转运物质的不同，易化扩散可分为经载体的易化扩散和经通道的易化扩散 2 种方式（图 2-3）。

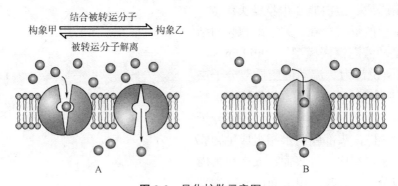

图 2-3 易化扩散示意图

A. 经载体的易化扩散；B. 经通道的易化扩散

1. 经载体的易化扩散 一些非脂溶性的有机小分子物质，如葡萄糖、氨基酸、核苷酸等，在细胞膜上载体蛋白的介导下，顺浓度梯度进行跨膜转运的过程。载体蛋白为贯穿脂质双分子层的蛋白质，其上有与被转运物质特异性结合的位点。当载体蛋白与被转运物质结合后，自身构象发生改变，把该物质转运到膜的另一侧，随后载体与被转运物质分离并恢复其原来的构象。

经载体的易化扩散具有以下特点。

（1）结构特异性 一种载体只能转运具有某种特定化学结构的物质，如葡萄糖载体只能转运右旋葡萄糖，而左旋葡萄糖、木糖基本上不转运。

（2）饱和现象　细胞膜上的载体蛋白及其结合位点的数目是有限的。在一定范围内，转运速率与被转运物质浓度成正比；当超过一定限度时，转运速率不再随被转运物质的浓度增加而增大。

（3）竞争性抑制　如果一个载体可以同时转运 A 和 B 两种物质，当 A 物质转运量增多时，B 物质的转运量必然会减少，这是因为转运量多的 A 物质占据了更多的载体，这就是竞争性抑制现象。

2. 经通道的易化扩散　一些带电离子，如 Na^+、K^+、Cl^-、Ca^{2+} 等，在细胞膜上通道蛋白的介导下，顺浓度梯度和（或）电位梯度进行跨膜转运的过程。通道蛋白是贯穿脂质双分子层的另一类蛋白质，具有允许离子大量快速通过的亲水性孔道，由于转运的为带电离子，又称为离子通道。

经通道的易化扩散具有以下特点。

（1）离子选择性　每种通道只对一种或几种离子具有较高的通透性，而其他离子不易通过。根据离子的选择性，可以将通道分为 Na^+ 通道、K^+ 通道、Cl^- 通道、Ca^{2+} 通道等。

（2）无饱和现象　经通道的易化扩散物质转运速率高于经载体的易化扩散。

（3）门控性　通道的开放和关闭是通过"闸门"样的结构来控制的，因此又称为门控通道。根据引起通道开放或关闭的动因不同，将通道分为以下三类：①电压门控通道，由细胞膜两侧电位差变化来控制开闭的，如神经细胞膜上 Na^+ 通道的开放是由于膜电位发生去极化引起的。②化学门控通道，通过某种化学物质与细胞膜上特殊蛋白质结合使通道状态发生改变，如骨骼肌终板膜上的 N_2 型乙酰胆碱受体通道，可与乙酰胆碱特异性结合而开放。③机械门控通道，通过机械作用引起膜变形来控制其开关，如内耳毛细胞中的机械门控 K^+ 通道的开放。

此处，还有少数通道始终是开放的，称为非门控通道，如神经细胞膜上的钾漏通道。

三、主 动 转 运

主动转运（active transport）是指某些物质利用细胞代谢产生的能量，逆浓度梯度和（或）电位梯度进行跨膜转运的过程。根据物质转运所需的能量是否直接利用细胞代谢产生的腺苷三磷酸（ATP），可将主动转运分为原发性主动转运和继发性主动转运（图 2-4）。

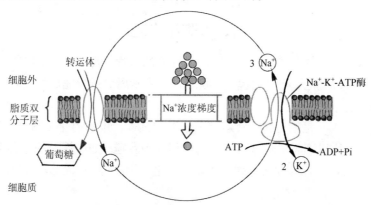

图 2-4　原发性主动转运与继发性主动转运示意图

1. 原发性主动转运　细胞直接利用自身代谢产生的能量，在特殊膜蛋白（泵蛋白）的帮助下，将某些物质逆浓度梯度和（或）电位梯度跨膜转运。原发性主动转运通常转运的是离子，因此将膜蛋白称为离子泵。离子泵的种类很多，通常以转运的离子进行命名，如转运 H^+ 的质子泵，转运 Ca^{2+} 的钙泵，同时转运 Na^+ 和 K^+ 的钠-钾泵（简称钠泵）。目前研究最多最充分的是钠泵。

钠泵的本质是 ATP 酶。当细胞内 Na^+ 增多或细胞外 K^+ 增多时，可激活钠泵，每分解 1 分子 ATP 为 ADP，释放的能量可从细胞内泵出 3 个 Na^+，同时泵入 2 个 K^+，从而维持细胞内高 K^+（约为细胞外的 39 倍）和细胞外高 Na^+（约为细胞内的 12 倍）的不均衡离子分布（图 2-4 右侧），因此钠泵又称为 Na^+-K^+

依赖式 ATP 酶（Na⁺-K⁺-ATP 酶）。内源性毒毛旋花苷（哇巴因，endogenous ouabain，EO）是一种类固醇类肾上腺皮质激素，可抑制钠泵的活动。

钠泵活动具有重要的生理意义：①细胞内高 K⁺是细胞代谢活动所必需的，细胞外高 Na⁺是维持细胞正常的渗透压和形态所必需的。②细胞内高 K⁺和细胞外高 Na⁺是细胞兴奋性的基础，是生物电产生的必要条件。③钠泵活动形成的势能储备，可为细胞其他物质的继发性主动转运提供能量，如葡萄糖、氨基酸等营养物质在小肠黏膜的吸收。

考点：原发性主动转运的生理意义

2. 继发性主动转运　细胞不直接消耗 ATP，而是利用原发性主动转运过程中形成的势能储备，在膜蛋白（转运体）的帮助下，将某些物质逆电-化学梯度进行跨膜转运。根据这些物质的转运方向可分为同向转运和反向转运。

例如，葡萄糖在小肠黏膜上皮的吸收及在肾小管上皮的重吸收是通过 Na⁺-葡萄糖同向转运体实现的。当 Na⁺在高势能的作用下顺浓度和（或）电位梯度进入细胞内的同时葡萄糖分子逆浓度梯度被带入细胞内（图 2-4 左侧）。氨基酸在小肠的吸收是通过 Na⁺-氨基酸同向转运体以同样的方式进行的。细胞膜上的 Na⁺-H⁺交换体和 Na⁺-Ca²⁺交换体为反向转运体。

> **链 接　钠泵的发现**
>
> 在 1941 年就有生理学家提出了在细胞膜上存在着"钠泵"的推测。1948 年，美国生理学家在枪乌贼巨大神经轴突上发现了 ATP 水解酶。丹麦生理学家斯科（Jens C.Skou）利用螃蟹神经作为替代品，用了几年时间从细胞膜上成功分离了这种 ATP 酶，并将这一成果于 1957 年发表在《生物化学和生物物理》杂志。后来斯科结合其他科学家的研究成果，将这种 ATP 酶与 Na⁺的外流和 K⁺的内流联系起来，因此钠泵又被称为钠钾泵。因为在发现钠钾泵等方面的杰出贡献，斯科获得了 1997 年的诺贝尔化学奖。
>
> 科学研究是一项长久的接力赛，学习更是贵在坚持、重在长久。我们既要仰望星空，有理想，有追求，又要脚踏实地，努力学习过硬本领，为成为合格的医护人员做好准备。

四、入胞和出胞

入胞和出胞是指大分子或团块物质进出细胞，是耗能的过程。大分子或团块物质不能直接穿过细胞膜，而是由细胞膜包裹形成囊泡，通过膜包裹、膜融合和膜断离等过程完成物质转运，因此称为膜泡运输（vesicular transport）。

1. 入胞（endocytosis）　是指将物质转运到细胞内的过程，也称内化（图 2-5 左）。入胞的方式分为吞噬和吞饮。被转运物质以固态形式进入细胞的过程称为吞噬。如中性粒细胞吞噬杀灭细菌。细胞外某些液态物质进入细胞的过程称为吞饮。如一些激素、生长因子等进入细胞的过程。

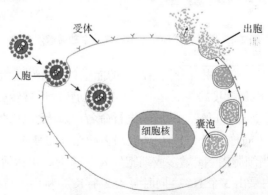

图 2-5　入胞和出胞示意图

2. 出胞（exocytosis）　是指以分泌囊泡的形式将物质转运到细胞外的过程（图 2-5 右）。大分子物质通常由细胞内粗面内质网上核糖体合成，经高尔基体加工后，以分泌囊泡的形式逐渐向细胞膜运输，当囊泡膜与细胞膜融合后，将囊泡内物质释放到细胞外。出胞主要见于分泌活动，如消化腺细胞分泌消化酶、内分泌腺细胞分泌激素、神经纤维末梢释放神经递质等。

考点：四种物质跨膜转运方式的特点

第 2 节　细胞的生物电

案例 2-1

　　患者，男性，45 岁。足底被锐器划伤，需进行清创缝合。在缝合时医生使用了局部麻醉药普鲁卡因，减轻了患者的疼痛感觉，清创术进行顺利，预后良好。

　　请思考： 为什么使用普鲁卡因后患者的疼痛感觉减轻了？

　　细胞在生命活动过程中所伴随的电现象称为生物电。运用生物电原理，临床上使用心电图、脑电图、肌电图等检查对机体进行健康评估和疾病诊断。生物电是由细胞膜两侧带电离子跨膜流动产生的，因此又称为跨膜电位。生物电有两种表现形式，一种是安静时具有的静息电位，另一种是受刺激时所产生的动作电位。所有细胞均具有静息电位，而动作电位仅限于神经细胞、肌细胞和部分腺细胞。本节以神经细胞为例，讨论静息电位和动作电位的产生及动作电位的传导等生物电现象。

一、静 息 电 位

（一）静息电位的概念

　　细胞处于安静状态（静息）时，存在于细胞膜两侧的电位差，称为静息电位（resting potential，RP）。静息电位可采用示波器进行观察测量（图 2-6），通常以膜外电位值作为参考，设为生理的零值。将 A、B 两个测量电极放置在细胞膜外任意两点时，观察到示波器上的光点在零电位线上做横向扫描；当将其中一个电极插入细胞内时，可观察到示波器光点向零电位下方移动，并稳定在一定水平上。这说明细胞膜内外存在着电位差，该电位差即为静息电位。不同类型细胞的静息电位有所不同，但大多在 -100～-10mV。如哺乳动物

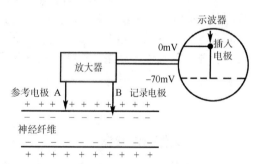

图 2-6　神经纤维跨膜电位检测示意图

神经细胞约为 -70mV，骨骼肌约为 -90mV，平滑肌约为 -55mV，红细胞约为 -10mV。

　　细胞在静息时所保持的内负外正的电荷分布状态，称为极化（polarization）。以静息电位为基准，膜内电位向绝对值增大的方向变化（膜电位由 -70mV 变为 -90mV，膜内外电位差增大）称为超极化（hyperpolarization）；膜内电位向绝对值减小的方向变化（膜电位由 -70mV 变为 -50mV）称为去极化（depolarization）；如果膜电位变为正值，则称为反极化（reverse polarization）；细胞膜发生去极化后，再向原来极化状态恢复的过程称为复极化（repolarization）。

（二）静息电位的产生机制

　　离子学说认为，生物电的产生要有两个前提条件：一是细胞膜内外离子的不均匀分布。表 2-1 为哺乳动物骨骼肌细胞在静息状态下，细胞膜内外主要离子的分布情况。二是细胞膜对各种离子的通透性不同。安静状态时，细胞膜对 K^+ 通透性较高，对 Na^+、Cl^- 通透性低（细胞膜对 Na^+ 的通透性为 K^+ 的 1/100～1/50），对带负电荷的大分子有机物（A^-）几乎不通透。

细胞处于安静状态时，由于细胞膜内外存在着明显的 K^+ 浓度差，且此时细胞膜对 K^+ 有较大的通透性（经钾漏通道），K^+ 顺浓度梯度由细胞膜内向细胞膜外扩散，细胞膜内 A^- 在正电荷的吸引下有随 K^+ 外流的趋势，但细胞膜对 A^- 没有通透性，A^- 被阻隔在细胞膜内侧面。随着 K^+ 的不断外流，细胞膜外正电荷逐渐增加，使细胞膜外电位上升，细胞膜内电位下降。受到细胞膜外 Na^+ 等排斥，细胞膜内 A^- 相互吸引，K^+ 聚集在细胞膜外表面，A^- 聚集在细胞膜内表面，这样在细胞膜内外两侧形成内负外正的电荷分布状态。最终当促使 K^+ 外流浓度差和阻碍 K^+ 外流的电场力达到平衡时，K^+ 的净外流停止，细胞膜内外两侧的电位差稳定在某一数值，也就形成了静息电位。因此静息电位主要是由 K^+ 外流形成的电-化学平衡电位。实际上静息电位的实测值略小于 K^+ 的平衡电位的理论值。这是由于静息时也存在少量 Na^+ 内流，从而抵消了一部分 K^+ 外流所造成的细胞膜内负电位，所以静息电位接近于 K^+ 的平衡电位。

表 2-1　哺乳动物骨骼肌细胞内、外主要离子的分布

离子成分	细胞内液（mmol/L）	细胞外液（mmol/L）	跨膜平衡电位（mV）
K^+	155	4	−98
Na^+	12	145	+67
Cl^-	4	120	−90
带负电荷有机物（A^-）	155	15	—
Ca^{2+}	10^{-4}	1	+123

注：表中 Ca^{2+} 浓度为游离 Ca^{2+} 浓度。

考点：静息电位概念及产生机制

学习小贴士　极化与心肌极化液

极化是指静息电位存在时细胞膜内负外正的电荷分布状态。其产生的离子基础就是细胞内的高 K^+ 状态。心肌极化液是由葡萄糖、氯化钾、普通胰岛素组成的混合溶液，临床上广泛用于冠心病、心肌病、心肌炎等心脏疾病的治疗。极化液在提供葡萄糖、K^+ 的同时提供胰岛素，可以使细胞外的 K^+ 进入心肌细胞，并且通过激活钠泵，维持细胞内的高 K^+ 状态，促使心肌细胞恢复极化状态，维持正常的兴奋性。

二、动作电位

（一）动作电位概念

动作电位（action potential，AP）是指可兴奋细胞受到有效刺激时，在静息电位的基础上产生的一次迅速的扩布性的膜电位变化，是细胞兴奋的标志。

在静息电位的基础上，若给神经细胞一个有效刺激，可用示波器记录到一个动作电位波形。如图 2-7 所示，神经细胞静息电位为−70mV，当其受到有效刺激后，膜电位先去极化达到阈电位水平，随后迅速上升至+30mV，形成动作电位的上升支（去极相）；随后膜电位由+30mV 迅速复极至静息电位水平，形成了动作电位的下降支（复极相），其中超过 0mV 的部分称为超射。上升支和下降支共同形成了尖峰状的电位，称为锋电位（spike potential）。在锋电位之后的一段微小而缓慢的电位变化，称为后电位（after potential），包括后去极化电位（负后电位）和后超极化电位（正后电位）。后电位结束后，膜电位才恢复到稳定的静

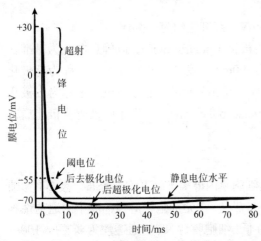

图 2-7　神经细胞动作电位模式图

息电位水平。

动作电位的特征：①"全或无"现象。如果给予细胞阈下刺激，则不能产生动作电位（无）；如果刺激强度为阈刺激或阈上刺激，就一定会爆发动作电位，且动作电位的幅值不会随刺激强度的改变而发生变化（全）。②不衰减性双向传导。动作电位在细胞膜的某一处产生后，可沿细胞膜同时向两端进行传导，使整个细胞膜都经历一次电变化，而且其幅度不会随传导距离的增加而衰减。③脉冲式发放。当细胞连续受到有效刺激时，可产生多个动作电位。由于不应期的存在，连续的动作电位不会融合在一起，总是具有一定的间隔，呈现脉冲式发放。

考点：动作电位的特点

（二）动作电位的引起

1. 阈电位　当细胞受到有效刺激时，细胞膜上少量电压门控性 Na^+ 通道开放，少量 Na^+ 顺浓度梯度内流，产生轻度去极化。当膜电位去极化达到某一数值时，可引起电压门控性 Na^+ 通道大量开放，大量 Na^+ 内流，从而爆发动作电位。能触发动作电位产生的临界膜电位值称为阈电位（threshold potential，TP）。由此可知，静息电位去极化达到阈电位是产生动作电位的必要条件。可兴奋细胞的阈电位与静息电位相比，其绝对值一般小 $10\sim20$ mV。细胞兴奋性的高低与静息电位和阈电位之间的差值呈反变关系，即差值越大，细胞的兴奋性越低；反之，细胞的兴奋性越高。

2. 局部电位　当细胞受到阈下刺激时，可引起少量 Na^+ 通道开放，少量 Na^+ 的内流，只在受刺激的膜局部出现一个较小的去极化反应，称为局部电位（local potential）。因为没有达到阈电位水平，因而不会爆发动作电位。

局部电位的特征：①等级性电位。局部电位的幅度随刺激强度的增加而增大（图 2-8，a 和 b）。②衰减性传导。局部电位随着扩布距离的增加而迅速减小以至消失。③可以总和。如果在相邻部位同时给予阈下刺激（空间总和），或在同一部位连续给予阈下刺激（时间总和），它们引起的去极化可以叠加（图 2-8，c 和 d）。局部电位总和后达到阈电位水平，也可产生动作电位。

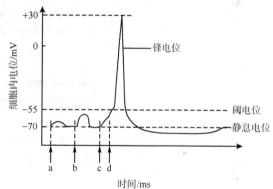

图 2-8　局部电位及其总和现象

（三）动作电位的产生机制

动作电位的产生机制与静息电位相似，都与细胞对离子的通透性及离子跨膜转运有关，也可用离子学说来解释。

1. 上升支　当细胞受到有效刺激时，细胞膜先轻度去极化达到阈电位后，引起膜上的电压门控性 Na^+ 通道大量开放，Na^+ 大量内流，使膜电位迅速上升达到正电位，形成动作电位的上升支。Na^+ 通道开放后瞬时关闭，Na^+ 的净内流停止，这时动作电位达到最大幅值，其大小接近于 Na^+ 平衡电位。

2. 下降支　随着 Na^+ 通道的失活关闭，Na^+ 内流停止。同时 K^+ 通道大量开放，膜对 K^+ 的通透性增大，大量 K^+ 在浓度差和电位差的双重驱动下快速外流，膜电位迅速下降，直到接近静息电位水平，形成动作电位下降支。

细胞在产生锋电位之后，虽然膜电位已恢复至静息电位水平，但是 Na^+ 和 K^+ 在细胞内、外的分布发生了微小变化，Na^+ 泵因此被激活，将细胞内增多的 Na^+ 泵出，同时将外流的 K^+ 泵回细胞内，使细胞内外的离子分布恢复静息时的状态，维持细胞的兴奋性。

考点：动作电位的产生机制

（四）动作电位的传导

动作电位产生后可沿着细胞膜向周围传播，直至传遍整个细胞。这种动作电位在同一细胞上的传播称为传导。

动作电位的传导机制可用局部电流学说来解释。如图 2-9 所示，无髓神经纤维产生动作电位的部位（兴奋区）呈现内正外负的反极化状态，而与之相邻部位仍处于极化状态（未兴奋区）。在兴奋区和相邻的未兴奋区之间，由于电位差而发生电荷移动，形成局部电流。局部电流的方向是：在膜外正电荷由未兴奋区流向兴奋区，在细胞膜内正电荷由兴奋区流向未兴奋区（图 2-9A、B）。这样，通过局部电流使未兴奋区发生去极化，当达到阈电位水平时，就会爆发动作电位。在神经纤维上传导的动作电位称为神经冲动（nerve impulse）。兴奋在有髓神经纤维上传导时，由于髓鞘有绝缘性，局部电流只能在相邻的两个郎飞结之间形成，呈跳跃式传导（图 2-9C、D）。这种传导方式速度更快，耗能更少。

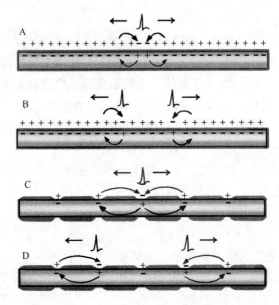

图 2-9 动作电位在神经纤维上的传导

A、B.动作电位在无髓神经纤维上的传导；C、D.动作电位在有髓神经纤维上沿郎飞结跳跃式传导

考点：动作电位的传导方式

（五）细胞兴奋性的变化

当可兴奋细胞受到刺激发生兴奋时，其兴奋性将经历一系列周期性的变化（图 2-10）。

1. 绝对不应期 以神经细胞为例，在兴奋发生后首先出现的是绝对不应期（absolute refractory period），在此期内无论给细胞施加多么强大的刺激，都不能使它再次兴奋。绝对不应期的长短正好对应锋电位发生的时期，所以多个锋电位不会发生融合（脉冲式发放）。这时细胞的兴奋性由正常水平（100%）暂时下降为 0，原因是兴奋后的钠通道进入失活状态，不可能再次接受刺激而激活。

2. 相对不应期 绝对不应期之后，细胞的兴奋性逐渐恢复，进入相对不应期（relative refractory period），相当于动作电位中后去极化电位的前半段。在此期需要较强的阈上刺激才能引起新的兴奋，细胞的兴奋性从 0 逐渐恢复到接近正常。此时钠通道虽已开始复活，但复活的数量较少，所以必须给予阈上刺激才能引发动作电位。

3. 超常期 在相对不应期之后，细胞还要经历一

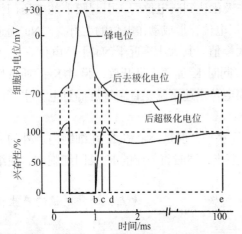

图 2-10 动作电位与兴奋性变化的时间关系

a~b. 绝对不应期；b~c. 相对不应期；c~d. 超常期；d~e. 低常期

段兴奋性高于正常的时期,称为超常期(supranormal period),相当于动作电位中后去极化电位的后半段。此期钠通道已经基本恢复,同时膜电位距离阈电位水平较近,因此只需阈下刺激就能引发动作电位。

4. 低常期　在超常期后细胞又出现兴奋性略低于正常的时期,称为低常期(subnormal period),相当于动作电位中后超极化电位部分。此期钠通道已经完全恢复,但膜电位处于轻度超极化状态,距离阈电位水平较远,因此需要阈上刺激才能引起细胞兴奋。

第 3 节　肌细胞的收缩功能

机体各种形式的运动都是通过肌肉收缩来完成的。人体的肌肉分为骨骼肌、心肌和平滑肌,其中骨骼肌由躯体运动神经支配,受人的意识控制,属于随意肌;心肌、平滑肌受自主神经支配,不受人的意识控制,属于非随意肌。虽然肌组织在形态结构和功能上各具特点,但在分子水平上的收缩过程和机制却基本相似。骨骼肌是人体最多的组织,本节以骨骼肌为例,介绍肌细胞的收缩功能。

一、神经-肌肉接头处的兴奋传递

骨骼肌的收缩活动受神经系统的控制,每个肌细胞都受到来自运动神经元轴突分支的支配。运动神经末梢和它所支配的骨骼肌细胞之间构成神经-肌肉接头(neuromuscular junction)。只有运动神经先兴奋,才能通过神经-肌肉接头引起其支配的骨骼肌细胞兴奋。

(一)神经-肌肉接头的结构

运动神经末梢在抵达骨骼肌细胞处失去髓鞘,以裸露的轴突末梢嵌入肌细胞膜的凹陷中。轴突末梢的神经膜称为接头前膜,与接头前膜相对应的骨骼肌细胞膜称为接头后膜或终板膜(endplate membrane),接头前膜与接头后膜之间称接头间隙,宽度为 20~30nm,其中充满细胞外液(图 2-11)。

神经-肌肉接头的结构特征包括:①轴突末梢中含有大量囊泡,称为突触囊泡(synaptic vesicle)或突融小泡,内含大量的乙酰胆碱(ACh)。②接头后膜上存在 ACh 化学门控通道(N_2 型 ACh 受体阳离子通道),可与 ACh 特异性结合,并引起通道开放。③接头后膜的表面有胆碱酯酶,它可将 ACh 分解为胆碱和乙酸,使其失去活性。

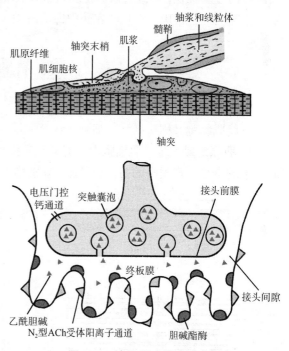

图 2-11　神经-肌肉接头模式图

案例 2-2

患者,男性,45 岁。在给果树喷洒有机磷农药乐果后,出现大汗、流涎、瞳孔缩小、腹痛、呕吐、心率缓慢、血压下降、肌肉颤动、抽搐等症状。临床诊断:急性有机磷农药中毒。

请思考: 患者出现肌肉颤动、抽搐的原因是什么?应该如何治疗呢?

(二)神经-肌肉接头处兴奋的传递过程

动作电位沿神经纤维抵达轴突末梢,导致末梢膜的去极化,进而引起膜上电压门控 Ca^{2+} 通道的瞬间开放。Ca^{2+} 从细胞外液顺浓度梯度进入轴突末梢,使末梢轴浆 Ca^{2+} 浓度升高,促使突触囊泡向接头前膜移动并与前膜融合。突触囊泡内的 ACh 以出胞方式释放入接头间隙并扩散至终板膜，与终板膜上的 N$_2$ 型 Ach 受体阳离子通道结合从而引起通道开放，导致 Na$^+$、K$^+$ 及少量 Ca^{2+} 跨膜流动。因 Na$^+$ 内流远大于 K$^+$ 外流，引起终板膜去极化，幅度可达 50～75mV，终板膜的这一电位变化称为终板电位（endplate potential，EPP）。终板电位是一种局部电位，但可通过电紧张性扩布的形式刺激其邻近一般肌膜（非终板膜）上的电压门控 Na$^+$ 通道开放，使邻近肌膜爆发动作电位并传播至整个肌细胞膜。骨骼肌细胞的动作电位波形与神经细胞相似，只是时程更长，约 5ms。

由于终板电位大于相邻肌膜的阈电位，足以引起邻近肌膜爆发动作电位，所以神经-肌肉接头处的兴奋传递是可靠的。ACh 在刺激终板膜产生终板电位的同时，几毫秒内即被终板膜表面的胆碱酯酶迅速分解，中止其作用，保证了每次神经冲动只引起肌细胞一次有效的兴奋和收缩。

（三）神经-肌肉接头兴奋传递的影响因素

许多因素可影响神经-肌肉接头处的兴奋传递，进而影响骨骼肌的收缩。例如，筒箭毒碱和 α-银环蛇毒能与 ACh 竞争受体，阻断该通道使 ACh 不能发挥作用，导致骨骼肌松弛，因而在临床上被广泛用作肌松剂；有机磷酯类（如乐果、敌敌畏、1065 等）能与胆碱酯酶结合而使其失活，从而使 ACh 在接头间隙内过多堆积，导致骨骼肌持续兴奋和收缩，出现肌肉震颤等中毒症状。解磷定则可以恢复胆碱酯酶的生物活性，常用于有机磷农药中毒的解救。

考点：神经-肌肉接头处的兴奋传递及其影响因素

二、骨骼肌的收缩原理

（一）骨骼肌的微细结构

骨骼肌细胞又称肌纤维，细胞内含有大量的肌原纤维和高度发达的肌管系统。

1. 肌原纤维 每个肌细胞内含有上千条沿细胞长轴排列的肌原纤维（myofibril），在光镜下每条肌原纤维的全长呈现规则的明、暗交替，分别称为明带和暗带。肌原纤维含有两套不同的肌丝，即粗肌丝（thick filament）和细肌丝（thin filament）。粗肌丝排列在暗带，暗带的长度是固定不变的，中央相对透明的区域只含粗肌丝，称为 H 带。H 带中央，即暗带中央，有一横线，称为 M 线，M 线是把许多粗肌丝联结在一起的结构。明带的长度是可变的，明带中央也有一条横线，称为 Z 线。细肌丝由 Z 线向两侧伸出，其游离端伸入暗带，与粗肌丝相互重叠（图 2-12）。相邻两条 Z 线之间的一段肌原纤维称为肌节（sarcomere）或肌小节，包括中间的暗带和两侧各 1/2 明带。肌节是肌细胞收缩和舒张的最基本功能单位。

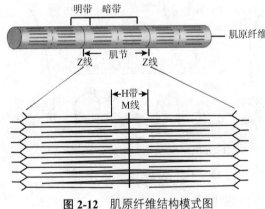

图 2-12 肌原纤维结构模式图

2. 肌丝的组成 肌丝是肌细胞收缩的物质基础。粗肌丝长约 1.6μm，由数百个肌球蛋白（肌凝蛋白）分子聚合而成。肌球蛋白分子形似豆芽，分为杆部和头部。各杆部朝向 M 线排列，聚集成束，形成粗肌丝的主干；头部规则地从粗肌丝表面向外伸出，形成横桥。一般每条粗肌丝上伸出的横桥有 300～400 个。横桥的主要作用是：①与细肌丝的肌动蛋白分子可逆性结合，带动其向 M 线滑行；②具有 ATP 酶的活性，可分解 ATP 从而释放能量，为横桥摆动供能。

细肌丝长约 1.0μm，由肌动蛋白（肌纤蛋白）、原肌球蛋白（原肌凝蛋白）和肌钙蛋白 3 种蛋白分子组成。肌动蛋白由球状分子聚合成双螺旋，构成细肌丝的主干，有与横桥结合的位点；在肌肉安静时，原肌球蛋白双螺旋细丝的位置正好掩盖着肌动蛋白与横桥的结合位点，阻止两者的结合；肌钙蛋白以一定的间隔出现在原肌球蛋白的双螺旋结构上，对 Ca^{2+} 有很强的亲和力。当其与 Ca^{2+} 结合后，可改变原肌球蛋白的构象和位置,暴露出肌动蛋白上的横桥结合位点,使横桥与之结合,从而引发肌丝滑行(图 2-13)。

3. 肌管系统 是指包绕在每一条肌原纤维周围的膜性管状结构。它包括两套独立的管道系统,即横管系统和纵管系统(图 2-14)。

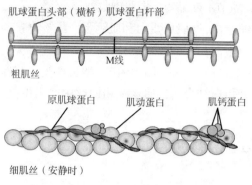

图 2-13　粗肌丝和细肌丝的分子组成

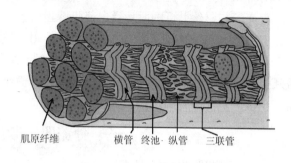

图 2-14　肌管系统模式图

横管系统(transverse tubule)又称 T 管系统,横管与肌原纤维垂直,是由 Z 线附近的肌膜向内垂直凹陷而成,横管腔与肌细胞外液相通。其作用是将肌膜上的动作电位传导到肌细胞深部的肌原纤维附近。

纵管系统(longitudinal tubule)又称 L 管系统,即细胞内的肌质网,与肌原纤维平行。肌质网的管道交织成网,包绕在每条肌原纤维周围,其膜上有钙泵;肌质网在靠近横管处形成的膨大称为终池。肌质网内储存大量的 Ca^{2+},其中 90% 以上都在终池,终池膜上有钙通道。纵管系统通过 Ca^{2+} 的储存、释放和再摄取控制肌肉的收缩和舒张。每个横管与其两侧的终池组成 1 个三联管(triad)。三联管是完成骨骼肌兴奋-收缩耦联的结构基础。

(二)骨骼肌的兴奋-收缩耦联

所有的肌肉收缩活动,都是肌膜先出现动作电位,然后引起肌丝滑行、肌节缩短的机械性收缩反应。将肌膜的电变化(即兴奋)和肌纤维的机械收缩联系起来的中介过程称为兴奋-收缩耦联(excitation-contraction coupling,ECC)。一般认为,兴奋-收缩耦联主要包括 3 个阶段:①肌膜动作电位通过横管系统传向肌细胞深部。②信息在三联管的传递。③纵管系统对 Ca^{2+} 的释放和回收。当肌膜上的动作电位沿横管系统传向细胞深部,引起相邻的终池膜上钙通道开放,释放 Ca^{2+} 到肌浆,肌浆内 Ca^{2+} 浓度迅速升高。Ca^{2+} 与细肌丝上的肌钙蛋白结合,进而触发横桥摆动、肌丝滑行、肌节缩短、肌肉收缩。肌膜兴奋过后,肌浆 Ca^2 浓度升高激活肌质网膜上的钙泵,钙泵将肌浆中的 Ca^{2+} 泵回肌质网,使肌浆 Ca^{2+} 浓度降低,引起肌肉舒张。由此可见,Ca^{2+} 是兴奋-收缩耦联的关键因子,肌肉舒张也是耗能过程。

考点:兴奋-收缩耦联的概念

(三)骨骼肌收缩的机制

目前公认的肌肉收缩机制是肌丝滑行理论(myofilament sliding theory):肌肉的缩短与伸长均通过粗肌丝、细肌丝在肌节内的相互滑动发生,肌丝本身的长度不变。这一学说最直接的证据是:肌肉收缩时只有明带长度缩短,H 带相应变窄,而暗带长度不变,说明粗肌丝长度不变,细肌丝向粗肌丝中间移动,两者的重叠程度加大。

肌丝滑行的具体过程为:①横桥具有 ATP 酶活性,在肌肉处于安静状态时,与横桥结合的 ATP 被分解释放能量,分解产物 ADP 及无机磷酸留在头部,此时的横桥处于高势能状态,垂直于细肌丝,并对肌动蛋白有高度的亲和力。②当肌浆 Ca^{2+} 浓度升高,Ca^{2+} 与肌钙蛋白结合,引起原肌球蛋白分子变构移位,暴露出肌动蛋白与横桥的结合位点,导致横桥与之结合。③肌动蛋白与横桥的结合引起横桥头部构型改变,使头部向 M 线摆动 45°,拖动细肌丝向 M 线滑动,使肌节缩短;留在横桥头部的 ADP 及无机磷酸则在横桥摆动的同时与之分离。④在 ADP 解离的位点,横桥又结合一分子 ATP,导致横桥对肌动蛋白的亲和力降低，并与之解离。⑤解离后的横桥头部迅速将与其结合的 ATP 分解为 ADP 和无机磷酸，使横桥又恢复垂直于细肌丝的高势能、高亲和力状态。如果此时细胞质内 Ca^{2+} 浓度依然较高，横桥又可与下一个新的结合位点结合，重复上述过程。通过横桥与结合位点之间反复的结合、摆动、解离（称为横桥周期），使横桥不断向 M 线摆动，拖动细肌丝不断向粗肌丝中间滑动，肌节不断缩短，即肌肉收缩。

直接参与肌丝滑行的肌动蛋白与肌球蛋白统称为收缩蛋白；原肌球蛋白和肌钙蛋白虽不直接参与收缩，但可影响和控制收缩蛋白之间的相互作用，故称调节蛋白。

当肌浆中的 Ca^{2+} 浓度降到静息水平时，肌钙蛋白与 Ca^{2+} 解离，原肌球蛋白构型也恢复原状原位，重新掩盖肌动蛋白与横桥结合的位点，阻碍了横桥与肌动蛋白结合，细肌丝从粗肌丝中滑出恢复原位，肌节长度恢复，即肌肉舒张。

三、骨骼肌的收缩形式和影响因素

（一）骨骼肌收缩的形式

肌肉收缩主要表现在长度缩短和张力增加两个方面，肌肉长度和张力的改变取决于肌肉所承受的负荷（外力）和所受的刺激频率。根据肌肉所受负荷的不同，肌肉收缩可表现为等长收缩或等张收缩；根据所受刺激频率的不同，肌肉收缩可表现为单收缩或强直收缩。

1. 等长收缩和等张收缩 肌肉收缩时首先产生张力以克服负荷，如果产生的张力小于肌肉收缩所遇到的负荷，无法克服外力，则肌肉收缩仅表现为张力的增加而肌肉长度不变，这样的收缩形式称为等长收缩。一旦张力超过负荷，张力便不再增加，而肌肉长度缩短，这样的收缩形式称为等张收缩。能使负荷移动的肌肉收缩都是等张收缩。在整体情况下，肌肉收缩常既有长度变化也有张力变化。如维持姿势的肌肉收缩以张力变化为主，接近于等长收缩；四肢肌肉运动以长度变化为主，接近于等张收缩。

2. 单收缩和强直收缩 单收缩是指实验条件下肌肉接受一次刺激产生的单个收缩，表现为潜伏期、收缩期和舒张期 3 部分。给予较低频率的连续刺激，即每一次刺激都在肌肉完整收缩之后，则引起多个单收缩；若刺激频率加快，每一新的刺激出现在前一次收缩的舒张期，肌肉尚未完成舒张又发生新的收缩，表现为不完全强直收缩；若刺激频率再加快，新的刺激出现在前一次收缩的收缩期，形成强大的、融合的收缩现象，为完全强直收缩（图 2-15）；在正常人体，由于运动神经发出的冲动都是快速连续的，故骨骼肌的收缩形式均属于强直收缩。强直收缩可产生更大的收缩张力，有利于机体做功。

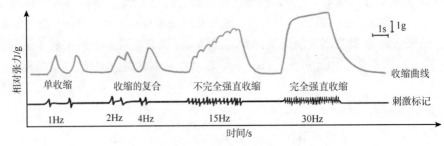

图 2-15 骨骼肌收缩的形式

考点：等长收缩、等张收缩、强直收缩的含义

（二）骨骼肌收缩的影响因素

1. 前负荷 肌肉收缩前所承受的负荷称为前负荷（preload）。前负荷使肌肉收缩前处于某种被拉长状态，此时肌肉的长度称为初长度。若其他条件不变时，在一定限度内增加前负荷，肌肉初长度随之增加，肌肉收缩产生的张力也随之增大。这个产生最大张力的肌肉初长度称为最适初长度（optimal initial length），此时的前负荷称为最适前负荷。但当前负荷增加超过一定限度时，再增加前负荷，反而使肌张力变小。这是因为肌肉在最适初长度时，粗肌丝上的横桥与细肌丝上的结合位点结合的数量最多，横桥

摆动的效果最好，所以能产生最大的收缩张力。

2. 后负荷　肌肉开始收缩后所遇到的负荷或阻力，称为后负荷（afterload）。肌肉在有后负荷的情况下进行收缩，开始只表现为张力增大，当张力增大到超过后负荷时才开始出现长度缩短，后负荷也随之发生移位。后负荷越大，肌肉在缩短前产生的张力越大，肌肉长度缩短出现得越晚，缩短的程度越小。

3. 肌肉收缩能力　是指与前负荷和后负荷无关的肌肉本身的功能状态和内在特性，主要决定于兴奋-收缩耦联过程中细胞质中的 Ca^{2+} 浓度、横桥的 ATP 酶活性等因素。因此，能够影响以上因素的内环境的变化均能影响肌肉的收缩效果。如缺 O_2、酸中毒、能源物质缺乏、横桥功能的改变等均可降低肌肉的收缩能力；而 Ca^{2+}、咖啡因、肾上腺素等可提高肌肉的收缩能力。

自 测 题

一、单选题

1. 单纯扩散、易化扩散和主动转运的共同特点是（　　）
   A. 转运的物质都是小分子
   B. 顺浓度梯度转运
   C. 需要膜蛋白帮助
   D. 要消耗能量
   E. 逆电位梯度转运

2. 细胞膜内外正常的 Na^+ 和 K^+ 浓度差的形成和维持是由于（　　）
   A. 膜在安静时对 K^+ 的通透性大
   B. 膜上 Na^+-K^+ 泵活动的结果
   C. 膜上 ATP 的作用
   D. Na^+ 和 K^+ 易化扩散的结果
   E. 膜在兴奋时对 Na^+ 的通透性增大

3. 运动神经末梢在兴奋时释放 ACh 的方式属于（　　）
   A. 单纯扩散　　　　　　　B. 易化扩散
   C. 主动转运　　　　　　　D. 入胞
   E. 出胞

4. 增加细胞外液 K^+ 的浓度，静息电位的绝对值将（　　）
   A. 增大　　　　　B. 减小　　　　　C. 不变
   D. 先增大后减小　　　E. 先减小后增大

5. 神经细胞的静息电位负值（绝对值）加大时，其兴奋性（　　）
   A. 不变　　　　　B. 减小　　　　　C. 增大
   D. 先减小后增大　　　E. 先增大后减小

6. 神经纤维动作电位从 +30mV 降到 −70mV 的过程是（　　）
   A. 极化　　　　　　　　　B. 去极化

C. 超极化　　　　　　　　D. 反极化
E. 复极化

7. 关于神经-肌肉接头的有关叙述，错误的是（　　）
   A. 是运动神经末梢与骨骼肌的接触部位
   B. 神经递质是去甲肾上腺素
   C. 神经递质能与接头后膜上的化学门控通道结合
   D. 筒箭毒碱能阻断神经-肌肉接头的兴奋传递使肌肉松弛
   E. 与接头前膜相对应的特化骨骼肌细胞膜称为接头后膜或终板膜

8. 有机磷中毒时，骨骼肌痉挛的原因是（　　）
   A. 筒箭毒碱的作用
   B. 神经递质 ACh 释放增多
   C. 胆碱酯酶活性降低
   D. 神经兴奋性升高
   E. 肌肉的兴奋性升高

9. 骨骼肌兴奋-收缩耦联的结构基础是（　　）
   A. 三联管　　　　B. 终池　　　　C. 横管
   D. 肌质网　　　　E. 纵管

10. 骨骼肌收缩的机制是（　　）
    A. 肌丝本身长度的缩短
    B. 粗肌丝本身长度的缩短
    C. 细肌丝本身长度的缩短
    D. 肌丝的卷曲
    E. 细肌丝向粗肌丝中间滑行，肌节缩短

二、问答题

1. 试述被动转运与主动转运的区别。
2. 简述钠泵的化学本质、作用及生理意义。

（杨志宏　李铁英）

第3章
血 液

血液被人们称为"生命之河"。希望同学们通过学习，能够深刻认识到血液对于人体的重要性，在今后的临床工作中严格遵守输血原则，增强用血安全的意识！养成严谨求实、耐心细致的职业素养。

本章大家要掌握血浆渗透压的分类和生理作用、血液凝固的基本过程、ABO 血型的分型依据和输血原则；理解血液的理化特性、红细胞的生理特性、红细胞的生成和调节、生理性止血；了解纤维蛋白溶解的过程及意义、Rh 血型系统、交叉配血试验。

同学们要学会 ABO 血型鉴定的方法，能分析不同渗透压溶液对血细胞形态的影响，能运用本章知识解释临床上常见贫血和血小板减少性紫癜的原因。

第 1 节　血液的组成和理化特性

血液（blood）是存在于心血管系统内不断循环流动的流体结缔组织，它沟通机体各组织器官，是机体与外界环境之间的媒介。血液的功能包括运输物质、维持酸碱平衡、运送热量参与体温调节、参与体液调节和防御保护等。因此，血液在维持内环境稳态中起着非常重要的作用。

一、血液的组成

血液由血浆（plasma）和悬浮其中的血细胞（blood cell）组成。

（一）血细胞

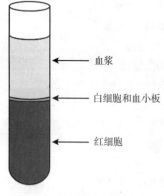

图 3-1　血液的组成示意图

血细胞可分为红细胞、白细胞和血小板 3 类。其中红细胞的数量最多，约占血细胞总数的 99%；白细胞数量最少，约占血细胞总数的 0.1%。通常将一定量新采集的血液与抗凝剂混匀，置于比容管中离心，可以观察到管内的血液分层，上层浅黄色的液体为血浆，下层红色不透明的沉淀是红细胞，在血浆和红细胞之间有一薄层呈灰白色的沉淀是白细胞和血小板（图 3-1）。

血细胞在全血中所占的容积百分比称为血细胞比容（hematocrit）。正常成年男性的血细胞比容为 40%～50%，女性为 37%～48%，新生儿约为 55%。血细胞比容反映了血细胞（主要是红细胞）数量的相对值，贫血患者血细胞比容降低，而烧伤患者、红细胞增多症患者血细胞比容升高。

考点：血液的组成及血细胞比容的概念

（二）血浆

血浆不仅与组织液进行物质交换，还通过器官与外环境进行物质交换。因此，血浆在沟通机体内、外环境中发挥着重要作用。血浆理化性质的改变，常能反映人体有关系统器官与组织的代谢情况，临床上常通过检验血浆成分的变化来辅助诊断某些疾病或判断病情变化。

血浆是一种含有多种溶质的水溶液，其中水分占 91%～92%，蛋白质占 6%～8%，其余 2% 为小分子物质，如多种电解质、非蛋白含氮化合物（NPN）、葡萄糖、脂类、酮体、乳酸、酶、激素、维生素，

以及 O_2 和 CO_2 等。血浆因含少量胆红素,而呈淡黄色。

1. 血浆蛋白 用盐析法可将血浆蛋白分为白蛋白(A)、球蛋白(G)和纤维蛋白原 3 类。正常成人的血浆蛋白含量为 65~85g/L,其中白蛋白为 40~48g/L,球蛋白为 15~30g/L,纤维蛋白原为 2~4g/L,白蛋白与球蛋白的比值(A/G)为(1.5~2.5):1。由于血浆中全部的白蛋白、纤维蛋白原和大多数的球蛋白是在肝内合成,肝病时白蛋白合成明显减少,常引起血 A/G 比值下降,甚至会出现倒置现象。因此,测定 A/G 比值可判断肝功能是否正常。

血浆蛋白的主要功能有:血浆蛋白能形成血浆胶体渗透压,调节血管内外的水分布;白蛋白、球蛋白可作为载体运输激素、脂质等一些低分子物质;纤维蛋白原等能参与血液凝固、抗凝和纤溶等生理过程;球蛋白等能参与机体的免疫功能;血浆蛋白还有营养功能等。

2. 无机盐 血浆中的无机盐大部分以离子状态存在。阳离子以 Na^+ 为主,还有 K^+、Ca^{2+}、Mg^{2+} 等;阴离子以 Cl^- 为主,还有 HCO_3^-、HPO_4^{2-}、SO_4^{2-} 等。无机盐能参与血浆晶体渗透压的形成,具有维持人体酸碱平衡和神经、肌肉正常兴奋性的功能。

二、血液的理化特性

(一)血液的比重

正常人全血的比重为 1.050~1.060,血液中红细胞数量越多,全血的比重就越大。血浆的比重为 1.025~1.030,其高低主要取决于血浆蛋白的含量。红细胞的比重为 1.090~1.092,与红细胞内血红蛋白含量呈正相关。

(二)血液的黏度

黏度是由于液体内部分子或颗粒之间的摩擦而产生的。以水的黏度为 1,全血的相对黏度则为 4~5,血浆的相对黏度为 1.6~2.4。全血的相对黏度主要取决于红细胞的数量,血浆的相对黏度主要取决于血浆蛋白的含量。血液的黏度是影响血流阻力的重要因素之一。

(三)血液的酸碱度

正常人血浆的 pH 为 7.35~7.45。血浆 pH 能维持相对稳定,主要依靠血浆中的缓冲物质,以及肺和肾的正常功能。血浆中的缓冲对主要有 $NaHCO_3/H_2CO_3$、蛋白质钠盐/蛋白质和 Na_2HPO_4/NaH_2PO_4,其中最重要的是 $NaHCO_3/H_2CO_3$。当少量酸碱物质进入血液后,缓冲对可减弱酸碱物质对血浆 pH 的影响。当血浆 pH 低于 7.35 时,为酸中毒;高于 7.45 时;为碱中毒。

(四)血浆渗透压

渗透压是指溶液中的溶质具有的吸引和保留水分子的能力。溶液渗透压的高低取决于溶液中溶质颗粒的数量,而与溶质的种类和颗粒的大小无关。

血浆渗透压约为 300mmol/L(770kPa,5790mmHg)。血浆渗透压由血浆晶体渗透压和血浆胶体渗透压两部分组成。血浆晶体渗透压约为 298.5mmol/L,约占血浆总渗透压的 99.6%,由小分子晶体物质形成。其中,Na^+ 和 Cl^- 所形成的渗透压占血浆晶体渗透压的 80% 以上。血浆胶体渗透压约为 1.3mmol/L(3.3kPa,25mmHg),约占血浆总渗透压的 0.4%,主要是由血浆蛋白,特别是颗粒数目多的小分子白蛋白形成。

渗透压与血浆渗透压相等的溶液称为等渗溶液,临床上常用的 0.9% NaCl 溶液和 5% 葡萄糖溶液都是等渗溶液。渗透压高于或低于血浆渗透压的溶液分别称为高渗溶液或低渗溶液。

正常情况下,血浆渗透压与血细胞内的渗透压相等,即细胞膜内外渗透压基本相等。如果细胞处在高渗溶液中,则细胞外液晶体渗透压比细胞内液高,细胞内的水分在渗透压差的作用下就会渗出,使细胞皱缩、功能丧失;相反,如果细胞处在低渗溶液中,则细胞外液晶体渗透压比细胞内液低,细胞就会吸水肿胀,甚至破裂。因此,血浆晶体渗透压的相对稳定,对于维持血细胞内外的水平衡,保持血细胞的正常形态和功能具有重要作用。

毛细血管允许小分子晶体物质自由通过，所以血浆晶体渗透压和组织液晶体渗透压相等，而血浆胶体渗透压（1.3mmol/L）高于组织液胶体渗透压（0.8mmol/L）。当血浆胶体渗透压降低时，组织液中的水分返回血管的量将减少，就会引起组织水肿。因此，血浆胶体渗透压在调节血管内外的水平衡和维持正常血容量中发挥着重要作用（图3-2）。

考点：*血浆渗透压的分类和生理意义*

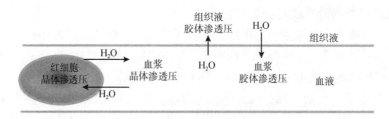

图3-2 血浆渗透压作用示意图

第2节 血细胞生理

案例3-1

患者，女性，58岁。2个月前无明显诱因出现头晕、乏力，同时面色苍白，无出血表现。近1周来头晕、乏力加重。发病以来饮食和睡眠正常，二便正常，体重下降5kg。既往体健，无遗传病家族史。查体：体温36.5℃，脉搏105次/分，呼吸20次/分，血压130/80mmHg。贫血貌，皮肤未见出血点和皮疹，口唇苍白，舌乳头正常。血常规：Hb 76g/L，RBC $3.1×10^{12}$/L，WBC $7.8×10^9$/L，网织红细胞0.013，血清铁蛋白5μg/L，血清铁6μmol/L，总铁结合力88μmol/L。

请思考：1. 该患者患有什么疾病？

2. 诊断的依据是什么？哪些血常规检测指标发生了异常？

一、红 细 胞

（一）红细胞的形态和数量

红细胞（erythrocyte，red blood cell，RBC）是血液中数量最多的细胞。人类成熟的红细胞无核，呈双凹圆碟形，直径为7～8μm，周边最厚处为2.5μm。我国成年男性红细胞的数量为（4.0～5.5）×10^{12}/L，女性为（3.5～5.0）×10^{12}/L。新生儿红细胞的数量可达（6.0～7.0）×10^{12}/L。红细胞内的蛋白质主要是血红蛋白（hemoglobin，Hb）。我国成年男性Hb为120～160g/L，女性为110～150g/L。生理情况下，红细胞数量和血红蛋白含量随年龄、性别、机体功能状态和生活环境的不同而有一定的差异。若循环血液中红细胞数量和（或）血红蛋白浓度低于正常值，称为贫血。临床应用血细胞比容、血红蛋白浓度和（或）红细胞计数作为贫血指标，最常用血红蛋白浓度表示。

（二）红细胞的生理特性

1. 可塑变形性 是红细胞生存所需的重要特性。正常血液循环中的红细胞在外力（血流推力）作用下发生变形，通过比它直径小得多的毛细血管，然后恢复其正常形态。衰老的红细胞变形能力会降低。

2. 渗透脆性 是指红细胞在低渗溶液中发生吸水膨胀、破裂的特性（图 3-3）。渗透脆性可用来表示红细胞对低渗溶液的抵抗力。渗透脆性大表示红细胞对低渗溶液的抵抗力小。如果把红细胞置于一系列浓度递减的低渗 NaCl 溶液中，水分将渗入红细胞中，引起红细胞膨胀，当 NaCl 溶液的浓度降低至0.42%时，部分红细胞开始破裂而发生溶血，称为最小抵抗；当 NaCl 溶液的浓度降低至0.35%时，全部红细胞破裂溶血，称为最大抵抗。生理情况下，衰老红细胞对低渗溶液的抵抗力降低，即脆性大；而初成熟的红细胞对低渗溶液的抵抗力大，即脆性小。

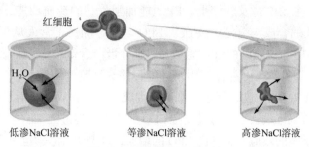

图 3-3 红细胞的渗透脆性

3. 悬浮稳定性 指红细胞能较稳定地悬浮于血浆中不易下沉的特性。通常以红细胞在第 1h 末下沉的距离来表示红细胞的沉降速度，称为红细胞沉降率（erythrocyte sedimentation rate，ESR），简称血沉。用魏氏法检测红细胞沉降率的正常值，男性为 0～15mm/h，女性为 0～20mm/h。血沉越快，表示红细胞的悬浮稳定性越差。红细胞能够稳定地悬浮于血浆中，是由于双凹圆碟形的红细胞具有较大的表面积与体积之比，与血浆产生的摩擦力较大，阻碍红细胞的下沉。ESR 加快，主要是由于血浆成分变化，使红细胞彼此之间能较快地以凹面相贴，形成红细胞叠连。叠连的红细胞总表面积与总体积之比减小，摩擦力相对减小。通常血浆中球蛋白、纤维蛋白原和胆固醇增多时，血沉加快；而白蛋白、卵磷脂含量增加时，血沉减慢。

考点：红细胞的生理特性

（三）红细胞的生理功能

红细胞的主要功能是运输 O_2 和 CO_2，并能缓冲血液酸碱度的变化。红细胞的这两项功能都是由血红蛋白完成的。如果红细胞破裂，血红蛋白逸出，则其携带 O_2 和 CO_2 的功能则随之丧失。

（四）红细胞的生成及其调节

1. 血细胞生成的部位 胚胎时期肝、脾和骨髓均能造血。出生后，红骨髓是主要的造血场所。成年人各类血细胞均起源于骨髓造血干细胞。造血过程一般包括造血干细胞、定向祖细胞和前体细胞 3 个阶段。大剂量放射线和某些药物（如氯霉素、抗癌药）等理化因素可导致红骨髓造血功能障碍，使全血细胞生成减少而引起贫血，称为再生障碍性贫血。

2. 红细胞生成的原料及辅助因子 红细胞的主要成分是血红蛋白，蛋白质和铁是合成血红蛋白的基本原料，而叶酸和维生素 B_{12} 是促使红细胞成熟的辅助因子。

（1）铁 是合成血红蛋白的必需原料。正常成年人体内共有铁 3～4g，其中约 67% 存在于血红蛋白中。血红蛋白的合成从原红细胞开始，持续到网织红细胞阶段。正常成人每天需要 20～30mg 的铁用于红细胞生成，但每天仅需从食物中吸收 1mg 以补充排泄的铁，其余 95% 来自体内铁的再利用。因此铁的摄入不足或吸收障碍，或长期慢性失血导致人体缺铁时，血红蛋白的合成减少，可引起小细胞低色素性贫血，即缺铁性贫血。

（2）叶酸和维生素 B_{12} 是合成 DNA 所需的重要辅酶。叶酸在体内需转化成四氢叶酸后才能参与 DNA 的合成。叶酸的转化需要维生素 B_{12} 的参与，维生素 B_{12} 的吸收又需要内因子的参与。内因子可与维生素 B_{12} 结合形成复合物，保护维生素 B_{12} 免受消化酶的破坏并促进其吸收（见第 6 章消化和吸收）。正常情况下，食物中叶酸和维生素 B_{12} 的含量能满足红细胞生成的需要。当维生素 B_{12} 缺乏时，叶酸的利用率下降，可引起叶酸的相对不足。因此，缺乏叶酸或维生素 B_{12} 时，DNA 的合成障碍引起细胞核发育异常，幼红细胞分裂减慢，核浆发育不平衡，红细胞体积增大，导致巨幼红细胞性贫血，即大细胞性贫血。

考点：红细胞生成的原料及辅助因子

3. 红细胞生成的调节 正常情况下，体内红细胞的数量能保持相对稳定，这主要是受促红细胞生成素（erythropoietin，EPO）和雄激素的调节。

EPO 是一种糖蛋白，主要由肾及肝产生。EPO 能加强骨髓的造血功能，使血液中成熟的红细胞数量增加。缺氧可促进 EPO 的合成与分泌，使血浆 EPO 含量增加。正常人从平原进入高原低氧环境后，由于肾分泌 EPO 增多，可使外周血液的红细胞数量、血红蛋白含量增多。雄激素通过促进 EPO 的合成，间接使血液中红细胞数量增多，还可直接作用于骨髓，使红细胞生成增多。

雄激素可提高血浆中 EPO 的浓度，促进红细胞的生成。若切除双肾或给予抗 EPO 抗体，可阻断雄激素的促红细胞生成作用。所以雄激素主要通过刺激 EPO 的产生而促进红细胞生成。此外，也有实验表明雄激素刺激骨髓红系祖细胞增殖的效应先于体内 EPO 的增加，这表明雄激素也可直接刺激骨髓，促进红细胞生成。雄激素还可促进血红蛋白的合成。雌激素可降低红系祖细胞对 EPO 的反应，抑制红细胞的生成。雄激素和雌激素对红细胞生成的不同效应，可能是成年男性红细胞数和血红蛋白量高于女性的原因之一。

考点： 调节红细胞生成的主要激素

4. 红细胞的破坏　正常成人红细胞的平均寿命为 120 天。每天约有 0.8% 的衰老红细胞被破坏，其中 90% 是被巨噬细胞吞噬。巨噬细胞吞噬红细胞后，将血红蛋白分解释放出铁、氨基酸和胆红素，其中铁和氨基酸可被再利用，胆红素在肝转化后经粪和尿排出。还有 10% 的衰老红细胞在血管内受机械冲击而破损，此称为血管内破坏。血管内破坏所释放的血红蛋白立即与血浆中的触珠蛋白结合，进而被肝摄取。当血管内的红细胞大量破坏，血浆中血红蛋白浓度过高而超出触珠蛋白的结合能力时，未能与触珠蛋白结合的血红蛋白由肾排出，出现于尿液中，临床上称为血红蛋白尿。

二、白 细 胞

（一）白细胞的分类和数量

白细胞（leukocyte，white blood cell，WBC）是一类无色有核的血细胞，体积比红细胞大，在血液中一般呈球形。白细胞根据胞质中有无特殊的嗜色颗粒可分为粒细胞和无粒细胞两类。根据粒细胞胞质中嗜色颗粒特性，可将粒细胞进一步分为中性粒细胞、嗜酸性粒细胞和嗜碱性粒细胞。无粒细胞包括单核细胞和淋巴细胞。白细胞数量男女无明显差异。安静状态下，正常成人血液中白细胞总量为（4.0～10.0）×10^9/L，其中中性粒细胞占 50%～70%，嗜酸性粒细胞占 0.5%～5.0%，嗜碱性粒细胞占 0%～1%，单核细胞占 3%～8%，淋巴细胞占 20%～40%。

（二）白细胞的生理特性及其功能

白细胞是机体防御和免疫系统中的重要组成部分。白细胞具有变形、游走、趋化、吞噬等生理特性，这是白细胞发挥防御功能的基础。除淋巴细胞外，所有白细胞都能伸出伪足做变形运动。凭借变形运动，白细胞可以穿过毛细血管壁进入组织中，这一过程称为白细胞渗出。白细胞具有向某些化学物质游走的特性，称为趋化性。能吸引白细胞发生定向运动的化学物质称为趋化因子，如机体细胞的降解产物、免疫复合物（抗原抗体复合物）、细菌、毒素等。白细胞游走至炎症部位，吞噬和消灭病原体及组织碎片的过程称为吞噬作用。

1. 中性粒细胞　是血液中主要的吞噬细胞，主要功能是吞噬和杀灭入侵的细菌，特别是化脓性细菌。细菌入侵时，中性粒细胞在趋化因子作用下被吸引到炎症部位，把入侵的细菌包围在局部并吞噬消灭，防止细菌在体内扩散。中性粒细胞内含有大量溶酶体酶，能将吞噬的细菌和组织碎片分解。当中性粒细胞吞噬数十个细菌后，其本身即解体，释放出各种溶酶体酶，能溶解周围组织而形成脓液。炎症产物可使骨髓内储存的中性粒细胞大量释放入血，故当机体发生细菌感染时，血液中的白细胞特别是中性粒细胞数量会增多。此外，中性粒细胞还可吞噬和清除衰老的红细胞及抗原抗体复合物。

2. 单核细胞　在血液中吞噬能力较弱，可穿出毛细血管壁进入组织中，继续发育成为巨噬细胞，其细胞的体积增大，细胞内溶酶体颗粒增多，具有比中性粒细胞更强的吞噬能力。巨噬细胞能吞噬并杀灭入侵的病原微生物，如某些真菌、细菌（如结核杆菌）等；能清除变性的血浆蛋白、衰老和损伤的红细胞、血小板等；能加工和处理抗原，激活淋巴细胞的特异性免疫功能；能识别和杀伤肿瘤细胞；还能分泌多种生物活性物质如补体、干扰素、白细胞介素等，参与体内的防御机制。

3. 嗜碱性粒细胞　胞质中存在许多较大的嗜碱性颗粒，颗粒内含肝素、组胺、嗜酸性粒细胞趋化因子 A 和过敏性慢反应物质等多种生物活性物质。

嗜碱性粒细胞释放的肝素在体内、外均有迅速而强大的抗凝作用，主要作用是防止血液凝固，有利于保持血管的通畅，使吞噬细胞能够到达抗原入侵部位而将其破坏。在速发型超敏反应（Ⅰ型超敏反应）中，嗜碱性粒细胞释放组胺、过敏性慢反应物质，使毛细血管壁通透性增加，引起局部充血水肿，并可使支气管平滑肌收缩，从而引起荨麻疹、哮喘等症状。因此，嗜碱性粒细胞是参与变态反应的重要效应细胞。

4. 嗜酸性粒细胞　只有微弱的吞噬能力，因其缺乏蛋白水解酶，可选择性地吞噬免疫复合物，但吞噬缓慢，基本上无杀菌作用，在抗细菌感染防御中不起主要作用。但嗜酸性粒细胞能限制肥大细胞和嗜碱性粒细胞在过敏反应中的作用，还参与对蠕虫的免疫反应。因此，在机体发生过敏反应和蠕虫感染时，常伴有嗜酸性粒细胞增多。

5. 淋巴细胞　在免疫应答过程中起核心作用。根据细胞生长发育的过程、细胞表面标志物和功能的不同，淋巴细胞可分为 T 淋巴细胞、B 淋巴细胞和自然杀伤细胞三大类。在功能上，T 淋巴细胞主要参与细胞免疫，B 淋巴细胞主要参与体液免疫，自然杀伤细胞可以直接杀伤肿瘤细胞、被病毒及胞内病原体感染的细胞，构成机体天然免疫的重要防线。

考点： 白细胞的数量、生理特性及其功能

（三）白细胞的生成及其调节

白细胞和红细胞一样，也起源于骨髓中的造血干细胞，在骨髓中分化发育成熟后进入血液。但淋巴细胞例外，胚胎时期的淋巴干细胞在中枢淋巴器官内发育成 T 淋巴细胞和 B 淋巴细胞。白细胞在血液中停留时间较短，主要在组织中发挥作用。白细胞的分化和增殖受淋巴细胞、单核巨噬细胞、内皮细胞等合成和分泌的造血生长因子调节。

（四）白细胞的破坏

各种白细胞的寿命长短不一，有些也较难判断。一般中性粒细胞在循环血液中停留 6～8h 即进入组织，4～5 天后衰老死亡，或经消化道黏膜从胃肠道排出；若有细菌入侵，粒细胞在吞噬活动中可因释放出的溶酶体酶过多而发生"自我溶解"。单核细胞在血液停留 2～3 天，然后进入组织发育成巨噬细胞，可生存 3 个月左右。嗜酸性粒细胞和嗜碱性粒细胞在组织中可分别生存 8～12 天和 12～15 天。

三、血　小　板

（一）血小板的形态和数量

血小板是骨髓中成熟的巨核细胞脱落下来的小块胞质，体积小，呈双面微凸的圆盘状，直径为 2～3μm。正常成人血小板的数量为（100～300）×10⁹/L。正常人血小板计数可在 6%～10% 内变动，通常冬季较春季高，进食、剧烈运动后及妊娠中、晚期升高，静脉血的血小板数量较毛细血管血的高。当血小板数量减少到 50×10⁹/L 时，毛细血管的脆性增高，会出现皮下淤点或紫癜，称为血小板减少性紫癜；当血小板数量超过 1000×10⁹/L 时，称血小板过多，易形成血栓。

（二）血小板的生理特性

1. 黏附　血小板黏着于其他物质表面的过程称为血小板黏附。当血管内皮细胞受损暴露内膜下的胶原组织时，血小板立即黏附于胶原组织上，这是血小板发生作用的开始。在黏附发生过程中，血浆内的血管性血友病因子（vWF）起着中心作用。

2. 聚集　血小板之间相互黏着的过程称为血小板聚集。血小板聚集可分为两个时相：第一时相发生迅速，由受损组织释放的腺苷二磷酸（ADP）引起，有可逆性，聚集后还可解聚；第二时相发生较缓慢，

由血小板释放的内源性 ADP 引起，一旦发生后就不能再解聚。血小板聚集是形成血小板止血栓的基础。

3. 吸附　血小板能吸附血浆中多种凝血因子于其磷脂表面，使损伤部位的凝血因子浓度增高，有利于血液凝固和生理性止血。

4. 释放　血小板受刺激后，排出细胞内储存物质的过程称为血小板释放或血小板分泌。血小板释放的物质主要有 ADP、ATP、5-羟色胺、Ca^{2+}、儿茶酚胺、vWF、血小板因子等活性物质。ADP、5-羟色胺等能促进血小板聚集，有利于凝血，5-羟色胺还可使小动脉收缩，有助于止血。

5. 收缩　血小板中存在着类似肌肉的收缩蛋白系统，血小板中的收缩蛋白具有收缩功能，可使血块回缩形成牢固的止血栓。临床上可通过体外血凝块回缩情况大致估计血小板的数量或功能是否正常。

（三）血小板的生理功能

血小板进入血液后，只在开始 2 天具有生理功能，但其寿命可达 7～14 天。衰老的血小板在脾、肝、肺等器官被吞噬。其生理功能主要是维持血管壁的完整性，促进血液凝固和参与生理性止血。

1. 维持血管内皮的完整性　血小板对毛细血管内皮细胞有支持和营养作用。血小板可融入血管内皮细胞，并沉着于血管壁，以填补内皮细胞脱落。血小板还能分泌生长因子，有利于受损血管的修复。

2. 促进血液凝固　血小板含有许多与凝血过程有关的因子，统称为血小板因子（PF）。大多数 PF 具有较强的促进血液凝固的作用，且血小板还可吸附多种凝血因子，从而促进凝血过程的发生。

3. 参与生理性止血　生理性止血是指当小血管受到损伤，血液从血管内流出，数分钟后出血自行停止的现象。临床上常用小针刺破耳垂或指尖皮肤，使血液自然流出，然后测定出血持续的时间，称为出血时间，正常人不超过 9min（模板法）。生理性止血是机体重要的保护机制之一。当血管受损时一方面要求迅速形成止血栓以避免血液的流失；另一方面要使止血反应限制在损伤局部，保持全身血管内血液的流体状态。因此，生理性止血是多种因子和机制相互作用维持精确平衡的结果。出血时间的长短可反映生理性止血功能的状态。生理性止血功能减退时，可有出血倾向，发生出血性疾病；而生理性止血功能过度激活，则可导致病理性血栓形成。

考点：血小板的生理功能、生理性止血

生理性止血过程主要包括血管收缩、血小板止血栓形成和血液凝固 3 个过程（图 3-4）。①当血管受到损伤时，损伤性刺激使血管反射性收缩；另外胶原纤维的暴露激活血小板释放出缩血管物质（如儿茶酚胺、5-羟色胺等）使受损伤的血管进一步收缩，血管口径变小，血流速度减慢，有助于止血。如果损伤不大，可使血管破口封闭。②损伤的血管暴露内膜下的胶原纤维可激活血小板，血小板黏附、聚集在血管破损处形成血小板止血栓，堵塞破口起到初步止血作用，称为一期止血。③血浆中的凝血系统被激活，迅速出现血液凝固，使可溶性的纤维蛋白原转变为不溶性的纤维蛋白，在止血栓表面交织成网起加固作用，称二期止血。最终局部纤维组织增生长入血凝块，起到永久性止血作用，这 3 个过程既相继发生，又相互重叠。

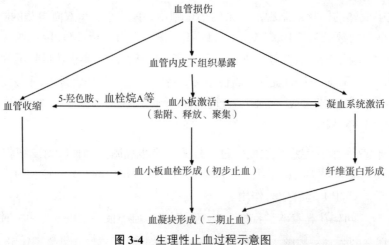

图 3-4　生理性止血过程示意图

第3节 血液凝固与纤维蛋白溶解

一、血液凝固

血液由流体状态转变为不能流动的胶冻状凝块的过程称为血液凝固，简称凝血。血液凝固的实质是血浆中的可溶性纤维蛋白原转变为不溶性的纤维蛋白的过程。纤维蛋白交织成网，把血细胞和血液的其他成分网罗在内，从而形成血凝块。血液从血管中抽出后，如不加抗凝剂会自行凝固。在血液凝固后1～2h，血凝块会发生收缩，并析出淡黄色的液体，即血清。血清和血浆的主要区别是血清中不含纤维蛋白原和被消耗的凝血因子等物质。

考点：血液凝固、血清和凝血因子的概念

（一）凝血因子

血浆与组织中直接参与血液凝固的物质统称为凝血因子。其中按国际命名法根据发现的先后顺序用罗马数字编号的有12种（表3-1），即凝血因子Ⅰ～ⅩⅢ（FⅥ是血浆中活化的FⅤ，已不再视为一个独立的凝血因子）。凝血因子Ⅰ～Ⅳ习惯称呼名称。此外，还包括前激肽释放酶（PK）、高分子量激肽原（HK）等。

表3-1 按国际命名法编号的凝血因子

编号	同义名	编号	同义名
凝血因子Ⅰ	纤维蛋白原	凝血因子Ⅷ	抗血友病因子（AHF）
凝血因子Ⅱ	凝血酶原	凝血因子Ⅸ	血浆凝血激酶（PTC）
凝血因子Ⅲ	组织因子（TF）	凝血因子Ⅹ	Stuart-Power因子
凝血因子Ⅳ	钙离子（Ca^{2+}）	凝血因子Ⅺ	血浆凝血激酶前质（PTA）
凝血因子Ⅴ	前加速素	凝血因子Ⅻ	接触因子
凝血因子Ⅶ	前转变素	凝血因子ⅩⅢ	纤维蛋白稳定因子

凝血因子的特征有：①大部分凝血因子都以无活性的酶原形式存在，必须被激活才具有活性；被激活的因子习惯上在该凝血因子的右下角加一字母"a"（active）来表示，如活化的FⅡ表示为FⅡa。②除FⅣ外，其余的凝血因子都是蛋白质。③除FⅢ由损伤组织释放外，其他凝血因子均存在于血浆中。④多数凝血因子是在肝中合成，其中FⅡ、FⅦ、FⅨ、FⅩ的合成需要维生素K的参与，故又称依赖维生素K的凝血因子。如果机体维生素K缺乏或肝脏出现病变，凝血因子的合成减少，可出现凝血功能障碍。

（二）血液凝固过程

凝血过程可分为3个阶段：①凝血酶原激活物的形成。②凝血酶原转化为凝血酶。③纤维蛋白原转化为纤维蛋白。

考点：血液凝固的基本步骤

1. 凝血酶原激活物的形成 根据启动方式和参与的凝血因子的不同，凝血酶原激活物的形成可分为两条途径，分别称为内源性凝血途径和外源性凝血途径。两条途径中的某些凝血因子可以互相激活、促进，所以两者并不是完全独立，而是密切联系，共同发挥作用的（图3-5）。

（1）内源性凝血途径 参与的凝血因子全部来自于血液，是由FⅫ与带负电荷的异物表面接触活化而启动。当接触血管内皮受到损伤暴露的胶原纤维或异物表面（玻璃、棉纱、白陶土等）时，FⅫ被激活为FⅫa，FⅫa再激活FⅪ和PK，生成FⅪa和激肽释放酶（K）。K又可正反馈地再激活FⅫ，使FⅫa大量形成。从FⅫ结合到异物表面到FⅪa的形成过程称为表面激活。HK作为辅助因子可加速表面激活过程。

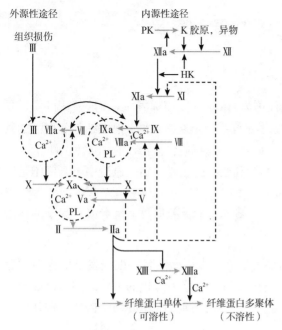

图 3-5 血液凝固过程示意图

PL. 磷脂；PK 前激肽释放酶；K. 激肽释放酶；HK. 高分子量激肽原；罗马数字表示相应的凝血因子

——→变化方向；----→正反馈促进；━━→催化作用

FXIa 形成后在 Ca^{2+} 存在的条件下，将 FIX 激活为 FIXa，FIXa 进一步与 Ca^{2+}、FVIIIa 和血小板磷脂(platelet phospholipid，PL) 结合成复合物，该复合物能使 FX 激活成 FXa；该复合物中 FVIIIa 是一个辅助因子，对 FX 的激活起加速作用，使激活速度提高 20 万倍。缺乏 FVIII、FIX 的患者凝血速度非常缓慢，微小的创伤就可能导致出血不止，分别称为血友病 A 和血友病 B。

（2）外源性凝血途径 指血管外的组织因子（tissue factor，TF）与血液接触启动的凝血过程。组织因子存在于大多数组织细胞中。在组织损伤、血管破裂的情况下，TF 释放，与血浆中的 FVIIa 和 Ca^{2+} 结合形成 FVIIa-组织因子复合物，可迅速激活 FIX、FX，分别转化为 FIXa 和 FXa。另外，FIXa 除能与 FVIIIa 结合而激活 FX 外，也能正反馈激活 FVII。故通过 FVIIa-组织因子复合物使两条凝血途径联系起来，共同完成凝血过程。由于外源性凝血途径所涉及的因子及反应步骤均较少，活化生成 FXa 的速度比内源性凝血途径快。

由内源性凝血途径和外源性凝血途径生成的 FXa，与 FVa、PL 及 Ca^{2+} 组成的复合物，称为凝血酶原激活物。

2. 凝血酶原转化为凝血酶 凝血酶原在凝血酶原激活物的作用下激活生成凝血酶。凝血酶是一种多功能的凝血因子，其主要作用是使纤维蛋白原转变为纤维蛋白，还能激活 FV、FVIII、FXI 和 FXIII。

3. 纤维蛋白原转化为纤维蛋白 纤维蛋白原在凝血酶的催化下，转化成为纤维蛋白单体。同时，凝血酶激活 FXIII 成为 FXIIIa，纤维蛋白单体在 FXIIIa 的作用下转变为不溶性的纤维蛋白多聚体并交织成网，网罗血细胞形成血凝块，完成血液凝固过程。

凝血过程是一系列凝血因子被逐步激活的正反馈过程，每步反应都有放大效应，一旦触发，会形成"瀑布"样连锁反应。目前认为外源性凝血途径在体内生理性凝血反应的启动中起关键作用，组织因子被认为是生理性凝血过程的启动因子。

🔹 学习小贴士 **血液凝固与血栓形成**

在生理状态下，血液凝固发生在血管破损处，迅速形成止血栓以避免血液的流失，发挥生理性止血的作用，这是机体重要的保护机制之一。血栓形成是在病理条件下，在活体的心血管腔内，血液发生凝固形成固体质块的过程。血栓形成的条件包括：①心血管内膜损伤（胶原暴露，启动内源性凝血；释放组织因子，启动外源性凝血）。②血流状态异常（血流缓慢，形成涡流，血小板容易黏附血管内皮）。③血液凝固性增高（凝血物质活性增强）。

（三）体内抗凝系统

正常情况下，血液在血管内总是保持流体状态，不会发生凝血。即使出血，生理性止血也只是在血管的破损处发生。原因一是血管内皮细胞表面光滑，不能激活 FXII 和血小板，因而不会触发凝血过程；二是血流速度很快，即使血浆中有少量凝血因子被激活，也会被血流冲走而稀释，当这些激活的凝血因子被运输至肝、脾时，可被巨噬细胞吞噬清除；关键是血液中还存在抑制凝血的抗凝物质。血液中主要的抗凝物质有抗凝血酶、肝素、组织因子途径抑制剂和蛋白质 C 系统等。

1. 抗凝血酶（antithrombin） 是一种丝氨酸蛋白酶抑制物。抗凝血酶由肝细胞和血管内皮细胞合成，能与凝血酶、FIXa、FXa、FXIa、FXIIa 等活性中心的丝氨酸残基结合而抑制其活性。抗凝血酶的直接抗凝作用慢而弱，但与肝素结合后，其抗凝作用可大大增强。但正常情况下，循环血浆中几乎无肝素存在，抗凝血酶主要通过与内皮细胞表面的硫酸乙酰肝素结合而增强血管内皮的抗凝功能。

2. 肝素（heparin） 是一种酸性糖胺聚糖（黏多糖），主要由肥大细胞和嗜碱性粒细胞产生，尤以心、肝、肺、肌肉等组织中含量最为丰富，生理情况下，血浆中含量甚微。肝素在体内外均具有很强的抗凝作用，肝素主要通过增强抗凝血酶的活性而发挥间接抗凝作用。临床上肝素钠被广泛作为抗凝药使用。

3. 组织因子途径抑制物（tissue factor pathway inhibitor，TFPI） 是一种糖蛋白，主要由血管内皮细胞产生，是外源性凝血途径的特异性抑制物。其作用是与 FXa 和 FVIIa-组织因子复合物结合而抑制其活性。目前认为 TFPI 是体内主要的生理性抗凝物质。

4. 蛋白质 C 系统 主要包括蛋白质 C、凝血酶调节蛋白、蛋白质 S 和蛋白质 C 的抑制物。蛋白质 C 由肝合成，其合成需要维生素 K 的参与。蛋白质 C 在血浆中以酶原形式存在，被激活后可水解灭活 FVIIIa 和 FVa，抑制 FX 和凝血酶原的激活。活化的蛋白质 C 还有促进纤维蛋白溶解的作用。

考点：主要抗凝物质的作用

（四）血液凝固的加速与延缓

临床工作中常需要采取各种措施保持血液不发生凝固或加速血液凝固。

1. 延缓血液凝固或抗凝的方法 ①将血液置于温度较低和管壁光滑的容器中（如玻璃器皿表面涂硅胶或石蜡），可延缓凝血过程，因此应在低温环境（2～6℃）储存血液。②去除血浆中的 Ca^{2+}，通常可用草酸盐、枸橼酸钠作为体外抗凝剂，它们可分别与血浆中的 Ca^{2+}结合成草酸钙沉淀或不易解离的可溶性络合物而发挥抗凝作用。由于少量的枸橼酸钠进入血液循环不会产生毒性作用，临床输血时常用枸橼酸钠作抗凝剂来处理血液。③采用肝素进行体内外抗凝，防止血栓形成，如临床上用肝素作为静脉留置针的封针液。

2. 加速血液凝固的方法 一是促进凝血因子合成，如为了预防患者在术中大出血，常在术前注射维生素 K，以促进肝大量合成凝血酶原等凝血因子，从而起到加速凝血的作用；二是提供粗糙的异物表面，如外科手术时常用温热生理盐水纱布等进行压迫止血，因为纱布是粗糙的异物可激活血小板及 FXII，从而促进血小板黏着，而适当加温可提高酶促反应速度，加快凝血过程。

二、纤维蛋白溶解

纤维蛋白或纤维蛋白原被纤维蛋白溶解酶分解液化的过程，称为纤维蛋白溶解（fibrinolysis），简称纤溶。纤溶可使体内产生的纤维蛋白随时得到清除，防止血栓形成或使已形成的血栓溶解，使血流恢复通畅，也有利于受损组织的再生和修复。参与这个活动的有关物质统称为纤维蛋白溶解系统，简称纤溶系统，该系统包括纤维蛋白溶解酶原（简称纤溶酶原）、纤维蛋白溶解酶（简称纤溶酶）、纤溶酶原激活物和纤溶抑制物。

考点：纤溶系统的概念及其功能

纤溶过程可分为纤溶酶原的激活和纤维蛋白（或纤维蛋白原）的降解两个阶段（图 3-6）。

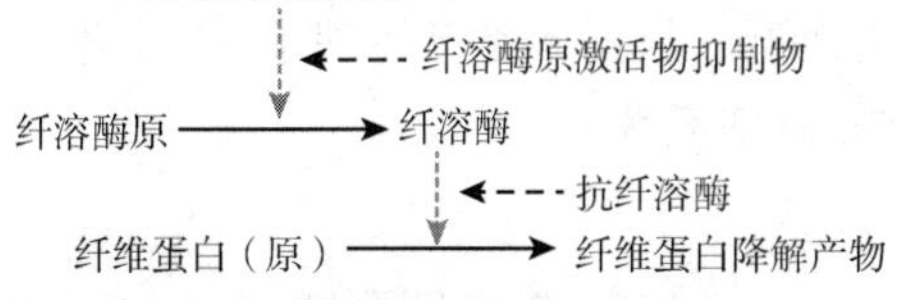

图 3-6 纤维蛋白溶解过程示意图
- - -▶催化作用；——▶变化的方向；——抑制作用

（一）纤溶酶原的激活

纤溶酶原是一种血浆球蛋白，在肝合成，必须被激活后才能发挥作用。纤溶酶原激活物可分为三类：第一类为组织型纤溶酶原激活物（tissue-type plasminogen activator，t-PA），在血管内皮细胞中合成后释放入血，以维持血浆内激活物浓度于基本水平。游离状态的 t-PA 与纤溶酶原的亲和力低，激活作用较弱，当血管内出现血纤维凝块时，可使内皮细胞释放大量激活物，t-PA 与纤溶酶原的亲和力会大大加强；第二类为尿激酶型纤溶酶原激活物（urokinase-type plasminogen activator，u-PA），主要由肾小管和集合管上皮细胞合成，u-PA 的主要功能是在血管外促进纤溶，有利于组织修复和创伤愈合；第三类为依赖于因子Ⅻ的激活物，如前激肽释放酶被 FⅫa 激活后，所生成的激肽释放酶即可激活纤溶酶原。该类激活物使凝血与纤溶互相配合并保持平衡。

（二）纤维蛋白和纤维蛋白原的降解

纤溶酶是一种活性很强的蛋白水解酶，可使纤维蛋白和纤维蛋白原中的赖氨酸-精氨酸键断开，分解为许多可溶性的小肽，总称为纤维蛋白降解产物，这些降解产物一般不会再凝固，且部分纤维蛋白的降解产物还有抗凝血的作用。

（三）纤溶抑制物

生理情况下，血液中总有少量纤溶酶生成，但其活性受到某些抑制物的抑制，这些抑制物称为纤溶抑制物。纤溶抑制物主要有两类：一类为纤溶酶原激活物的抑制剂，主要由血管内皮细胞产生，对组织激活物有抑制作用；另一类是抗纤溶酶，主要由肝产生，与纤溶酶结合后发挥抑制纤溶酶活性的作用。

正常生理情况下，凝血、抗凝和纤溶保持着动态平衡，一方面使血管内流动的血液不易发生凝固，另一方面则使机体在损伤出血时既能局部有效止血，又能防止血栓形成，从而保持血管的通畅。若该动态平衡被打破，将导致血栓形成或有出血倾向，给机体带来危害。

第 4 节　血型与输血原则

案例 3-2

　　患者，女性，37 岁。因阴道流血 9 天入院，有生育史。临床诊断为死胎综合征。血细胞比容 0.15，Hb 47g/L。申请输注红细胞 4U，配血过程中发现血型正反定型不符，经本地中心血站鉴定证实为 A 型分泌型类孟买血型（OHmA），为特殊血型输血。

　　请思考： 1. 在输血前为什么要进行血型正反定型的血型鉴定？
　　　　　　　 2. 该患者是特殊血型，应如何进行输血？

一、血　　型

血型（blood group）通常是指红细胞膜上特异性抗原的类型。许多血型抗原不但存在于红细胞上，也存在于白细胞、血小板和一般组织细胞上。因此，广义上的血型包括红细胞血型、白细胞血型和血小板血型。目前人类已发现了 35 个不同的红细胞血型系统，与临床关系最为密切的是 ABO 血型系统和 Rh 血型系统。

考点： 血型的概念

（一）ABO 血型系统

1. ABO 血型系统的抗原和抗体　ABO 血型系统的抗原（凝集原）存在于红细胞膜的外表面，有 A 抗原和 B 抗原两种。ABO 血型系统的抗体（凝集素）存在于血清中，有抗 A 和抗 B 两种。ABO 血型系统的抗体是一种天然抗体，人出生几个月后出现，并一生存在，多为 IgM，其分子量（相对分子质量）大，不能通过胎盘。当抗原和相应的抗体相遇时，就会发生凝集反应。如 A 抗原和抗 A 抗体相遇时，红细胞彼此就会聚集成一簇簇不规则的细胞团，这种现象称为红细胞凝集反应。红细胞凝集的本质是抗原-抗体反应。凝集的红细胞在补体的作用下会破裂发生溶血。

2. ABO 血型的分型 依据红细胞膜上 A、B 抗原有无，可将血液分为 A、B、AB、O 4 种类型。红细胞膜上只含有 A 抗原者称 A 型，只含有 B 抗原者称 B 型，同时含有 A 抗原和 B 抗原者称 AB 型，A 抗原和 B 抗原均无者称 O 型。ABO 血型系统中各血型抗原和抗体的分布见表 3-2。

考点： ABO 血型系统的分型原则

表 3-2　ABO 血型系统的抗原和抗体

血型		红细胞膜上的抗原	血清中的抗体
A	A₁	A+A₁	抗 B
	A₂	A	抗 B+抗 A₁
B		B	抗 A
AB	A₁B	A+A₁+B	无抗 A，无抗 B
	A₂B	A+B	抗 A₁
O		无 A，无 B	抗 A 和抗 B

ABO 血型系统还有亚型，其中最重要的亚型是 A 型中的 A₁ 亚型和 A₂ 亚型。A₁ 亚型红细胞膜上含有 A 抗原和 A₁ 抗原，血清中只含有抗 B 抗体；A₂ 亚型红细胞膜上只含有 A 抗原，血清中含有抗 B 抗体和抗 A₁ 抗体。A₁ 抗原和抗 A₁ 抗体相遇会发生凝集反应。同样，AB 型血中也有 A₁B 和 A₂B 两种亚型。我国汉族人口中，A₂ 亚型和 A₂B 亚型只占 A 型和 AB 型人群的 1% 以下，且其 A 抗原的抗原性弱得多，易被误认为 O 型和 B 型。

3. ABO 血型的鉴定 正确鉴定血型是确保输血安全的首要步骤。其鉴定方法见实验 6。依据红细胞凝集反应的原理，可以进行 ABO 血型的鉴定。常规 ABO 血型的定型包括正向定型和反向定型。用已知血型的血清（含抗 A 或抗 B 抗体）与待鉴定的红细胞相混，根据是否发生凝集反应来判断红细胞膜上的抗原，属于正向定型；用已知血型的红细胞与待鉴定的血清相混，根据是否发生凝集反应来判断待鉴定血清中所含的抗体，属于反向定型。

（二）Rh 血型系统

Rh 血型的抗原物质最初发现于恒河猴（Rhesus monkey）的红细胞上，取其学名的前两个字母，命名为 Rh 抗原。后来发现大多数人的红细胞上也存在 Rh 抗原，因此将此种血型命名为 Rh 血型。

1. Rh 血型系统的抗原与分型 Rh 血型系统比较复杂，已发现 50 多种 Rh 抗原，与临床关系密切的是 D、E、C、c、e 5 种，其中 D 抗原的抗原性最强。医学上通常将红细胞上含有 D 抗原者称为 Rh 阳性，而红细胞上缺乏 D 抗原者称为 Rh 阴性。在我国各族人群中，汉族和其他大部分民族的人 Rh 阳性者约占 99%，阴性者只占 1% 左右。但在有些少数民族中，Rh 阴性者的比例较高，如塔塔尔族为 15.8%，苗族为 12.3%，布依族和乌孜别克族为 8.7%。在这些民族居住的地区，Rh 血型的问题应受到特别重视。

考点： Rh 血型系统的分型原则

2. Rh 血型系统的特点及其临床意义 与 ABO 血型不同，人的血清中不存在 Rh 抗原的天然抗体，只有当 Rh 阴性者接受 Rh 阳性的血液后，通过体液免疫才会产生 Rh 抗体。Rh 抗体是一种后天获得的免疫性抗体，主要是 IgG，分子量较小，能通过胎盘。因此，母婴血型不合时，可因母体内免疫性血型抗体进入胎儿体内而引起胎儿红细胞的破坏，发生新生儿溶血性贫血。

由于人的血清中不存在天然的 Rh 抗体，Rh 阴性者第一次接受 Rh 阳性的血液后，一般不会发生明显的输血反应，但再次输入 Rh 阳性的血液时，就会发生抗原-抗体反应，输入的 Rh 阳性红细胞将被破坏而出现溶血。另外，Rh 阴性的母亲第一次怀有 Rh 阳性的胎儿，分娩时胎盘剥离可使胎儿的红细胞进入母体的血液循环中，刺激母体产生 Rh 抗体。当再次怀有 Rh 阳性的胎儿时，母体的 Rh 抗体可透过胎盘进入胎儿血液循环，使胎儿红细胞发生凝集而溶血，致胎儿死亡或新生儿溶血性贫血。若在生育第一胎后及时输注特异性抗 D 免疫球蛋白，可防止 Rh 阴性母亲致敏，预防第二次妊娠时新生儿溶血的发生。

> **链接** 血型之父、诺贝尔奖获得者——卡尔·兰德斯坦纳
>
> 卡尔·兰德斯坦纳是第一位研究免疫化学的科学家。经过长期研究，他在 1901 年发现了人类第一个血型系统——ABO 血型系统，为临床安全输血提供了理论指导。后来他还发现了 Rh、MN 等血型系统，被誉为"血型之父"，于 1930 年获得诺贝尔生理学或医学奖。2001 年 WHO 和国际红十字会等决定将他的生日——6 月 14 日定为世界献血日。当卡尔·兰德斯坦纳面对"血清和红细胞发生凝集"的新问题时，他敢于挑战难题，勇于探索真理，并不断努力创新，最终取得了成功。

二、血量与输血原则

（一）血量

血量（blood volume）是指机体内血液总量。正常成人的血量占自身体重的 7%～8%，即每千克体重 70～80ml 血液；男性高于女性，幼儿高于成人，强壮者高于体弱者。一个体重 60kg 的人，血量为 4.2～4.8L。全身血液的大部分在心血管系统中快速循环流动，称为循环血量，小部分血液滞留在肝、脾、肺、腹腔静脉及皮下静脉丛中，流动很慢，称为储存血量。储存血量所在处称为储血库。在情绪激动、剧烈运动或大量失血等情况下，储存血量可释放出来，补充循环血量，以满足机体的需要。血量的相对恒定，对于维持正常血压和各组织、器官血流量是必需的。

失血对机体的危害主要取决于失血量和失血速度。一般认为，健康人失血量在总血量的 10%（约 500ml）以内为少量失血，机体可通过代偿活动进行补偿，无明显临床症状；还可促进血液更新，加强骨髓造血功能。这也是国家提倡 18 周岁至 55 周岁的健康公民自愿献血的科学依据（《中华人民共和国献血法》1998 年 10 月 1 日施行）。当机体失血量超过 20%时为中等失血，机体将难以补偿，出现血压下降、脉搏细速等症状。若失血量超过 30%为严重失血，如不及时进行输血治疗，可能危及生命。

考点：血量的概念及正常值

（二）输血原则

输血已经成为临床上治疗某些疾病、抢救生命、保证大手术顺利进行的重要手段。

为了保证输血的安全，避免输血反应，必须遵守输血原则，即必要性原则和在输血过程中必须避免出现红细胞凝集反应。在准备输血时首先要鉴定 ABO 血型，保证供血者的血型和受血者的血型相合。对于生育年龄的妇女或需要反复输血的患者，还应要求 Rh 血型相合。同型输血安全可靠，而且不受输血量的限制。

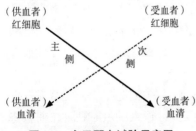

图 3-7 交叉配血试验示意图

输血时因血型不合可产生溶血反应，导致休克、弥散性血管内凝血和急性肾衰竭等，所以临床上输血前，即使已知供血者和受血者是同型血，由于 ABO 血型系统存在着亚型及 Rh 血型等因素，也必须进行交叉配血试验。交叉配血试验（cross-match test）是将供血者的红细胞和血清分别与受血者的血清和红细胞混合，观察有无凝集反应的试验。交叉配血试验中供血者的红细胞和受血者的血清相混合的称为主侧；受血者的红细胞和供血者的血清相混合的称为次

侧（图 3-7）。这样既可检验血型鉴定是否准确，又能发现两者的红细胞与血清是否还存在其他的凝集原或凝集素。在进行交叉配血试验时，应在 37℃下进行，以保证可能有的凝集反应得以充分显示。

如果交叉配血试验的两侧都没有发生凝集反应，即为配血相合，可以输血；如果主侧发生了凝集反应，无论次侧是否发生凝集反应，即为配血不合，严禁输血；如果主侧没有发生凝集反应，而次侧发生了凝集反应，则为配血基本相合，一般不宜输血，但在紧急情况下必须进行输血时，可少量（<200ml）、缓慢地进行输血，并密切观察患者输血过程中的情况，如发生输血反应，立即停止输血。

自 测 题

一、单选题

1. 下列哪项不是血浆蛋白的主要功能（　　）
   A. 运输物质　　　　　B. 参与机体的免疫
   C. 缓冲血液 pH　　　 D. 参与生理性止血
   E. 维持血浆晶体渗透压

2. 血浆的 pH 主要取决于下列哪个缓冲对（　　）
   A. $KHCO_3/H_2CO_3$　　　B. K_2HPO_4/KH_2PO_4
   C. $NaHCO_3/H_2CO_3$　　D. Na_2HPO_4/NaH_2PO_4
   E. 蛋白质-Na^+/蛋白质

3. 调节毛细血管内外水平衡及维持正常血量的主要因素是（　　）
   A. 血浆晶体渗透压　　B. 血浆胶体渗透压
   C. 组织液的晶体渗透压　D. 组织液的胶体渗透压
   E. 血浆渗透压

4. 红细胞生成的主要原料是（　　）
   A. 铁和维生素 B_{12}　　B. 维生素 B_{12} 和叶酸
   C. 蛋白质和铁　　　　D. 蛋白质和钙
   E. 铁和维生素 B_6

5. 巨幼细胞贫血是由于缺少（　　）
   A. Fe^{2+}　　　　　　B. 蛋白质
   C. 维生素 B_{12} 和叶酸　D. 促红细胞生成素
   E. 钙三醇

6. 小血管损伤后止血栓正确定位于损伤部位是由于血小板的哪种生理特性（　　）
   A. 吸附　　　B. 黏附　　　C. 聚集
   D. 收缩　　　E. 释放

7. 关于血液凝固的叙述错误的是（　　）
   A. 血液凝固是复杂的酶促反应
   B. 许多凝血因子是在肝中合成的
   C. 凝血过程中需要钙离子
   D. 内源性凝血比外源性凝血速度快
   E. 凝血因子除因子Ⅲ外，都存在于血浆中

8. 枸橼酸钠抗凝的机制是（　　）
   A. 去掉血浆的纤维蛋白原
   B. 抑制血浆中凝血酶原激活物的形成
   C. 与血清中的钙离子结合形成可溶性的络合物
   D. 抑制凝血酶的形成
   E. 与血浆中的钙离子结合形成不溶性的沉淀物

9. A 型血的红细胞与 B 型血的血清相遇时，红细胞发生的变化是（　　）
   A. 聚集　　　B. 黏着　　　C. 叠连
   D. 凝集　　　E. 凝固

10. 关于 Rh 血型的叙述错误的是（　　）
    A. 与 ABO 血型系统同时存在
    B. 我国大多数人为 Rh 阴性
    C. 抗原存在于红细胞膜表面
    D. 人类血清中不存在天然的抗 Rh 的抗体
    E. Rh 阴性者第一次接受 Rh 阳性的血液不会出现凝集反应

二、问答题

1. 简述生理性止血的基本过程。
2. 什么是交叉配血试验的主侧和次侧？

（崔香娟）

第4章
血液循环

血液循环是高等动物赖以生存的最重要条件之一。希望同学们通过本章的学习，树立预防为主的健康观念，做健康生活方式的践行者和传播者。

本章大家要掌握心脏的泵血功能及影响因素、心肌生物电现象及其生理特性、动脉血压和静脉血压的形成及影响因素、肾上腺素和去甲肾上腺素的作用；理解组织液的生成回流及其影响因素、降压反射的过程及生理意义、肾素-血管紧张素-醛固酮系统的作用；了解正常心电图波形及其生理意义、微循环的组成、其他体液因素对心血管活动的调节。

同学们要熟练掌握本章的实验操作项目，能够分辨心血管的生理现象与异常情况，尽早建立临床思维，能够运用所学知识进行疾病的预防指导。

循环系统包括起主要作用的心血管系统和起辅助作用的淋巴系统及脑脊液循环等。心血管系统由心脏、血管及存在于心腔与血管内的血液组成。血液在心脏舒缩活动的推动下，在心和血管内按一定方向周而复始流动，称为血液循环（blood circulation）。血液循环的主要功能是：①物质运输功能。运输各类营养物质、O_2 至全身各组织细胞，供其代谢利用，再将代谢产物运输至排泄器官并排出体外，以保证机体新陈代谢正常进行。②体液调节功能。机体内分泌细胞分泌的激素及其他体液因素通过血液循环运输至靶细胞或靶器官，发挥调节作用，以维持机体内环境稳态。③内分泌功能。心肌、心包、血管平滑肌细胞和内皮细胞可分泌心房钠尿肽、血管紧张素等多种生物活性物质，对机体功能发挥调节作用。全身或局部的血液循环一旦停止，将导致严重的甚至是不可逆转的损害，直至危及生命。因此，在临床抢救复苏时迅速建立有效的循环是首要的。

第1节 心脏生理

一、心脏的泵血功能

心脏是由心肌组织构成的并具有瓣膜结构的中空性器官（图4-1A），通过其节律性的收缩和舒张，以

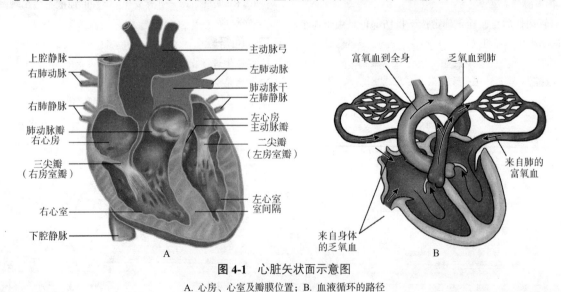

图 4-1 心脏矢状面示意图

A. 心房、心室及瓣膜位置；B. 血液循环的路径

及由此引起的瓣膜规律性开启和关闭，推动血液沿单一方向循环流动，起着动力泵的作用（图 4-1B），心脏将血液排出心腔、完成肺循环和体循环的功能称为心泵功能（cardiac pump function）或泵血功能。

（一）心动周期与心率

心房或心室每收缩和舒张一次，构成心脏的一个机械活动周期，称为心动周期（cardiac cycle）。在一个心动周期内，心房与心室的机械活动均包括收缩期（systole）和舒张期（diastole）。心室在心脏泵血活动中起主要作用，故心动周期通常是指心室的活动周期。

心动周期的长短与心率有关。心率（heart rate，HR）是指每分钟心跳的次数。心率越快，心动周期越短。正常成年人，安静状态下心率为 60～100 次/分，平均为 75 次/分，即每个心动周期持续 0.8s。正常人的心率可因年龄、性别和生理状态不同而异。新生儿心率可达 140 次/分，随着年龄的增长，心率逐渐减慢，至青春期接近成年人心率；成年女性心率稍快于男性；经常运动者心率较慢，如运动员安静时的心率可低于 60 次/分。在一个心动周期中，两心房收缩，持续 0.1s，继而心房舒张，持续 0.7s。当心房收缩时，心室处于舒张期，心房收缩完毕进入舒张期，两心室开始收缩，持续 0.3s，随后进入舒张期，持续 0.5s。心室舒张的前 0.4s 期间，心房也处于舒张期，这一时期称为全心舒张期（图 4-2）。在一个心动周期中，心房和心室按照一定的次序和时程先后进行活动，但左、右两侧心房或心室的活动是同步进行的；另外，心房或心室的收缩期均短于舒张期，这有利于静脉血充分回流至心脏，又能让心肌得到充分休息。当心率加快，心动周期缩短，收缩期和舒张期均相应缩短，但舒张期缩短比例更大，相当于心肌工作时间延长，这对心脏的血液充盈和持久活动是不利的。

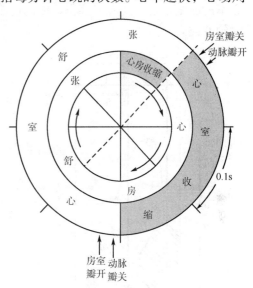

图 4-2 心动周期示意图

考点：心动周期和心率的概念

（二）心脏的泵血过程与机制

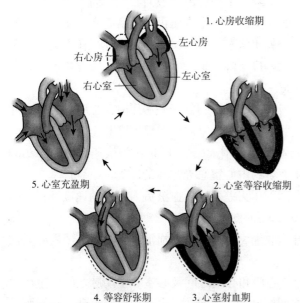

图 4-3 心动周期中心房、心室舒缩变化图解
黑色部分表示收缩状态

心脏泵血包括射血和充盈两个过程，主要靠心室舒缩完成，左、右心室的泵血过程相似，且几乎同步进行。现以左心室为例，心率为 75 次/分时，重点从心室压力容积的变化、瓣膜的启闭及血流变化情况等方面，说明心室射血和充盈的过程，以便了解心脏泵血的机制。

左心室的一个心动周期，包括收缩期和舒张期两个时期，每个时期又可分为若干时相，即心室收缩期的等容收缩期、心室射血期（快速射血期和减慢射血期）、心室舒张期的等容舒张期、心室充盈期（快速充盈期、减慢充盈期）和下一个心房收缩期（图 4-3）。通常以心房开始收缩作为描述一个心动周期的起点。

心房开始收缩前，心脏正处于全心舒张期，心房和心室内压力都比较低，静脉血不断回流至心脏，使心房内压相对高于心室内压，房室瓣处于开启状态，血液顺房-室压力梯度由心房进入心室，使心室充盈。

但此时心室内压远低于主动脉压，故主动脉瓣是关闭的，心室腔与动脉腔不相连通。全心舒张期后是心房收缩期（period of atrial systole），历时约 0.1s，由于心房壁薄，收缩力小，由心房收缩推动进入心室的血液约占心室总充盈量的 25% 左右，随后心房进入舒张期，心室进入收缩期。

1. 心室收缩期

（1）等容收缩期　心室开始收缩，心室内压力立即升高，当超过房内压时，心室内血液出现由心室向心房反流的倾向，推动房室瓣并使之关闭。此时，室内压尚低于主动脉压，主动脉瓣仍然处于关闭状态，心室成为一个封闭的腔。在房室瓣关闭至主动脉瓣开启前这段时期，血液是不可压缩的流体，心室的收缩不能改变心室容积，因此这段时期称为等容收缩期（period of isovolumic contraction），历时约 0.05s。

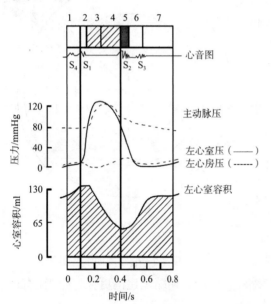

图 4-4　心动周期各时相心腔内压力、容积及瓣膜等的变化

1. 心房收缩期；2. 等容收缩期；3. 快速射血期；4. 减慢射血期；
5. 等容舒张期；6. 快速充盈期；7. 减慢充盈期；S_1. 第一心音；
S_2. 第二心音；S_3. 第三心音；S_4. 第四心音

（2）快速射血期　等容收缩期后心室肌继续收缩，室内压进一步升高，当超过主动脉压时，主动脉瓣开启，血液射入主动脉，进入射血期。在射血初期，由左心室射入主动脉的血液量很多，约占心室总射血量的 2/3，射血速度很快，因此这段时期称为快速射血期（period of rapid ejection），历时约 0.1s。此时，心室容积明显缩小，室内压继续上升并达峰值（图 4-4）。

（3）减慢射血期　射血期的后期，由于心室肌收缩强度减弱，射血速度逐渐减慢，故称为减慢射血期（period of reduced ejection），历时约 0.15s。这一时期，心室内压和主动脉压都相应由峰值逐步下降，在快速射血期的中、后期，心室内压已低于主动脉压，此时血液依靠较高的动能，逆压力梯度射入主动脉内。

2. 心室舒张期

（1）等容舒张期　射血期后，心室肌开始舒张，室内压下降，主动脉内血液向心室方向反流，推动主动脉瓣关闭；此时室内压仍明显高于心房压，房室瓣仍处于关闭状态，心室又成为封闭腔。在主动脉瓣关闭至房室瓣开启前这段时期，心室肌舒张，室心压快速大幅度下降，但心室容积不变，因此称这段时期为等容舒张期（period of isovolumic relaxation），历时 0.06~0.08s。

（2）快速充盈期　等容舒张期后，心室继续舒张。当室内压下降到低于心房压时，心房内的血液冲开房室瓣进入心室，进入充盈期。在充盈期早期，心室肌继续舒张，室内压明显下降甚至成为负压，心房内血液顺着房-室压力梯度呈"抽吸"式快速进入心室，心室容积增大，这一时期称为快速充盈期（period of rapid filling），历时 0.11s。此时期内，进入心室的血液量约占心室总充盈量的 2/3。

（3）减慢充盈期　随着心室内血液的充盈，房、室间的压力差变小，血液流入心室的速度变慢，因此，这一时期称为减慢充盈期（period of reduced filling），历时约 0.22s。

（4）心房收缩期　在心室舒张期最后 0.1s，心房开始收缩，进一步推动血液进入心室，随后心室便进入下一个活动周期。

总之，心室肌的收缩和舒张造成室内压变化，是导致心房和心室之间及心室和主动脉之间产生压力梯度的根本原因。而压力梯度是推动血液在相应腔室之间流动的主要动力。血液的单向流动是在瓣膜活动的配合下实现的。反过来，瓣膜的启闭对于室内压的变化起着重要作用，没有瓣膜的配合，等容收缩期和等容舒张期的室内压大幅度升降是不能圆满实现的。

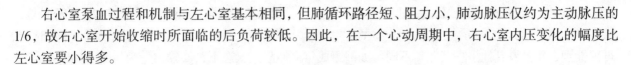

右心室泵血过程和机制与左心室基本相同，但肺循环路径短、阻力小，肺动脉压仅约为主动脉压的1/6，故右心室开始收缩时所面临的后负荷较低。因此，在一个心动周期中，右心室内压变化的幅度比左心室要小得多。

（三）心音

心动周期中，由于心肌收缩、瓣膜启闭、血流速度的变化、血流冲击心室壁和大动脉壁等因素引起的机械振动，可通过周围组织传递到胸壁，如将听诊器放在胸壁一定部位可听到相应的声音，称为心音（heart sound）。若用传感器将这些机械振动信息转换为电信号记录下来，便得到心音图（phonocardiogram，PCG）。正常情况下，在一个心动周期内心音图可记录到4个心音信号，通常采用听诊的方法只能听到第一心音和第二心音。

1. 第一心音　发生在心缩期，是心室开始收缩的标志，在心尖搏动处（左锁骨中线第五肋间）听诊最清楚。其特点是音调较低，持续时间相对较长，为 0.12～0.14s。第一心音主要是由于心室收缩，房室瓣关闭及心室射出的血液冲击动脉壁的振动而产生的。第一心音可以反映心室收缩力量的强弱和房室瓣的功能状态。

2. 第二心音　发生在心舒期，是心室开始舒张的标志，分别在肺动脉瓣和主动脉瓣区（胸骨左、右两旁第二肋间）听诊最清楚。其特点是音调较高，持续时间较短，为 0.08～0.10s。第二心音主要是由于心室舒张，肺动脉瓣和主动脉瓣关闭，血液冲击肺动脉和主动脉根部的振动而产生的。第二心音可以反映动脉血压的高低和动脉瓣的功能状态。

3. 第三心音　发生在快速充盈期末，其特点是音调低、时间短，持续 0.06～0.08s。它可能是由于心室快速充盈期末，血流速度突然减慢，心室壁和乳头肌突然伸展而引起心室壁和瓣膜振动而产生的。在某些健康儿童和青年人可能听到第三心音。

4. 第四心音　是心房收缩时产生的声音，所以又称心房音。正常情况下，心房收缩不会产生声音，但在异常有力的心房收缩和左心室壁顺应性下降（左心室壁变硬）的情况下，当心房收缩时，血液流入心室引起室壁的振动，则可产生第四心音。

当心脏出现某些异常活动时，也可以产生杂音（murmur）或其他异常心音。因此，听取心音和记录心音图对心脏疾病的诊断具有重要意义。

考点：第一、第二心音的特点及产生机制

（四）心脏泵血功能的评价

心脏泵血旨在满足机体各个组织器官的代谢需求，在不同状态下，对血液的需求量是不同的，因此心泵出血量是衡量心脏泵血功能的基础指标。评价心功能的方法和指标较多，每个指标都有其局限性，因此要利用多个指标来综合评价每个个体的心脏泵血功能。

1. 每搏输出量与射血分数　心脏每搏动一次由一侧心室收缩射出的血液量，称为每搏输出量（stroke volume），简称搏出量，相当于心室舒张末期容积与心室收缩末期容积之差。健康成年人在安静状态下，左心室舒张末期容积约为125ml，收缩末期容积约55ml，搏出量约为70ml（60～80ml）。左、右心室的搏出量基本相等，是评价心脏功能的基础参数。

心脏收缩并没有将心室中的血液全部射出，搏出量占心室舒张末期容积的百分比，称为射血分数（ejection fraction，EF）。健康成年人安静状态下，射血分数为55%～65%。在正常情况下，心脏搏出量与心室舒张末期容积是相适应的，即当心室舒张末期容积增加时，搏出量也会相应增多，射血分数基本保持不变。对于心室功能减退，心室异常扩大患者，虽然搏出量与健康人无明显差别，但心室舒张末期容积增加，射血分数明显降低，仅利用搏出量不能正确评价其泵血功能。因此，射血分数是评价心脏泵血功能较为客观的指标。

2. 每分输出量（minute volume）**与心指数**　每分输出量是指每分钟由一侧心室射出的血液量，又称心输出量（cardiac output），是搏出量与心率的乘积。如果按搏出量 70ml，平均心率 75 次/分计算，那么心输出量约为 5L/min，左、右两心室的心输出量基本相等。心输出量与机体新陈代谢水平相适应，可因性别、年龄及其他生理情况而不同。如健康成年男性静息状态下，心输出量为 4.5～6.0L/min，女性比同体重男性的心输出量约低 10%，青年时期心输出量高于老年时期。心输出量在剧烈运动时可高达 25～30L/min，麻醉情况下则可低至 2.5L/min。

机体的高矮和胖瘦不同，对心输出量的需求也不同，因此用心输出量的绝对值作为指标进行不同个体之间心功能的比较是不全面的。在安静状态下，心输出量与基础代谢（见第 7 章）一样，与体重不成比例，而与体表面积成正比。为排除体型差异造成的心输出量不同而导致对心脏泵血功能的误判，通常用心指数（cardiac index，CI）来评价体型不同个体的心功能。心指数是指安静和空腹状态下，每平方米体表面积（m^2）的心输出量。如中等身材的成年人，安静空腹状态下心输出量为 5～6L/min，体表面积 1.6～1.7m^2，那么其心指数为 3.0～3.5L/（min·m^2）。在不同生理状态下，如运动、妊娠、情绪激动、进食时，心指数均有不同程度的增加。

考点：搏出量与射血分数、心输出量与心指数的概念及正常值

3. 心力储备 心输出量与机体新陈代谢相适应，健康成年人在安静状态下心输出量约为 5L/min，当剧烈运动时心输出量可增加至 25～30L/min，较安静状态下增加了 5～6 倍；训练有素的运动员心输出量达 35L/min，为安静状态下的 7～8 倍。心输出量随机体代谢需要而增加的能力，称为心脏泵血功能储备或心力储备（cardiac reserve），可用每分钟心脏射出的最大血量来表示，即心脏的最大输出量。心力储备大小主要取决于搏出量和心率提高的程度，因此，心力储备包括搏出量储备和心率储备两个方面。

（1）搏出量储备 搏出量的增加，包括心缩期射血量的增加和心舒期充盈量的增加。前者称为收缩期储备，后者称为舒张期储备。一般情况下，收缩期心室射血期末心室内剩余血量约 55ml，当心室作最大程度收缩可使心室内剩余血减少到不足 20ml，可使搏出量增加 35～40ml。舒张期心室舒张末期容积通常为 125ml，最大限度可增加到 140ml，故舒张期储备一般仅为 15ml。可见，搏出量储备主要通过加强收缩期储备来提高。

（2）心率储备 是增加心力储备的主要方式，健康成人剧烈运动时心率可达 180 次/分。在一定范围内，心率增快可使心输出量增加 2.0～2.5 倍。

心力储备在很大程度上反映心的功能状况。经常进行体育锻炼的人，心射血能力增强。而不从事体育锻炼或有心脏疾病的人，静息时心输出量与健康人没有明显区别，尚能够满足代谢的需要；但当代谢活动增强时，心输出量却不能相应增加，而出现心悸、头晕目眩等现象。

（五）影响心输出量的因素

心输出量等于搏出量与心率的乘积。因此，凡能影响搏出量和心率的因素均可影响心输出量。

1. 影响搏出量的因素 在心率相对恒定的情况下，心输出量的多少随搏出量的变化而变化。心室每次收缩的搏出量取决于心肌纤维缩短的程度和速度。与骨骼肌类似，影响心肌收缩的因素包括前负荷、后负荷和肌肉收缩能力。

（1）前负荷 是指心肌收缩前所承受的负荷，它使心室肌在收缩前就处于某种程度被拉长的状态，即心肌的初长度。而心肌的初长度又取决于心室舒张末期容积，因此，心室前负荷通常用心室舒张末期容积来表示。心室舒张末期容积是静脉回心血量和心室射血后心室内剩余血量之和。在一定范围内，心室舒张末期容积增加，前负荷增大，心肌的初长度增长，心肌收缩能力增强，从而搏出量增加。这种通过改变心肌初长度从而改变心肌收缩力的调节方式称为心肌异长自身调节。但心肌初长度超过一定范围后，心肌收缩力反而减弱，搏出量减少。故临床静脉输血输液时应严格控制输入量和输入速度。

（2）后负荷 是指心室肌收缩时所遇到的压力，换言之心室射血所遇到的阻力，即大动脉血压。若其他条件不变，在一定范围内，动脉血压升高，心室等容收缩期室内压的峰值必然也增高，从而导致等容收缩期延长而射血期相应缩短，射血速度减慢，从而使搏出量减少。在正常情况下，由于动脉血压突然升高而使搏出量减少时，射血后心室内的剩余血量增多，如果静脉回流的血量没有明显减少，则心室舒张末期容积必然增大，机体可通过异长自身调节使心肌收缩力增强，搏出量增加，从而使心室舒张末期容积逐渐恢复正常。但对于高血压患者，动脉血压持续升高，心室肌为克服收缩过程中的后负荷而处于长期加强收缩状态，导致心肌逐渐发生肥厚，甚至出现心力衰竭。反之，动脉血压降低则有利于射血。这是临床对心力衰竭患者使用扩血管药物的依据。

（3）心肌收缩能力 心肌具有不依赖于前、后负荷而能改变其力学活动的内在特性，内环境理化特性、神经、体液和药物等可以调节或影响心肌收缩能力。如肾上腺素和去甲肾上腺素可使心肌收缩能力增强，乙酰胆碱则使心肌收缩能力减弱。心肌收缩能力的这种调节与心肌细胞的初长度变化无关，称为心肌等长调节。在同样的前负荷条件下，通过这种调节使心肌收缩能力增强，心脏泵血功能明显增强。

考点：前负荷、后负荷对心输出量的影响

2. 心率 在一定范围内（40～180 次/分），心输出量随着心率的加快而增加。这是由于心率加快，尽管心舒期有所缩短，但大部分静脉回心血量在快速充盈期进入心室内，因而搏出量未见明显减少，随着心率的加快，心输出量明显增加。当心率过快，超过 180 次/分时，心舒期明显缩短，心室充盈量明显减少，从而导致搏出量减少，心输出量下降。如果心率过慢，低于 40 次/分时，尽管舒张期明显延长，但心室充盈早已接近限度，再延长心舒时间也不能相应增加充盈量和搏出量，因此心输出量亦减少。

二、心肌细胞的生物电现象

心脏通过心肌不停地节律性收缩和舒张来实现泵血功能，心肌收缩活动是以心肌细胞的生物电为基础的。

（一）心肌细胞的分类和生物电现象概况

根据心肌细胞的组织学和电生理学特点，可以将心肌细胞分成两类：一类是普通心肌细胞，包括心房肌细胞和心室肌细胞，它们具有稳定的静息电位，主要执行收缩功能，又称工作细胞；一类是特殊分化的心肌细胞，主要包括窦房结细胞、浦肯野细胞等，它们构成了心脏特殊传导系统，大多没有稳定的静息电位，并且可自动产生节律性兴奋，又称自律细胞。根据心肌细胞去极化速度的快慢及其产生机制，可将心肌细胞分为快反应细胞和慢反应细胞，前者包括心房肌细胞、心室肌细胞、浦肯野细胞等；后者包括窦房结和房室结细胞。

心肌细胞与神经细胞、骨骼肌细胞等可兴奋细胞一样，生物电现象也有静息电位（自律细胞称最大复极电位）和动作电位两种基本的表现形式，不同的是，心肌细胞动作电位持续时间长，形态复杂，可分为几个时期。不同类型的心肌细胞动作电位并不完全相同（图 4-5），产生动作电位的离子流也有相当的差异，下面对几种代表性心肌细胞的生物电现象及心肌的生理特性加以比较讨论。

（二）工作细胞的生物电现象

心房肌细胞和心室肌细胞的跨膜电位及其形成机制基本相同，现以心室肌细胞为例介绍工作细胞跨膜电位及其形成机制。

1. 静息电位 人和哺乳动物心室肌细胞的静息电位为-90～-80mV，形成机制与神经、骨骼肌细胞类似，主要是 K^+ 外流形成的平衡电位。

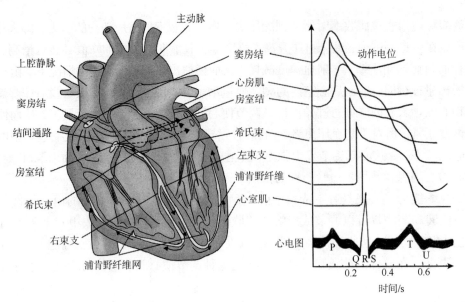

图 4-5　不同类型心肌细胞跨膜电位

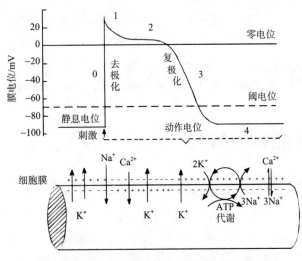

图 4-6　心室肌细胞跨膜电位及离子流示意图

2. 动作电位　心室肌细胞动作电位全过程分为 5 个时期，即去极化过程的 0 期和复极化过程的 1 期、2 期、3 期、4 期（图 4-6）。

（1）0 期（去极化期）　在适宜的外来刺激用下或从起搏点传来的兴奋激发下，心肌细胞膜上电压门控 Na^+ 通道开放，Na^+ 内流，当膜电位去极化到阈电位 -70mV 时，引起 Na^+ 通道大量开放，Na^+ 快速内流引起膜电位迅速上升到 +30mV，形成动作电位的上升支。0 期去极化速度快，持续时间短，历时仅 1～2ms，幅度很大，约 120mV。引起去极化的钠通道是一种快通道，不仅激活快，而且激活后很快失活，当细胞膜去极化到约 0mV 时就开始失活而关闭。

（2）1 期（快速复极初期）　膜电位由 +30mV 迅速下降到 0mV 左右，称为 1 期，占时约 10ms。0 期去极和 1 期复极表现为尖峰状，习惯上合称为心肌细胞锋电位。1 期形成的机制是 K^+ 通道的开放，K^+ 外流。

（3）2 期（平台期或缓慢复极化期）　复极化达到 0mV 上下，复极过程就变得非常缓慢，基本停滞于 0mV 左右，记录波形比较平坦，因此又称平台期，持续 100～150ms。2 期平台期形成的主要原因是 Ca^{2+} 的缓慢内流和 K^+ 的外流处于相对平衡的状态。钙通道是慢通道，其激活、失活、复活均较慢。

（4）3 期（快速复极末期）　平台期后，膜电位由 0mV 左右较快地下降到静息电位 -90mV 水平，占时 100～150ms。其形成机制为 2 期结束后，钙通道已失活，Ca^{2+} 内流停止，而 K^+ 的外流逐渐增加。

（5）4 期（静息期）　3 期后，膜内电位恢复并稳定于静息电位水平。虽然膜电位恢复至静息电位，但膜内外离子分布尚未恢复。此时期，依靠 Na^+-K^+ 泵和 Na^+-Ca^{2+} 交换体的活动，排出内流的 Na^+ 和 Ca^{2+}，同时摄入外流的 K^+，从而使细胞内外的离子分布逐步恢复至兴奋前水平，以保持细胞正常的兴奋性。

心房肌细胞与心室肌细胞同属于快反应非自律细胞，动作电位图形类似，产生机制也相同，只是心房肌细胞动作电位的平台期历时短些（图 4-7A）。心房肌细胞收缩力也相对较弱。

考点：心室肌细胞跨膜电位及其形成机制

（三）自律细胞的生物电现象

心脏特殊传导系统（cardiac specific conduction system）是由特殊分化的心肌细胞组成，包括窦房结、房室结、房室束（希氏束）、左右束支和浦肯野纤维。心脏特殊传导系统的心肌细胞具有自动节律性，属于自律细胞。自律细胞与工作细胞最大的区别在于，工作细胞具有稳定的静息电位，而自律细胞在动作电位3期复极化末，膜电位达到最大复极电位（maximal repolarization potential，MRP）后，立即自动进行缓慢的去极化，称为4期自动去极化。当去极化达到阈电位时，即可爆发一次新的动作电位。4期自动去极化是心肌细胞自动产生节律性兴奋的基础。自律细胞也包括快反应细胞和慢反应细胞，产生生物电的离子基础不同，形成的波形也不同。现以浦肯野细胞和窦房结P细胞为例介绍自律细胞的生物电及其形成机制。

1. 浦肯野细胞 又称浦肯野纤维，其动作电位0期、1期、2期和3期4个时期的形态及离子基础与工作细胞基本相同，不同的是4期会发生缓慢自动去极化（图4-7B）。4期自动去极化是内向Na^+电流持续增强逐渐超过 K^+递减性外流的结果。因浦肯野细胞0期去极化速度快，属于快反应自律细胞。

2. 窦房结P细胞 窦房结中心很小区域内为真起搏细胞（pacemaker cell，P细胞）。P细胞动作电位与浦肯野细胞动作电位相比有明显区别，只有0期、3期和4期三个时期（图4-7C）。4期能自动去极化，该细胞最大复极电位为-70mV左右。窦房结P细胞4期自动去极化机制比较复杂，主要是K^+外流逐渐减少，Na^+内流逐渐增强的结果，此外还有少量Ca^{2+}内流。

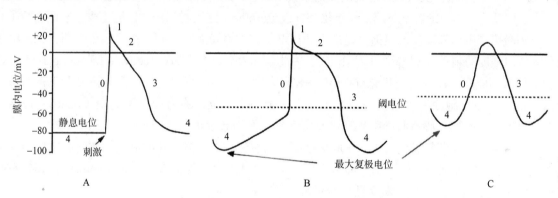

图4-7 心房肌细胞、浦肯野纤维、窦房结P细胞跨膜电位示意图
A. 心房肌细胞；B. 浦肯野细胞；C. 窦房结P细胞

在P细胞达到动作电位的顶点，K^+通道开放，K^+外流，引起复极化至最大复极电位-70mV左右。动作电位复极化到-50mV左右时，K^+外流逐步减少，进行性衰减的K^+外流是窦房结细胞主要起搏电流（pacemaker current）之一。

窦房结P细胞4期自动去极化速度是自律细胞中最快的，因此其自律性最高。而0期去极化速度慢，持续时间长，幅度较小且不出现明显的超射，属于慢反应自律细胞。

考点： 自律细胞跨膜电位及其形成机制

三、心肌的生理特性

心肌细胞具有兴奋性、自律性、传导性和收缩性4种生理特性。其中前三者是以心肌细胞膜的生物电活动为基础的，合称为电生理特性。而收缩性是以肌细胞内收缩蛋白活动为基础的，属于机械特性。心肌组织的这些生理特性共同决定着心脏的活动，有利于完成泵血功能。

1. 兴奋性 心肌的兴奋性是指心肌细胞在适宜的刺激下能够产生兴奋的能力。所有心肌细胞都具有兴奋性，心肌每发生一次兴奋，钠通道由备用状态经历激活、失活、复活过程，因此心肌细胞兴奋性也随之发生周期性改变。现以心室肌细胞为例，介绍在一次兴奋过程中兴奋性的周期性变化（图4-8）。

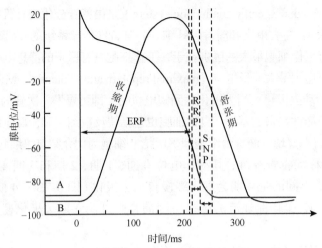

图4-8　心室肌细胞动作电位、机械收缩曲线与兴奋性变化关系示意图

A. 动作电位；B. 机械收缩；ERP. 有效不应期；RRP. 相对不应期；SNP. 超常期

（1）有效不应期　心室肌细胞在受到适宜刺激而发生兴奋，从动作电位0期去极化到3期复极化至-55mV过程中，钠通道被激活后迅速失活而处于关闭状态，此时无论给予心肌细胞任何强度的刺激，均不会产生任何反应，称为绝对不应期。复极化-55mV至-60mV这段时间内，钠通道少量复活，给予心肌细胞阈上刺激可产生局部反应，但仍不能产生动作电位，称为局部反应期。在这两个时期，无论给予心肌细胞膜任何强度的刺激，均不能产生动作电位，因此合称为有效不应期（effective refractory period，ERP）。

（2）相对不应期　在3期复极化-60mV～-80mV期间，钠通道大量复活但未恢复至正常状态，此时期内，给予心肌细胞膜一个阈上刺激即可产生一个动作电位，称为相对不应期（relative refractory period，RRP）。此时期，心室肌细胞兴奋性有所恢复，但仍低于正常。

（3）超常期　在3期复极化-80～-90mV期间，钠通道基本恢复至正常状态，此时膜电位与阈电位距离较近，给予心肌细胞一个阈下刺激即可产生一个动作电位，称为超常期（supranormal period，SNP）。此时期，心室肌细胞兴奋性完全恢复且高于正常。

心肌细胞兴奋性的周期性变化中最重要的特点是有效不应期特别长，相当于心脏活动的收缩期和舒张期早期。因此，心肌不会像骨骼肌那样产生完全强直收缩而始终保持舒缩活动交替进行，保证心脏泵血功能的实现。

正常情况下，心肌是按照窦房结发放的冲动进行节律性的收缩和舒张。如果心肌在有效不应期后，下一次窦房结发放的冲动到来之前，受到一次额外刺激，心肌就会产生一次期前兴奋，引起一次期前收缩。那么窦房结发出的冲动就会刚好落在期前兴奋的有效不应期内，则不能引起心室的兴奋和收缩，需要等再一次窦房结冲动传来时，才能引起兴奋和收缩。在期前收缩之后，常出现一段较长的心室舒张期，称为代偿间歇（图4-9）。

考点：心肌细胞兴奋性的周期性变化

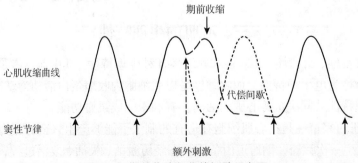

图4-9　期前收缩与代偿间歇示意图

2. 自律性　组织、细胞能够在没有外来刺激的条件下，自动地发生节律性兴奋的特性，称为自动节律性（autorhythmicity），简称自律性。自律性的高低用自动发生兴奋的频率来衡量。心脏特殊传导系统中各种自律细胞的自律性，由高到低依次是窦房结（约 100 次/分，由于受心迷走神经紧张的影响表现为 70 次/分左右）、房室交界（50 次/分）、房室束及束支（40 次/分）、浦肯野纤维（25 次/分）。

心脏始终是依照自律性最高的部位所发出的兴奋来进行活动的。窦房结被认为是哺乳动物的正常起搏点（normal pacemaker），由窦房结产生兴奋支配全心的节律性活动称为窦性心律（sinus rhythm）。把其他自律细胞称为潜在起搏点（latent pacemaker）。正常情况下，窦房结对于潜在起搏点的控制，通过"抢先占领"和"超速驱动压抑"两种方式实现。其他自律细胞受窦房结的控制，仅起兴奋传导的作用，并不表现出它们的自律性。在某些病理情况下，窦房结活动减弱或潜在起搏点的活动增强，潜在起搏点的自律性会表现出来，此时潜在起搏点就成为异位起搏点，引起的心跳节律称为异位心律。

考点：窦性心律的概念

 学习小贴士　窦房结与心脏起搏器

我们知道正常人的心跳节律是窦性心律，是由窦房结控制的。由于各种病变使窦房结功能受到损害，导致窦房结起搏和（或）传导功能障碍，产生多种心律失常和临床症状的综合征，称为病态窦房结综合征，患者可出现多种心律失常，严重的心动过缓甚至出现心搏骤停。此类患者应根据病情，及早植入心脏起搏器，预防猝死的发生。心脏起搏器是用一定形式的电脉冲刺激心脏，形成窦性节律，从而代替正常窦房结的功能，使心脏有节律地收缩，用以治疗由于某些心律失常所致的心脏功能障碍。

3. 传导性　心肌细胞兴奋产生的动作电位有能够沿着细胞膜传播的特性称为心肌的传导性。动作电位以局部电流的形式进行传播。相邻的心肌细胞间通过闰盘连接，与闰盘相接触的肌膜内存在低电阻（电阻仅相当于其他部位细胞膜的 1/400）的缝隙连接，使兴奋快速在相同细胞间进行传播，引起整个心房或整个心室同步兴奋和收缩，故心肌在功能上是一种合胞体。

兴奋在心脏内传播是通过特殊传导系统进行的。心脏内兴奋传播的途径见图 4-10，特点可用"快-慢-快"概括。兴奋是由窦房结产生发出的，可直接以 0.4m/s 的速度兴奋左、右心房，使左右心房几乎同步收缩。同时通过优势传导通路（速度为 1.0～1.2m/s）传导冲动到房室结区。

房室结区是正常情况下心房和心室之间唯一的传导路径，其中的结区细胞直径仅有 0.3μm，且分支多，传导速度极慢（0.02m/s），形成 0.1s 的延迟，称为房室延搁（atrioventricular delay）。房室延搁保证心房和心室不会同时兴奋收缩，有利于血液充盈心室和射血。当受到疾病或药物的影响，房室结区易发生传导阻滞。

进入心室的冲动从隔膜的顶部开始，再依次通过房室束（1m/s）、左右束支（2～3m/s）和浦肯野纤维（直径达 70μm，速度 4m/s）迅速传给心室肌。心室肌细胞之间冲动的传导速度仍然很快，达 1m/s，引起左右心室几乎同步收缩（图 4-10）。

考点：心肌细胞传导性的特点及生理意义

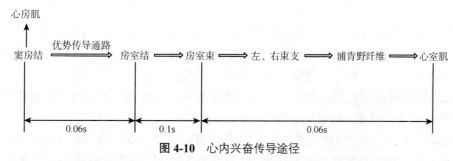

图 4-10　心内兴奋传导途径

4. 收缩性　心肌收缩性是指心肌在动作电位的触发下发生收缩反应的特性。心肌细胞的组织结构特点和电生理特性决定了它具有的收缩特性。

（1）同步收缩（"全或无"式收缩）　由于心脏特殊传导系统传导兴奋非常快，心肌细胞之间依靠低电阻的闰盘连接，能够快速传递冲动，使心房或心室形成两个功能性合胞体，引起心房或心室同步收缩。如果心肌没有兴奋就不收缩、一旦兴奋就几乎同时兴奋和收缩，故心肌的同步收缩又称"全或无"式收缩。

（2）不发生强直收缩　由于心肌细胞有效不应期特别长，收缩期和舒张期早期均处于有效不应期内，在此时期内，心肌细胞无论受到任何强度的刺激都不会发生兴奋，从而使心肌不会像骨骼肌那样产生完全强直收缩，而始终保持缩舒活动交替进行，保证心脏泵血功能的实现。

（3）对细胞外液 Ca^{2+} 有明显的依赖性　心肌兴奋-收缩耦联过程是 Ca^{2+} 依赖性的，但心肌细胞的肌质网不如骨骼肌发达，终池中贮存的 Ca^{2+} 少，需要从细胞外液中获取。因此，在一定范围内，当细胞外液 Ca^{2+} 浓度升高时，心肌收缩力增强；反之，心肌收缩力减弱。

考点：心肌细胞收缩性的特点及生理意义

四、体表心电图

在正常人体，由窦房结发出的一次兴奋，按一定的途径和进程，依次传向心房和心室，引起整个心脏的兴奋。这种生物电变化可通过心脏周围的导电组织和体液，反映到身体表面。将测量电极放置在体表的一定部位记录出来的心脏电变化曲线，就是临床上使用的心电图（electrocardiogram，ECG）。心电图反映心脏兴奋的产生、传导和恢复过程中的生物电变化，而与心脏的机械收缩活动无直接关系。

测量电极安放位置和连线方式（称导联方式）不同，所记录到的心电图在波形上也有所不同，但基本上都包括一个 P 波，一个 QRS 波群和一个 T 波，有时在 T 波后还出现一个小的 U 波（图 4-11）。

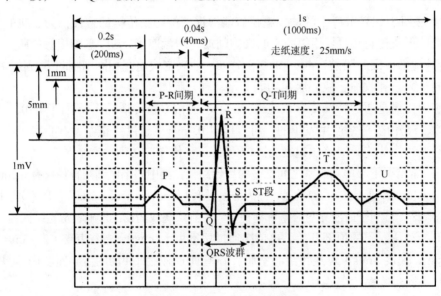

图 4-11　正常人心电图模式图

P 波反映两个心房的去极化过程，波形小而圆钝，历时 0.08～0.11s，波幅不超过 0.25mV。

QRS 波群代表两心室去极化过程，正常 QRS 波群历时 0.06～0.10s，代表心室肌兴奋扩布所需的时间。在不同的导联中，这三个波不一定都出现，各波波幅变化较大。

T 波反映心室复极化过程，历时 0.05～0.25s，波幅为 0.1～0.8mV。T 波的方向与 QRS 波群的主波方向相同。如果 T 波变得低平，常见于心肌损伤。

P-R 间期是指从 P 波起点到 QRS 波群起点之间的时程，历时 0.12～0.20s。P-R 间期代表由窦房结产生的兴奋经由心房、房室交界和房室束到达心室所需要的时间，该时间延长表示房室传导阻滞。

Q-T 间期指从 QRS 波群起点到 T 波终点的时程，代表心室去极化与复极化所需的时间。

ST 段指从 QRS 波群终点到 T 波起点之间的线段，正常情况下与基线平齐，它代表心室各部分都处于去极化状态（如动作电位平台期），各部分之间无明显电位差存在。若 ST 段偏离正常基线，压低或抬高，常提示心肌缺血或心肌损伤。

有时在 T 波后 0.02～0.04s 还会出现一个低而宽的 U 波。U 波的成因和意义尚不十分明确，一般推测与浦肯野纤维网的复极化有关，因为它们的动作电位时程比心室肌长，复极化更迟。也有人认为是乳头肌缓慢的复极化作用所产生。

心肌细胞的生物电变化是心电图产生的根本原因，在临床中，心电图常用于检测心律失常、心肌损伤等心脏疾病。但常规心电图仅记录当下心脏生物电情况，时间短，对于偶发一过性的心律失常等异常情况不能及时记录，故动态心电图（dynamic electrocardiogram，DCG）能较长时间（24h 以上）记录心电图变化，在临床诊断中具有重要意义。

考点：正常心电图的波形及其生理意义

第 2 节 血 管 生 理

案例 4-1

王某，女性，42 岁。因头晕、头疼、入睡困难半年入院。既往体健，无吸烟饮酒等不良嗜好。家族史：祖母患有高血压，因脑出血去世；母亲患有高血压，脑梗死。体检：体温 36.7℃，呼吸 20 次/分，心率 80 次/分，血压 160/105mmHg。肺部呼吸音清，心律齐，无杂音。腹部和四肢检查无异常，血常规、尿常规、血脂、肝肾功能、心电图、血糖均正常。服用降压药一段时间后，上述症状减轻。诊断为原发性高血压。

请思考： 1. 高血压会对人体造成什么损害？

2. 如何进行高血压的预防指导？

心脏与血管系统相连构成一个相对密闭的管道系统，血液从心脏搏出是间断的，但在血管中流动是连续的。血管分为动脉、静脉和毛细血管三大类，无论是体循环还是肺循环，由心室射出的血液均流经由动脉、毛细血管和静脉依次串联构成的血管系统，再返回心房，以实现血液运输、维持血压、实现物质交换等血液循环系统功能。

一、各类血管的功能

血管按照组织学特点可分为大动脉、中动脉、小动脉、微动脉，毛细血管及微静脉、小静脉、中静脉和大静脉。依据血管功能的不同，可将血管分为以下几类。

1. 弹性贮器血管 指的是主动脉、肺动脉干及其发出的最大分支，其管壁厚富含弹性纤维，就赋予了其弹性大和可扩张的特点。在心室收缩射血进入这些大动脉时，一部分血液流向外周；另一部分血液则暂存于动脉内，使其管壁扩张，将心室射血产生的动能转化为血管壁的弹性势能。在心室舒张期，大动脉血管壁弹性回缩将贮存的血液推向远端，变弹性势能为血液流动的动能。大动脉的弹性贮器作用将心脏的间断射血变为血管内连续的血液流动，同时降低心动周期中血压波动的幅度。

2. 分配血管 指中动脉，是大动脉分支至小动脉之间的管道。管壁富含有平滑肌，收缩性较强，具有将血液运输至各个组织器官的功能，起分配血流的作用。

3. 毛细血管前阻力血管 包括小动脉和微动脉，其管径较细，管壁富含平滑肌，通过平滑肌的舒缩活动改变管径，从而改变对血流的阻力及其所在组织器官的血流量，对动脉血压的维持具有重要意义。

4. 毛细血管前括约肌 指在真毛细血管的起始部包绕着的平滑肌，是阻力血管的一部分。它的舒缩活动可控制毛细血管开放或关闭的数量。

5. 交换血管 是位于微动脉、微静脉之间的相互联通的毛细血管网。其管径较小，管壁薄，仅由单层血管内皮细胞构成，通透性高，是血液和组织液进行物质交换的场所。

6. 毛细血管后阻力血管 指的是微静脉，其管径小，可对血流产生一定阻力。其舒缩活动可影响毛细血管前、后阻力的比值，从而改变毛细血管血压，影响体液在血管内和组织间隙内的分配情况。

7. 容量血管 指的是静脉系统，与同级动脉相比，静脉数量多、管腔大、管壁薄、可扩张性大，因而其容量大。在安静状态下，60%～70%的循环血量储存在静脉系统当中。因此，当静脉口径发生较小改变即可引起较大容积变化，从而明显影响回心血量。

8. 短路血管 是指小动脉和小静脉之间的吻合支，多分布于手指、足趾、耳郭等处的皮肤中，当此血管开放时，血液可由小动脉不经过毛细血管网直接进入小动脉，其功能与体温调节有关。

二、血流量、血流阻力和血压

血液在心血管中流动过程中，涉及一系列血流动力学问题，主要研究血流量、血流阻力、血压及它们之间的相互关系。

（一）血流量

血流量（blood flow）是指单位时间流过血管某一横截面的血量，又称容积速度。血液中的一个质点在血管中移动的速度，称为血流速度（blood velocity）。血流量保持不变时，血流速度与血管截面积大小成反比。依据流体力学原理，血流量的大小取决于血管两端的压力差和血管对血流的阻力两个因素，可用下列公式比表示：

$$Q = \Delta P / R$$

式中，Q 表示血流量，ΔP 表示血管两端压力差，R 表示血流阻力。

不论是体循环还是肺循环封闭的管道中，流经动脉、毛细血管、静脉的血流量是相等的，都等于心输出量。对于人体各器官而言，不同器官动脉压基本相同，静脉压很低，故该器官的血流量主要取决于血流阻力。因此，血流阻力是调节器官血流量的重要因素。

（二）血流阻力

血流阻力（blood resistance）是指血液在血管内流动时遇到的阻力。主要是由于血液在流动过程中血液内部各分子之间及血液与血管壁之间相互摩擦产生。根据泊肃叶定律计算得到以下公式：

$$R = 8\eta L / (\pi r^4)$$

式中，R 表示血流阻力，η 表示血液黏滞度，L 表示血管长度，r 表示血管半径。

该公式表明血流阻力与血液黏滞度、血管长度成正比，而与血管半径的 4 次方成反比。生理情况下，血液黏滞度和血管长度变化不大，故血流阻力主要取决于血管半径，血管半径稍有变化，血流阻力便发生很大变化。由于体内小动脉、微动脉口径较小，易受神经、体液因素的影响而发生改变，故小动脉、微动脉对血流影响较大。将小动脉、微动脉、毛细血管和小静脉的血流阻力称为外周阻力。机体主要通过调节血管半径来实现各器官间血流分配。

（三）血压

血压（blood pressure，BP）指的是血管内流动的血液对单位面积血管壁的侧压力，即压强。血压国际标准计量单位是帕斯卡（Pa）或千帕（kPa），生理学和临床上习惯以毫米汞柱（mmHg）为单位（1mmHg = 0.133kPa）表示。血液从心室射出流向外周时，需要不断克服血管对血液流动的阻力而消耗能

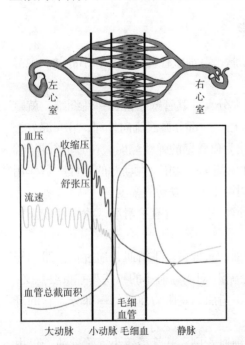

图 4-12 血管系统各段的血压、流速和血管总横截面积的关系示意图

量，因此血压逐渐降低（图 4-12）。血压在主动脉处最高，流经右心房时血压接近 0mmHg。血压包括动脉血压、毛细血管血压和静脉血压，通常说的血压指的是动脉血压，毛细血管血压和静脉血压较低，通常用厘米水柱（cmH_2O）为单位（$1cmH_2O=0.098kPa$）。

三、动脉血压与动脉脉搏

（一）动脉血压

1. 动脉血压的正常值　动脉血压可用收缩压、舒张压、脉搏压及平均动脉压等数值来表示。通常测量的是肱动脉血压。在一个心动周期中，动脉血压随心室的舒缩活动而发生周期性的变化。心室收缩时动脉血压升高，所达到的最高值称为收缩压（systolic pressure，SP），健康青年人的收缩压生理范围是 100～120mmHg；心室舒张时动脉血压降低，所降低的最低值称为舒张压（diastolic pressure，DP），生理范围是 60～80mmHg；两者的差值称脉搏压（pulse pressure，PP），简称脉压，一般为 30～40mmHg，可以反映主动脉管壁的弹性。心动周期中每一瞬间动脉血压的平均值称为平均动脉压，由于心缩期远短于心舒期，平均动脉压更接近于舒张压，约等于舒张压与 1/3 脉压之和。

生理情况下，动脉血压正常值受到人种、性别、年龄、体位及生理状态等因素的影响。男性高于女性，白天高于夜间。随着年龄的增长，动脉收缩压呈逐渐升高的趋势，新生儿约为 40mmHg，17 岁时约为 120mmHg，60 岁时约为 140mmHg。

> **链　接**　正确认识高血压
>
> 《中国高血压防治指南（2023 年版）》确定高血压的诊断标准：在未使用降压药物的情况下非同日 3 次测量血压，收缩压≥140mmHg 和（或）舒张压≥90mmHg。大部分高血压患者的血压是逐渐升高，所以没有明显感觉，但高血压却时刻损害着患者的血管、心脏、肾、大脑和其他器官，因此被称为人类健康的"无形杀手"。世界卫生组织和国际心脏病学会联合会将每年的 5 月 17 日定为"世界高血压日"，旨在引起人们对防治高血压的重视。

2. 动脉血压的形成　动脉血压的形成需要具备三个条件。

（1）心血管系统内有足够的血液充盈　是动脉血压形成的前提条件。循环系统中血液的充盈程度可用循环系统平均充盈压来表示，它取决于循环血量与循环系统血管容量的相对关系。人体循环系统平均充盈压约为 7mmHg。当循环血量增多或循环系统容量减少时，循环系统平均充盈压增大；反之，则循环系统平均充盈压降低。

（2）心脏射血和外周阻力　心脏射血为血液流动提供原始动力。外周阻力是血压形成的必要条件。如没有外周阻力的存在，血液从心室射出，将迅速由大动脉流向外周，不能维持动脉血压在正常水平。外周阻力使心室射出血液只有约 1/3 流向外周，剩余血液储存在主动脉和大动脉中，使动脉血压升高。

（3）主动脉和大动脉的弹性贮器作用　在心缩期内，心室射血量 1/3 流至外周，2/3 会暂存在主动脉和大动脉中，动脉血压升高，由于主动脉和大动脉的弹性贮器作用，缓冲了动脉血压升高的幅度和速度，使收缩压不会过高。心室舒张期，心脏停止射血，主动脉和大动脉管壁弹性回缩，一方面，维持舒张压使其不会过低，另一方面，推动储存在内的血液继续流向外周，从而使心室的间断射血变为动脉内的连续血流，具有辅助血泵作用（图 4-13）。

考点：动脉血压的形成和正常值

3. 影响动脉血压的因素　动脉血压是临床监测的重要生命体征之一。血压稳定是推进血液循环和保持各组织、器官得到足够血液灌注的重要条件。凡是与动脉血压形成有关的因素都能影响动脉血压，分析血压升降主要取决于当时留在血管中的血量是增加还是减少。

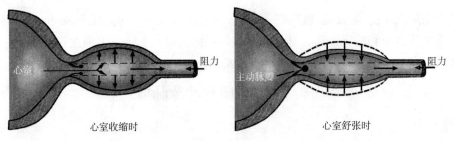

心室收缩时   心室舒张时

图 4-13 主动脉弹性管壁维持血压与血流作用示意图

（1）搏出量 主要影响收缩压。搏出量增加，收缩期射入动脉血量增多，动脉管壁承受的压力加大，收缩压明显上升。收缩压升高导致血液流速加快，舒张期末留在动脉的血量并无明显增多，故动脉舒张压升高不明显，脉压增大。

（2）心率 主要影响舒张压。当心跳加快时，心输出量增大，使收缩压有所上升；心动周期缩短，心舒期缩短更明显，故心舒期由主动脉和大动脉流向外周的血液减少，舒张压明显增加，脉压减小。

（3）外周阻力 主要影响舒张压。当外周阻力增大时，血液外流受阻，收缩压和舒张都升高；但由于收缩期血液外流受阻不如舒张期明显，故舒张压明显增加，脉压减小。

（4）主动脉和大动脉的弹性贮器作用 主动脉和大动脉富含弹性纤维，其弹性贮器作用缓冲了动脉血压波动，避免收缩压过高，舒张压过低。老年人血管中胶原纤维逐步替代了弹性纤维，使血管的弹性和可扩张性下降，主动脉和大动脉的弹性贮器缓冲作用下降，而使收缩压升高，舒张压降低，脉压增大。

（5）循环血量与循环系统血管容量的比值 血管内有足够的血液充盈是动脉血压形成的前提条件，循环血量与血管容量相适应，循环系统平均充盈压变化不大。但当失血导致循环血量减少或某种因素引起血管容量增大时，都会造成动脉血压下降，其中尤以收缩压下降更明显。

考点： *动脉血压的影响因素*

（二）动脉脉搏

在每个心动周期中，动脉血压随着心脏的舒缩活动产生周期性变化，这种周期性的压力变化引起动脉管壁的节律性波动，称为动脉脉搏（arterial pulse），简称脉搏。脉搏起于主动脉，沿着动脉管壁向外周血管传播。用手指可触及体表浅动脉的脉搏波动，临床中常选择在前臂腕横纹上桡动脉处触诊脉搏。在心动周期中右心房的血压波动可逆向传递到大静脉，形成静脉脉搏，正常情况下不明显。

正常情况下，脉搏的节律和频率与心搏动的节律和频率相一致，临床中常用脉率来反映心率的快慢。脉搏搏动的强弱可以反映心肌收缩力的强弱。故触诊脉搏可在一定程度上反映循环系统的功能状态。中医四诊中"切"脉通常是在桡动脉处检查脉搏的情况，作为诊断疾病的重要依据。

四、微 循 环

微循环（microcirculation）是指微动脉（arteriole）与微静脉（venule）之间的血液循环。微循环是血液与组织之间进行物质交换的场所。

（一）微循环的组成

典型的微循环一般由微动脉、后微动脉、毛细血管前括约肌、真毛细血管网、通血毛细血管、动静脉吻合支和微静脉等部分组成（图 4-14）。

（二）微循环的血流通路

1. 迂回通路 是指血液流经微动脉、后微动脉、毛细血管前括约肌、真毛细血管网汇入微静脉的微循环通路。该通路迂回曲折，吻合成网，血流速度慢，通透性高，有利于血液与组织液进行物质交换，又称营养通路。同一组织器官的真毛细血管并不全部开放，而是轮流开放，且开放的数量与组织器官新陈代谢水平相适应。在安静状态下，只有约 20% 的毛细血管开放，运动时开放的数量增多。通道的开关受控于毛细血管前括约肌。

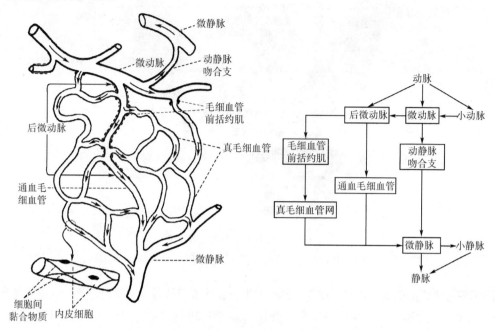

图 4-14　微循环组成示意图

2. 直捷通路　是指血液流经微动脉、后微动脉、通血毛细血管直接汇入到微静脉的通路。该通路直而短，血流速度较快，经常处于开放状态，主要功能是使一部分血液快速通过微循环进入静脉，保证回心血量。在骨骼肌组织的微循环中较为多见。

3. 动静脉短路　是指血液流经微动脉、动静脉吻合支直接汇入微静脉。多分布于手指、足趾、耳郭等处的皮肤，以及肠系膜、肝、脾等处。动静脉吻合支管壁结构类似微动脉，有较厚的平滑肌组织，血流速度快，因此该通路不能进行物质交换，又称非营养通路。该通路平常处于关闭状态，当环境温度升高或机体产热增多时，可大量开放，利于散热。在某些病理状态下，如感染性和中毒性休克时，动静脉短路开放过度，可加重组织的缺氧状况。

考点：微循环的组成及作用

五、组织液与淋巴循环

组织液存在于组织、细胞的间隙中，由血浆经毛细血管壁滤过到组织间隙而形成，因毛细血管壁具有选择透过性，故除蛋白质外，其余成分与血浆基本相同。组织液由毛细血管滤过形成，同时也可以通过毛细血管及毛细淋巴管回流。正常情况下，组织液的生成和回流处于动态平衡的状态。

（一）组织液

1. 组织液的生成与回流　组织液生成与回流的结构基础是毛细血管的通透性，组织液的动态平衡状态主要是 4 种因素共同作用的结果。可归为两类，一类是促进组织液生成的动力，包括毛细血管血压和组织液胶体渗透压；一类是促进组织液回流的力量，包括血浆胶体渗透压和组织液静水压（图 4-15）。滤过的力量与回流的力量之差称为有效滤过压（effective filtration pressure，EFP）。可表示为：

有效滤过压=（毛细血管血压+组织液胶体渗透压）−（血浆胶体渗透压+组织液静水压）

当有效滤过压为正值时，有利于组织液的生成，当为负值时，则有利于组织液的回流。如图 4-15 所示，在微循环毛细血管动脉端，有效滤过压为正值，血浆中的一部分液体从毛细血管滤出而生成组织液。在静脉端，因毛细血管血压下降，有效滤过压变为负值，生成的组织液约 90% 回流入毛细血管，其余 10% 进入毛细淋巴管，通过淋巴循环汇入静脉。

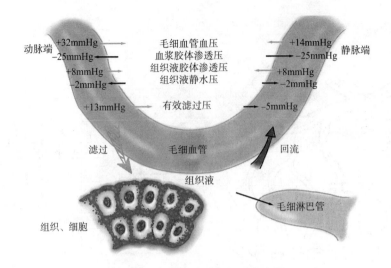

图 4-15　组织液生成与回流示意图

+代表使液体滤出毛细血管的力量；−代表使液体重吸收到毛细血管的力量

2. 影响组织液生成的因素　正常情况下，组织液生成和回流保持着动态平衡状态，以维持循环血量和组织液量的相对稳定。这种平衡一旦被打破，将导致组织液在组织间隙生成减少，或生成过多、回流减少而导致组织液在组织间隙潴留，临床上分别称为脱水或水肿。影响组织液生成的因素主要包括以下 4 个方面。

（1）毛细血管血压　是促进组织液生成的主要因素，在其他因素不变的情况下，毛细血管血压升高，有效滤过压增大，组织液生成增多。如右心衰竭时中心静脉压升高，导致静脉回流受阻，毛细血管血压升高，组织液生成增多，进而引起全身性水肿。

（2）血浆胶体渗透压　是促进组织液回流的主要因素。血浆胶体渗透压降低时，组织液回流减少，有效滤过压增大，组织液生成增多。如营养不良或某些肝肾疾病时，血浆蛋白减少，使血浆胶体渗透压下降，而使组织液生成增多。

（3）毛细血管通透性　正常情况下，毛细血管壁不允许蛋白质滤过，当发生烧伤、过敏反应等情况时，局部组织释放组胺等物质，使毛细血管通透性增大，血浆蛋白可透过管壁，使组织液胶体渗透压上升，有效滤过压增大，组织液生成增多。

（4）淋巴回流　由于约 10% 组织液经淋巴系统回流到血液，当发生丝虫病、肿瘤压迫等情况时，淋巴回流受阻时，组织液回流减少，可导致局部水肿。

考点：影响组织液的生成和回流的因素

（二）淋巴循环

淋巴系统是组织液向血液回流的一个重要辅助系统。毛细淋巴管以稍膨大的盲端起始于组织间隙，彼此吻合成网，并逐渐汇合成集合淋巴管。全身的淋巴液经淋巴管收集，经过淋巴结，最后由胸导管和右淋巴导管导入左右锁骨下静脉，与上腔静脉会合，进入心脏。集合淋巴管的结构类似于静脉，管壁有平滑肌，管内有瓣膜。淋巴液的回流也类似于静脉回流，肌肉收缩、吸气时胸膜腔内压下降和淋巴汇入静脉入口处高速血流的抽吸作用等都能促进淋巴回流。

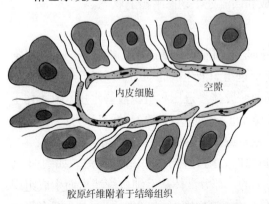

图 4-16　毛细淋巴管盲端结构示意图

1. 淋巴液的生成　在毛细淋巴管盲端，内皮细胞外的基膜很薄，内皮细胞边缘像瓦片般互相覆盖，并可以向管腔内飘动，形成向导管腔开启的单向活瓣（图 4-16），其至血浆蛋白可以自由进入。组织液和毛细淋巴管内的压强差是淋巴液生成的动力。

2. 淋巴液回流的生理意义　正常成人安静状态下每小时约有 120ml 淋巴液入血（其中 100ml 经胸导管，20ml 经右淋巴导管）。淋巴液回流具有重要的生理功能：①回收组织液中的蛋白质分子，能消除组织液中不能被毛细血管重吸收的较大分子及组织中的红细胞和细菌等。②对营养物质特别是脂肪的吸收起重要作用，肠道吸收的脂肪 80%~90% 是通过小肠绒毛的毛细淋巴管（称为中央乳糜管）输送入血液的。③维持循环血量，调节血浆与组织液之间的液体平衡。④发挥淋巴结的防御、屏障作用等。

考点：淋巴回流的生理意义

六、静脉血压与静脉回心血量

静脉不仅作为血液流动的通道，而且可发挥储血库作用，在安静状态下，60%~70% 的循环血量储存在静脉系统当中。静脉管腔大、管壁薄、可扩张性大，当静脉口径发生较小改变即可引起较大容积变化。因此，静脉的舒缩活动可有效调节回心血量和心输出量，以适应机体各种生理状态的需要。

（一）静脉血压

当体循环血液经过动脉、毛细血管到达微静脉时，血压下降至 15~20mmHg。右心房作为体循环的终点，血压已接近于零。根据部位的不同，通常将右心房和胸腔内大静脉的血压称为中心静脉压（central venous pressure，CVP），正常值为 4~12cmH_2O。将各器官静脉的血压称为外周静脉压（peripheral venous pressure）。中心静脉压的高低取决于心脏射血能力和静脉回心血量之间的相互关系。当心脏射血能力减弱，血液将淤积在腔静脉和右心房内，而导致中心静脉压升高；输液输血速度过快或量过多，可导致静脉回心血量过快或过多，而导致中心静脉压升高。故中心静脉压可反映心脏功能状态和静脉回心血量，在临床上可作为判断心血管功能的重要指标，也可作为控制补液速度和量的指标。

考点：中心静脉压的概念及临床应用

（二）影响静脉回心血量的因素

静脉中的血液顺着压力梯度由微静脉向右心房流动，静脉对血流阻力小，约占体循环总阻力的 1/10，因此单位时间内的静脉回心血量主要取决于外周静脉压与中心静脉压的差值，凡能改变压力差的因素均影响静脉回心血量。影响静脉回心血量的因素主要有以下几点。

（1）**体循环平均充盈压**　是反应血管系统充盈情况的指标。当血量增加或容量血管收缩时，体循环平均充盈压升高，外周静脉压升高，增加了与中心静脉压的压差，静脉回流加快，静脉回心血量增多。该因素是影响静脉血回心的基础性因素。

（2）**心肌收缩力**　心室收缩将血液射入动脉，心舒期心室内呈抽吸式充盈。当心肌收缩能力增强时，射血分数增加，心舒期室内压力降低，对心房或静脉的血液的抽吸力就更大，有利于静脉回心。右心衰竭时，射血分数降低，心舒期室内压力升高，对心房或静脉的血液的抽吸力变小，血液淤积在右心房和大静脉内，右心房压升高，使静脉回心血量减少。患者可出现颈外静脉怒张、肝淤血肿大、下肢水肿等症状。左心衰竭时，左心房和肺静脉压升高，造成肺淤血和肺水肿。心肌收缩力被认为是影响静脉血回心的最重要因素。

（3）**体位**　静脉管壁薄，弹性纤维和平滑肌都较少，易受血管内血液重力及血管外组织压力（跨壁压）影响而扩张。当人处于平卧位时，各部分血管与心脏基本处于同一水平，重力对静脉回流影响不大。当由平卧位转为直立位，心脏平面以下的静脉受重力的影响而扩张，可使下肢静脉多容纳 500ml 血液，导致静脉回心血量减少。故当人久蹲突然站立时，静脉回心血量减少，导致心输出量减少，使脑、视网膜供血不足，容易引起头晕、视物不清的现象。

（4）**骨骼肌的挤压作用**　在大部分静脉内有向心的静脉瓣，防止静脉回流。当骨骼肌收缩，肌腹变短而挤压静脉，外周静脉压升高，而促进静脉回流。人静立时足底静脉压可达 90mmHg，而步行时可降

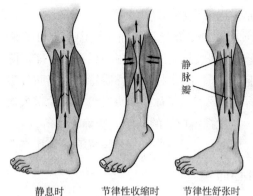

静息时　　节律性收缩时　　节律性舒张时

图 4-17 肌肉收缩与静脉回流

至 25mmHg 以下。肌肉的节律性收缩对于行走于其间的静脉形成挤压，加上有不同部位静脉瓣的配合，推动了血液回心。这样，骨骼肌和静脉瓣一起对静脉回流起到"泵"的作用，称为肌肉泵或静脉泵（图 4-17）。

（5）呼吸运动　随着呼吸运动，胸膜腔内负压也会发生节律性的增大或减小，从而引起胸腔内的大静脉扩张和被压迫，对静脉回流也起到"呼吸泵"的作用。吸气时胸膜腔内负压增大，有利于体循环静脉血液回心；呼气则相反。但是，呼吸对于肺循环的影响不同，吸气使肺循环血管容积增大，储血量增多，由肺静脉回流到左心房的血液量减少。

考点：静脉回心血量的影响因素

第 3 节　心血管活动的调节

心血管活动调节包括神经调节、体液调节和自身调节。通过调节，心血管系统的功能可随机体活动的情况不同而发生相应的变化，以适应各器官组织，特别是脑和心脏的需要，协调全身血液分配。

一、神 经 调 节

（一）心血管的神经支配

1. 心脏的神经支配　心肌和血管平滑肌接受自主神经支配。支配心脏的传出神经为心交感神经和心迷走神经。

（1）心交感神经及其作用　右侧的交感神经主要分布在窦房结，左侧主要分布在房室结、心房肌和心室肌。交感神经兴奋，节后纤维末梢释放去甲肾上腺素（norepinephrine，NE），与心肌细胞膜上的 β_1 受体结合，使心脏活动增强（心率加快、兴奋传导速度加快、心肌收缩力增强，此为正性变时、正性变传导、正性变力作用）。

（2）心迷走神经及其作用　右侧迷走神经主要分布在窦房结，引起心率减慢，而左侧迷走神经主要分布在房室结，影响传导性。迷走神经兴奋，节后纤维末梢释放乙酰胆碱（acetylcholine，ACh），与心肌细胞膜上的 M_2 型胆碱能受体结合，使心脏活动受抑制（心率减慢、兴奋传导减慢、心肌收缩力减弱，此为负性变时、负性变传导、负性变力作用）。

平常两者均对心脏有作用，以迷走神经支配占优势。迷走神经对心脏产生经常而持久的作用，使心脏活动的速度和强度限制在一定水平之内的情况，称心迷走紧张。长期锻炼可使迷走神经紧张性提高，心率减慢。NE 的强心作用可以被普萘洛尔特异性地阻断。ACh 对心脏活动的抑制作用可以被阿托品特异性阻断。此外，心脏中存在多种肽类神经纤维，可能参与对心肌和冠状血管活动的调节。

2. 血管的神经支配　除真毛细血管外，血管壁都有平滑肌分布，绝大多数血管平滑肌都受自主神经支配（毛细血管前括约肌除外）。通常把血管平滑肌的舒缩活动，称为血管运动。支配它们的神经则被称为血管运动神经纤维。按功能将其分为缩血管神经纤维、舒血管神经纤维两大类。

（1）交感缩血管神经及其作用　缩血管神经纤维都是交感神经纤维。交感神经节后纤维末梢释放 NE，与血管平滑肌的 α 受体结合引起血管收缩；与 β_2 受体结合则引起血管舒张。NE 与 α 受体结合力更强。体内几乎所有器官中的血管都受交感缩血管纤维支配，但不同部位血管中缩血管纤维分布的密度不同。皮肤最密，骨骼肌和内脏次之，冠状血管、脑血管较少。同一部位动脉大于静脉，其中微动脉分布最密。这样，当全身交感神经系统紧张性增强时，皮肤、内脏的血管收缩强烈，器官血流量明显减少，血压升高。脑和心脏由于局部代谢产物的舒张血管作用，血流量不仅不减少，可能还有增加，从而保证重要器官的活动需要。

多数血管可以由交感神经纤维单一支配实现收缩和舒张。安静状态下，交感缩血管纤维持续发放 1～3 次/秒的低频冲动，维持血管处于一定的收缩状态，称为交感缩血管紧张。在此基础上冲动频率可增加至 8～10 次/秒，引起血管进一步收缩；冲动频率也可降低到不足 1 次/秒，则会引起紧张基础上的舒张。

（2）舒血管神经及其作用　体内少数血管除接受缩血管神经纤维支配外，还接受舒血管神经纤维的支配。舒血管神经纤维主要有交感舒血管神经纤维和分布于唾液腺、外生殖器、膀胱、直肠等部位的副交感舒血管神经纤维、脊髓后根舒血管纤维及肽类舒血管神经纤维，能引起局部血流量增加，对血液循环整体影响不大。

考点： 支配心脏和血管的神经及其功能

（二）心血管中枢

中枢神经系统中与控制心血管活动有关的神经元集中的部位称为心血管中枢。心血管中枢分布于从脊髓到大脑皮质各个水平。它们的活动使整个心血管系统的活动协调一致，并与机体活动相适应。

1. 延髓心血管中枢　心血管的基本中枢位于延髓。在延髓的孤束核及其附近区域有心迷走中枢，在延髓的腹外侧部有心交感中枢和交感缩血管中枢。正常情况下，延髓心血管中枢经常发放一定的低频冲动即保持一定的紧张性，分别通过心迷走神经、心交感神经和交感缩血管神经调节心血管的活动。

安静时，心迷走中枢的紧张性较高，故心率较慢。剧烈运动或情绪激动时，心交感中枢和交感缩血管中枢紧张性增高，使心率加快，心肌收缩力增强，心输出量增加；血管收缩，外周阻力增大，使血压上升。正常情况下，心迷走中枢与心交感中枢相互制约、对立统一，共同完成对心血管活动的调节。可见，延髓心血管中枢在维持和调节心血管活动中起重要作用。

2. 延髓以上的心血管中枢　在延髓以上的脑干部位，以及大脑、小脑、下丘脑等都存在与心血管活动有关的神经元，内、外环境变化的信息在这些部位进行复杂的整合，然后影响延髓的心血管中枢，引起心血管活动的改变。可见，延髓是心血管活动的基本中枢，而延髓以上部位直至大脑皮质则是心血管活动的较高级中枢。

（三）心血管活动的反射性调节

机体对心血管活动的神经调节是通过各种心血管反射实现的。通过心输出量的调节和各器官血管的舒缩，使循环功能快速适应机体状态和环境变化，以维持机体的稳态。

1. 颈动脉窦和主动脉弓压力感受性反射　当动脉血压突然升高时，可反射性引起心率减慢，外周血管阻力降低，血压回降，这一反射称为压力感受性反射，又称降压反射。

（1）动脉压力感受器　压力感受性反射的感受器是位于颈动脉窦和主动脉弓血管外膜下的感觉神经末梢。其适宜刺激是血管壁的机械牵张程度。当动脉血压升高时，动脉管壁被牵张的程度就高，压力感受器发放的神经冲动也就增多。在一定范围内压力感受器的传入冲动频率与动脉管壁的扩张程度成正比。

（2）传入神经和反射效应　颈动脉窦压力感受器的传入神经纤维经窦神经（加入舌咽神经）进入延髓，主动脉弓压力感受器的传入神经行走于迷走神经干内（家兔为单独走行的主动脉神经），上传入延髓。经过中枢的整合作用，使心迷走中枢的紧张性增加，心交感中枢和交感缩血管中枢的紧张性降低，通过相应的传出神经调节心血管活动，其效应为心率变慢、心肌收缩力减弱、心输出量减少、血管扩张、外周阻力下降，使血压回降到原来水平。反之，当动脉血压下降时，压力感受器传入冲动减少，出现血压回升效应（图 4-18）。

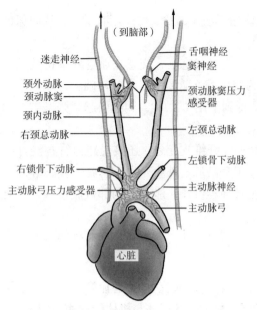

图 4-18　颈动脉窦和主动脉弓压力感受器示意图

（3）压力感受性反射的生理意义　压力感受器感受血压变化范围在 60～180mmHg，对 100mmHg 左右的血压变化最敏感。当动脉血压低于 60mmHg 或高于 180mmHg，此反射便失去作用。压力感受性反射在心输出量、外周血管阻力、血量等发生突然变化时，能快速调节动脉血压不致发生过大的波动。该反射对缓慢持续的血压变化不敏感，故高血压患者不能通过该反射使血压降到正常水平。压力感受性反射是一种典型的负反馈调节机制，对防止动脉血压大幅度波动、维持动脉血压相对稳定有重要意义。

考点：颈动脉窦和主动脉弓压力感受性反射的机制与意义

2. 颈动脉体和主动脉体化学感受性反射　在颈动脉窦和主动脉弓附近，分别有颈动脉体和主动脉体，对血液中 O_2、CO_2 和 H^+ 浓度的改变敏感，称为化学感受器。当缺氧、CO_2 分压过高或 H^+ 浓度过高时，可刺激化学感受器，使之产生的神经冲动沿窦神经和迷走神经传入延髓，主要兴奋延髓呼吸中枢，使呼吸加深、加快；同时还直接或间接地影响心血管功能，表现为心率加快、心输出量增加、外周阻力增大、血压升高。化学感受性反射对维持血中 O_2、CO_2 含量的相对稳定有重要意义，对心血管活动的影响较小，只在低氧、失血、酸中毒和脑血流量不足等异常情况下发挥调节作用，主要参与应激状态下循环功能的调节。

二、体 液 调 节

心血管活动的体液调节是指血液和组织液中某些化学物质对心肌和血管平滑肌的调节作用。调节心血管活动的化学物质，有些是通过血液运输的，可广泛作用于心血管系统；有些则在组织液中形成，主要作用于局部组织。

（一）肾上腺素和去甲肾上腺素

从化学结构上看，肾上腺素（epinephrine，E）和 NE 都属于儿茶酚胺类物质。血液中的 E 和 NE 主要来自肾上腺髓质，仅有少量的 NE 来自交感神经节后肾上腺素能纤维末梢。两者对心血管作用相似，但又各有特点，这与心血管上存在不同的受体及这两种激素与不同受体的结合能力有关。

E 对心肌作用较强，兴奋心肌细胞上的 β_1 受体，使心率加快、心肌收缩力加强、心输出量增加。对血管的作用则因作用部位不同而异，对于血管上 α 受体占优势的皮肤、肾、胃肠等器官，E 引起血管收缩；而对于 β_2 受体占优势的，如骨骼肌、肝等器官和冠状血管，则引起舒张。故对总外周阻力影响不大，甚至降低。临床上将 E 作为强心急救药，静脉注射作用维持时间为数分钟。

NE 收缩血管作用较强，可使除冠状血管以外的所有小动脉强烈收缩，主要激动 α 受体，对心肌 β_1 受体作用较弱，对血管 β_2 受体几乎无作用。NE 对心脏的直接作用是兴奋，但同时能使全身血管广泛收缩，升高动脉血压，使降压反射活动增强，反射性地使心率减慢。临床上 NE 被用作升压药。

考点：E、NE 的来源和作用

（二）肾素-血管紧张素-醛固酮系统

肾素-血管紧张素-醛固酮系统（renin-angiotensin-aldosterone system，RAAS）中，肾素是由肾球旁细胞合成和分泌入血的一种酸性蛋白酶，可将肝合成的血管紧张素原水解成血管紧张素Ⅰ（angiotensinⅠ，AngⅠ）。在血浆和组织中，特别是在肺循环血管内皮表面存在有血管紧张素转换酶，它可以把 AngⅠ水解为血管紧张素Ⅱ（angiotensinⅡ，AngⅡ）。AngⅡ在血浆和组织中的血管紧张素酶 A 的作用下，成为血管紧张素Ⅲ（angiotensinⅢ，AngⅢ）。肾素是这一系列化学反应的限速酶。当各种原因引起肾血流灌注减少时，肾素分泌就会增多。血浆中 Na^+ 浓度降低时，肾素分泌也会增加。

对体内多数组织、细胞来说，AngⅠ不具有活性。血管紧张素中最重要的是 AngⅡ。血管平滑肌、肾上腺皮质球状带细胞及脑、肾等器官的细胞上存在血管紧张素受体。AngⅡ作用于血管平滑肌，可使全身微动脉收缩，动脉血压升高。AngⅡ是已知最强的缩血管活性物质之一。AngⅡ还可强烈刺激肾上腺皮质合成和释放醛固酮，后者可促进肾小管对 Na^+ 的重吸收，并使细胞外液量增加。AngⅢ的缩血管效应仅为 AngⅡ 的 $10\%\sim20\%$，但刺激肾上腺皮质合成和释放醛固酮的作用较强。在失血、失水时，RAAS 的活动加强，并对在这些状态下循环功能的调节起重要作用。

考点：RAAS 的作用机制

（三）血管升压素

血管升压素（vasopression，VP），是在下丘脑视上核和室旁核一些神经元内合成，经这些神经元的轴突运输进入神经垂体贮存，在需要时释放入血，发挥效应。

正常情况下，血浆中 VP 并无升压作用，其生理剂量在肾集合管可促进水的重吸收，出现抗利尿效应，故又称抗利尿激素；只有当其浓度明显高于正常时，引起血管平滑肌收缩，使血压升高。在禁水、失水及失血等情况下，VP 释放增强，对保留体内液体量、维持动脉血压都起重要作用。

考点：血管升压素的调节作用

（四）心房钠尿肽

心房钠尿肽（atrial natriuretic peptide，ANP）是由心房肌细胞合成和释放的一种多肽，可使血管平滑肌舒张，外周阻力降低；也可使搏出量减少，心率减慢，故心输出量减少。ANP 还能分别抑制肾素、AngⅡ、醛固酮和 VP 的合成和释放，有利钠、利尿和调节循环血量作用。

（五）其他体液因素

1. 内皮细胞释放的活性物质　血管内皮细胞数量庞大，能释放前列环素、一氧化氮（NO）等舒血管物质和内皮素等缩血管物质。在组织和血管损伤时，内皮素的释放量明显增加，收缩血管能有效地减少血液流失。

2. 组胺　许多组织，特别是皮肤、肺、肠黏膜的肥大细胞中含有大量的组胺。当组织受到损伤或发生炎症和过敏反应时，都可释放组胺。组胺有强烈的舒血管作用，并能使毛细血管和微静脉的管壁通透性增加，血浆成分从毛细血管滤出，导致局部充血和组织水肿。冻疮、过敏性皮肤病（如荨麻疹）引起的充血水肿与此有关。

3. 激肽和阿片肽　九肽的缓激肽和十肽的赖氨酸缓激肽（也称胰激肽）被认为是已知的最强的舒血管物质。这两种激肽类物质可使器官局部血管舒张，毛细血管通透性增加，血流量增加。体内的阿片肽有多种。垂体释放的 β-内啡肽可能主要作用于脑内某些核团，使交感神经活动受到抑制，心迷走活动加强。阿片肽也可作用于外周血管壁的阿片受体，引起血管舒张，血压降低。

4. 组织代谢产物　组织代谢所产生的中间产物或终末产物，如 CO_2、乳酸、腺苷、H^+、K^+ 等，均能使局部微动脉、毛细血管前括约肌扩张。组织代谢愈旺盛，代谢产物积累越多，血管扩张越明显。这样就保证了器官局部的血流量与组织的代谢水平相适应，使活动的器官得到较多的血液供应。

5. 前列腺素（prostaglandin，PG）　是一族二十碳不饱和脂肪酸，其前体是花生四烯酸或其他二十碳不饱和脂肪酸。全身各部位的组织细胞几乎都含有生成前列腺素的前体及酶，因此都能产生前列腺素。前列腺素按其分子结构的差别，可分为多种类型。各种前列腺素对血管平滑肌的作用是不同的，其中前列腺素 E_2（PGE_2）具有强烈的舒血管作用，$PGF_{2\alpha}$ 则使静脉收缩。前列环素（PGI_2）是在血管组织中合成的一种前列腺素，有强烈的舒血管作用。

自 测 题

一、单选题

1. 在每一个心动周期中，左心室压强升高速度最快的是（ ）
   A. 心房收缩期　　　　B. 等容收缩期
   C. 快速射血期　　　　D. 减慢射血期
   E. 等容舒张期

2. 静脉输入大量生理盐水后对心肌负荷的影响是（ ）
   A. 增加心肌前负荷　　B. 增加心肌后负荷
   C. 减少心肌前负荷　　D. 减少心肌后负荷
   E. 不影响心肌负荷

3. 心室肌细胞动作电位的特点是（ ）
   A. 0 期去极化快　　　B. 复极化 1 期快
   C. 复极化 3 期快　　　D. 有 2 期（平台期）
   E. 有自动除极

4. 窦房结作为正常心跳起搏点的原因是（ ）
   A. 0 期除极快　　　　B. 4 期自动除极
   C. 兴奋性高　　　　　D. 传导快
   E. 自律性高

5. 房室延搁的生理意义是（ ）
   A. 使心肌不发生完全强直收缩
   B. 使心室肌收缩更有力
   C. 使心房、心室不同时收缩
   D. 延长心室的舒张期
   E. 使心室肌细胞动作电位增强

6. 第一心音的强弱主要反映（ ）
   A. 心缩力和房室瓣的功能
   B. 心缩力和动脉瓣的功能
   C. 主动脉血压
   D. 肺动脉血压
   E. 心室内压

7. 关于动脉血压的叙述，下列正确的是（ ）
   A. 心室收缩时，血液对动脉管壁的侧压称为收缩压
   B. 主动脉血压和左心室内压的变动幅度是相同的
   C. 平均动脉压是收缩压和舒张压的平均值
   D. 其他因素不变时，心率加快使脉压增大
   E. 男女性的动脉血压均随年龄的增长而逐渐升高

8. 下列关于中心静脉压的叙述，错误的是（ ）
   A. 是指胸腔大静脉和右心房的血压
   B. 生理值为 4～12mmHg
   C. 可反映心脏的射血功能
   D. 中心静脉压过低提示静脉回流受阻
   E. 可作为临床控制输液速度和量的参考指标

9. 迷走神经兴奋对心脏的作用是（ ）
   A. 心率减慢，传导加快，心缩力减弱
   B. 心率减慢，传导减慢，心缩力减弱
   C. 心率减慢，传导减慢，心缩力增强
   D. 心率加快，传导加快，心缩力减弱
   E. 心率加快，传导减慢，心缩力减弱

10. 关于颈动脉窦和主动脉弓压力感受性反射，下列说法正确的有（ ）
    A. 在血压升高时起作用，平时不起作用
    B. 在血压降低时起作用，平时不起作用
    C. 平时经常起作用
    D. 在高血压时不起作用
    E. 在血压波动时起作用，而对稳定性血压上升也起作用

二、问答题

1. 什么是心输出量？简述影响心输出量的因素。
2. 动脉血压的正常值是多少？影响动脉血压的因素有哪些？

（李铁英　王　璐）

呼吸是维持人体生命活动必需的生理功能之一。通过本章的学习，希望同学们能培养救死扶伤的职业道德及吃苦耐劳的劳动精神，综合分析、判断推理的科学思维，以及尊重生命、严谨求实的科学精神。

本章大家要掌握肺通气的动力、胸膜腔负压的形成及意义、气体交换的过程、氧的运输、呼吸的化学感受性反射；理解呼吸的 4 个环节、肺泡表面张力与肺表面活性物质的作用、弹性阻力与非弹性阻力、影响肺换气的因素、肺牵张反射；了解氧解离曲线及影响因素、气体分压的概念、二氧化碳的运输、防御性呼吸反射。

同学们要初步学会人工呼吸的操作方法，具有应用呼吸生理知识理解、认识呼吸系统相关疾病的能力。

机体与外界环境之间的气体交换过程，称为呼吸（respiration）。机体通过呼吸摄取 O_2、排出 CO_2，以维持内环境中 O_2 和 CO_2 的含量及 pH 相对稳定，保证新陈代谢的正常进行。

人体呼吸过程需要通过呼吸器官并借助血液运输来完成，包括以下 4 个既相互衔接又同步进行的环节。①肺通气（pulmonary ventilation）：肺与外界环境之间的气体流通过程；②肺换气：肺泡与肺毛细血管血液之间的气体交换过程；③呼吸气体在血液中运输；④组织换气：组织毛细血管血液与组织细胞之间的气体交换过程（图 5-1）。肺通气和肺换气合称外呼吸。组织换气又称为内呼吸，有时也包括细胞内

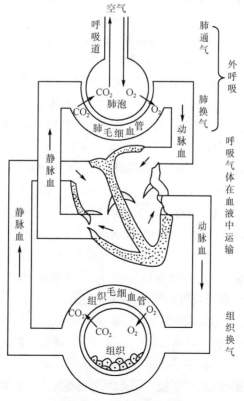

图 5-1　人体呼吸全过程

的生物氧化过程。呼吸过程依赖呼吸、循环和血液三个系统共同参与完成，与机体代谢水平相适应，受神经和体液因素的调节。

考点：呼吸的 4 个环节

第1节 肺 通 气

案例 5-1

患者，男性，20 岁，既往体健。40min 前从 3m 高处摔下，左胸疼痛，呼吸困难，急诊入院。神清合作，轻度发绀，左前胸壁 10cm×10cm 皮下淤血，胸壁浮动，可触及骨摩擦，两肺未闻及湿啰音，胸片见左侧第 4～6 肋各有 2 处骨折，肋膈角稍钝。2h 后，呼吸困难加重，咳嗽，颈、胸部出现皮下气肿，左侧呼吸音消失，胸片显示左肺被压缩约 85%，未见液平面。诊断：胸部左侧第 4～6 肋骨折，闭合式气胸。

请思考：1. 诊断患者为闭合式气胸的理由是什么？
2. 气胸患者的呼吸和循环功能会发生哪些改变？

肺通气（pulmonary ventilation）是指肺与外界环境之间的气体流通过程。实现肺通气的主要结构包括呼吸道、肺泡、胸廓、呼吸肌等。呼吸道是沟通肺泡与外界环境的气体通道，同时还具有对吸入气体加温、加湿、过滤、清洁的作用和引起防御反射等保护功能。肺泡是肺换气的场所。呼吸运动引起的胸廓节律性的扩大与缩小是实现肺通气的动力。狭义的呼吸仅指呼吸运动。

一、肺通气的原理

气体进出肺取决于气流的动力和阻力之间的相互作用，动力大于阻力才能实现肺通气。

（一）肺通气的动力

肺通气的直接动力是肺内压与大气压之差，肺通气的原动力是呼吸运动。大气压通常是恒定的，气体能否进、出肺主要取决于肺内压的变化。肺内压可随肺容积的变化而改变，而肺的容积变化是由胸廓的扩大与缩小引起的。

1. 呼吸运动 是指在神经系统支配下，由呼吸肌的收缩与舒张引起的胸廓节律性扩大和缩小，包括吸气运动和呼气运动。主要的吸气肌有膈肌和肋间外肌；主要的呼气肌有肋间内肌和腹肌。此外，还有胸锁乳突肌、斜角肌等辅助吸气肌。机体在不同的生理状态下，参与呼吸运动的呼吸肌也不相同。

安静状态下的呼吸称为平静呼吸（eupnea），每分钟 12～18 次，主要由膈肌和肋间外肌有规律地收缩、舒张来完成。平静吸气时，膈肌收缩，膈顶下降，使胸廓上下径增大；肋间外肌收缩，使胸骨和肋骨上举，肋弓外展，造成胸廓的前后径和左右径增大。胸廓扩大，肺随之扩张，肺内压暂时低于大气压，外界气体入肺，完成吸气过程；平静呼气时，肋间外肌和膈肌舒张，膈顶、胸骨和肋骨回到原位，使胸廓和肺容积相继缩小，肺内压上升，暂时高于大气压，肺内气体被呼出，完成呼气过程。平静呼吸的特点是：吸气运动是主动的，呼气运动并不是由呼气肌收缩引起的，而是由膈肌和肋间外肌舒张所致，是被动的。

劳动或运动时呼吸运动加深、加快，这种呼吸运动称为用力呼吸（forced breathing）或深呼吸。用力吸气时除膈肌、肋间外肌收缩加强外，还有胸锁乳突肌、胸大肌等辅助吸气肌参加收缩，使胸廓进一步扩大，吸入气量增加；用力呼气时，除吸气肌舒张外，还有肋间内肌、腹肌等呼气肌的收缩，使胸廓和肺进一步缩小。用力呼吸的特点是吸气和呼气都是主动的。

通过肋间外肌的收缩与舒张，以胸壁起伏为主要表现的呼吸运动称为胸式呼吸。通过膈肌收缩与舒张，以腹壁起伏为主要表现的呼吸运动称为腹式呼吸。正常成人的呼吸一般是胸式呼吸和腹式呼吸同时存在，称为混合式呼吸。在妊娠后期、腹水较多或腹腔有较大肿瘤时，常表现为明显的胸式呼吸。而胸膜炎或胸腔积液患者，常因胸廓活动受限呈现腹式呼吸。婴儿因胸腔不发达，依靠膈肌舒缩，呈现腹式呼吸。

考点：参与平静呼吸的呼吸肌

2. 肺内压　是指肺泡内的压强。吸气开始时，肺容积扩大，肺内压下降，通常低于大气压 1～2mmHg，外界空气进入肺泡。随着肺内气体逐渐增加，肺内压也逐渐升高，当肺内压与大气压相等时，吸气停止。呼气开始时，肺内压超过大气压 1～2mmHg，当肺内压与大气压相等时，呼气停止（图 5-2）。由此可见，在每一呼吸周期中，肺内压呈现周期性交替升降，形成肺内压与大气压之差，从而决定气体流动的方向。呼吸过程中，肺内压变化的程度与呼吸运动的深浅、缓急及呼吸道是否通畅有关。

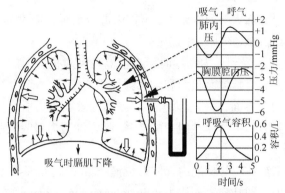

图 5-2　胸膜腔负压测定及其产生机制示意图

→表示肺回缩压　⇨　表示肺内压

学习小贴士　肺内压与人工呼吸

人工呼吸是在自主呼吸能力明显减弱或消失的情况下，由操作者对患者进行的强制性呼吸支持，即用人工方法（通过徒手或机械装置）制造压强差，使空气有节律地进入肺内，然后利用胸廓和肺组织的弹性回缩力使肺内的气体呼出。如此周而复始以代替自主呼吸，来保证机体 O_2 的供给和 CO_2 的排出。人工呼吸的方法很多，有口对口吹气法、俯卧压背法、仰卧压胸法，但以口对口吹气法最为方便和有效。如果心跳呼吸均停止时，应同时进行心脏按压术，使患者恢复自主心跳与呼吸。

心肺复苏术是医学生必须掌握的基本技能之一，《"健康中国 2030"规划纲要》指出"进一步健全医疗急救体系，提高救治效率"。紧急情况下及时正确实施心肺复苏，能明显提高院外心搏骤停患者的生存率，是"敬佑生命、救死扶伤"的医者精神的体现。

3. 胸膜腔负压　胸膜腔是由紧贴于肺表面的脏层胸膜和紧贴于胸廓的壁层胸膜所形成的一个密闭的潜在腔隙。胸膜腔内只有少量浆液，没有气体。浆液起润滑作用，减轻呼吸运动时两层胸膜之间的摩擦。液体分子之间产生的内聚力，使两层胸膜紧紧相贴，不易分开，从而将肺和胸廓两个弹性体耦联在一起，使自身不具主动张缩能力的肺可随胸廓的容积变化而扩大和缩小。

胸膜腔内的压强即为胸膜腔内压，其测定方法有两种：一是直接将与检压计相连的穿刺针头刺入胸膜腔进行测定（图 5-2）；二是用测定食管内压来间接地表示胸膜腔内压。测量表明：正常人在平静呼气末胸膜腔内压为-5～-3mmHg，平静吸气末胸膜腔内压为-10～-5mmHg。不论吸气或呼气时，胸膜腔内压均低于大气压，习惯上称为胸膜腔负压。

胸膜腔负压的形成与胸膜腔所承受的两种方向相反的力有关。一是促使肺泡扩张的肺内压；二是促使肺泡缩小的肺的回缩压。胸膜腔内压是这两种力的代数和，即胸膜腔内压＝肺内压-肺回缩压。由于在吸气末或呼气末，肺内压等于大气压，若视大气压为生理零值，则胸膜腔内压即肺回缩压的负数。可见，胸膜腔内压是由肺回缩压形成的。在人的发育过程中，由于胸廓生长的速度比肺快，以致胸廓的自然容积大于肺的自然容积。所以从出生后第一次呼吸开始，肺便被充气而且始终处于扩张状态，即使在胸廓因呼气而缩小时，肺仍处于一定程度的扩张状态。因此，在整个平静呼吸过程中肺总是存在着回缩倾向。

胸膜腔负压有重要的生理意义：①维持肺的扩张状态，不致因自身的回缩而萎缩，并使肺能随胸廓的扩大而扩张。②降低中心静脉压，促进血液和淋巴液的回流。若因外伤造成气胸（胸膜腔内进入气体）时，使胸膜腔负压减小，甚至消失，肺将塌陷（肺不张），这时尽管呼吸运动仍在进行，肺却不能随胸廓的运动而张缩，从而影响肺通气功能。严重时血液和淋巴液回流受阻，甚至危及生命。

考点：胸膜腔负压及其生理意义

（二）肺通气阻力

肺通气过程中所遇到的阻力称为肺通气阻力，可按来源分为弹性阻力和非弹性阻力。其中弹性阻力是平静呼吸时的主要阻力，约占总通气阻力的 70%。

1. 弹性阻力　是指弹性组织受到外力作用时所产生的一种对抗变形的回位力。肺和胸廓都是弹性体，因此，呼吸的总弹性阻力是由肺弹性阻力和胸廓弹性阻力组成。

（1）肺弹性阻力　来自两个方面，一是肺泡液-气界面的表面张力所产生的回缩力；二是肺弹性纤维的弹性回缩力。其中表面张力约占肺弹性阻力的 2/3。肺弹性阻力对吸气起阻力作用，对呼气起动力作用。

在肺泡的内表面有一薄层液体，与肺泡内气体形成液-气界面，此液-气界面上的液体分子间的吸引力是使液体表面尽量缩小的力，即肺泡表面张力（alveolar surface tension）。对于半球形囊泡状的肺泡，表面张力的合力指向肺泡中央，使肺泡回缩。肺泡薄层液体来自血浆，形成的表面张力较大，可使肺泡难以张开。但实际情况并非如此，这是因为肺泡液体层上存在着降低肺泡表面张力作用的表面活性物质。

肺表面活性物质（alveolar surfactant）是由 II 型肺泡细胞合成并释放的一种脂蛋白混合物，主要成分是二棕榈酰卵磷脂（dipalmitoyl phosphatidyl choline，DPPC）。它以单分子形式覆盖在肺泡液体表面，其密度随肺泡的张缩而改变，具有降低肺泡表面张力的作用，该作用有重要的生理学意义：一是减少吸气阻力，有利于肺的扩张；二是防止肺泡内液体积聚而出现肺水肿；三是稳定大小肺泡的容积。在小肺泡（或呼气时），表面活性物质的密度大，其降低表面张力的作用强，使回缩力不至于过大，可以防止肺泡萎缩；在大肺泡（或吸气）时，表面活性物质的密度减小，肺泡表面张力增加，可以防止肺泡过度膨胀。

在肺炎、肺水肿时，因肺组织缺血缺氧而影响 II 型肺泡细胞的分泌功能，表面活性物质分泌减少。因此，肺泡表面张力增大，吸气阻力增大，引起呼吸困难，甚至发生肺不张、肺水肿。

> **链接**　新生儿呼吸窘迫综合征
>
> 新生儿呼吸窘迫综合征又称为新生儿肺透明膜病。患儿因为 II 型肺泡细胞分化不良，缺乏肺表面活性物质，致使肺泡表面张力增大，呼气末肺泡萎陷，肺毛细血管内的血浆滤入肺泡，并在肺泡内形成一层透明膜，致使出生后不久出现进行性加重的呼吸窘迫和呼吸衰竭。胎儿发育至 30 周时 II 型肺泡细胞才开始分泌表面活性物质，故该病主要见于早产儿，胎龄越小，发病率越高。

（2）胸廓的弹性阻力　胸廓是一个双向弹性体。当胸廓处于自然位置（平静吸气末，肺容量约为肺总量的 67%）时，此时胸廓无变形，不表现出弹性阻力；平静呼气末，胸廓的弹性回缩力向外，是吸气的动力，呼气的阻力；深吸气时，胸廓的弹性回缩力向内，是吸气的阻力，呼气的动力。所以胸廓的弹性回缩力既可能是吸气的阻力，也可能是吸气的动力，视其位置而定。

（3）肺和胸廓的顺应性　肺和胸廓的弹性阻力通常用顺应性来表示。顺应性是指在外力作用下，弹性组织扩张的难易程度，容易扩张则顺应性大，弹性阻力小。在某些病理情况下，如肺充血、肺水肿及肺纤维化等，肺的弹性阻力增大，顺应性降低，肺不易扩张，可致吸气困难；而肺气肿时，因弹性组织被破坏，弹性阻力减小，呼气阻力增大，致使呼气后肺内残余气量增多，肺通气效率降低，肺顺应性增大，可致呼气困难。

2. 非弹性阻力　包括惯性阻力、黏滞阻力和气道阻力。惯性阻力是气流在发动、变速、换向时因气流和组织的惯性所产生的阻止肺通气的力，平静呼吸时可忽略不计。黏滞阻力是呼吸时胸廓、肺等组织发生相对移位发生摩擦所形成的阻力，占非弹性阻力的 10%～20%。气道阻力是指气体通过呼吸道时，气体分子间及气体分子与气道管壁之间的摩擦力，占非弹性阻力的 80%～90%。影响气道阻力的因素主要有呼吸道口径、气流速度和气流形式，其中呼吸道口径是影响呼吸道阻力的主要因素。呼吸道阻力与气道半径的 4 次方成反比，故呼吸道半径减小 1/2 时，呼吸道阻力可增加 15 倍。

呼吸道平滑肌的舒缩受神经和体液因素的影响。副交感神经兴奋引起气道平滑肌收缩，气道管径变小，阻力增加；交感神经兴奋则相反。体液因素中儿茶酚胺可使气道平滑肌舒张，气道阻力减小；前列腺素 $F_{2\alpha}$ 及出现变态反应时肥大细胞释放的组胺和慢反应物质则使气道平滑肌收缩，气道阻力增加。研究发现气道上皮细胞可合成、释放内皮素，使气道平滑肌收缩。临床上对某些严重肺通气功能障碍患者实施气管切开术，以减小气道阻力，能有效改善肺通气功能。

考点：肺通气的阻力

二、肺通气功能的评价

肺通气是呼吸过程的一个重要环节，用肺量计测定肺容量（pulmonary capacity）和肺通气量（pulmonary ventilation volume），可对肺通气功能做出客观评价。掌握评价肺通气功能的指标可以帮助诊断疾病，并可指导人们日常活动。

（一）肺容积和肺容量

1. 肺容积　肺总量可以分为互不重叠的 4 种基本肺容积（图 5-3）。

（1）潮气量（tidal volume，TV）　指每次吸入或呼出的气量。正常成人平静呼吸时潮气量为400～600ml，平均为 500ml。潮气量的大小与呼吸深度、呼吸频率有关。用力呼吸时，潮气量增大。

（2）补吸气量（inspiratory reserve volume，IRV）指平静吸气末，再尽力吸气所能增加吸入的气量，正常成人为 1500～2000ml。补吸气量的大小反映吸气储备能力。

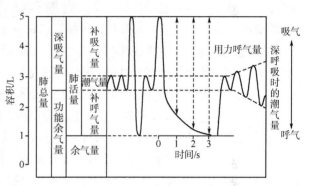

图 5-3　肺容积描记图

（3）补呼气量（expiratory reserve volume，ERV）　指平静呼气末，再尽力呼气所能增加呼出的气量，正常成人为 900～1200ml。补呼气量的大小反映呼气储备能力。

（4）余气量（residual volume，RV）　指最大呼气末仍残留于肺内不能再呼出的气量，正常成人为1000～1500ml。余气量过大表示肺通气功能不良。支气管哮喘和肺气肿患者，余气量增大。

2. 肺容量　是指不同状态下肺内容纳的气体量，由两项及两项以上的基本肺容积相加得到。可随呼吸深度发生变化。主要包括以下几个部分。

（1）深吸气量（inspiratory capacity，IC）　指潮气量和补吸气量之和，它是衡量最大通气潜力的重要指标之一。

（2）功能余气量（functional residual capacity，FRC）　指平静呼气末仍存留在肺内的气量，是余气量和补呼气量之和，正常成人约为 2500ml。肺弹性回缩力降低（如肺气肿患者）时，功能余气量增加；肺弹性阻力增大（如肺纤维化）时，功能余气量减小。功能余气量的生理意义主要是缓冲呼吸过程中肺泡气 O_2 和 CO_2 分压的变化幅度，有利于肺换气的正常连续进行。

（3）肺活量（vital capacity，VC）　指尽力气后再呼气，所能呼出的最大气量，是潮气量、补吸气量和补呼气量三者之和。正常成年男性平均约为 3500ml，女性约为 2500ml。肺活量反映肺一次呼吸的最大通气能力，由于其测量方法简单，重复性好，是测定肺通气功能的常用指标。由于肺活量的数值与身材大小、性别、年龄、呼吸肌强弱等因素有关，有较大的个体差异，故只宜做自身对照。

由于测定肺活量时仅测呼出的气量而不限制呼气的时间，不能充分反映肺组织的弹性状态和气道的通畅程度。因此，用力肺活量和用力呼气量更为常用。用力肺活量（forced vital capacity，FVC）是指一次最大吸气后，尽力尽快呼气所能呼出的最大气体量。正常时，用力肺活量略小于在没有时间限制条件下测得的肺活量。用力呼气量（forced expiratory volume，FEV）是指一次最大吸气后尽快呼气，在一定时间内所能呼出的气体量。通常计算第1、2、3s末呼出的气量分别占用力肺活量的百分比。正常成人第1、2、3s末呼出的气量分别占用力肺活量的83%、96%、99%，其中第1s末的比值（FEV_1/FVC）最有意义，低于60%为不正常，是评价肺通气功能的一项较理想的指标。

肺总量（total lung capacity，TLC）指肺所能容纳的最大气量，是肺活量和余气量之和。其数值有较大的个体差异，正常成年男性平均约为5000ml，女性约为3500ml。

考点：基本肺容积和肺容量

（二）肺通气量和肺泡通气量

1. 肺通气量（pulmonary ventilation volume） 指单位时间内进出肺的气体量。每分钟吸入或呼出肺的气体量，称为每分通气量，它等于呼吸频率与潮气量的乘积。平静呼吸时，每分通气量为6~9L。每分通气量随性别、年龄、身材和活动量的不同而有差异。从事重体力劳动或剧烈运动时，每分通气量增大。通常将最大限度地做深而快的呼吸时，每分钟所能吸入或呼出的最大气量，称为每分最大随意通气量，或最大通气量。它是评价一个人能进行多大运动量的一项重要生理指标。在测定时，一般只测量15s的最深最快的呼出或吸入气量，再换算成每分钟的最大通气量，一般可达70~120L/min。

2. 肺泡通气量 在呼吸过程中，每次吸入的气体，并不都能进行有效的气体交换，从鼻到终末细支气管内的气体均不参与肺泡与血液之间的气体交换，将这部分气体通道称为解剖无效腔（anatomical dead space），正常成人约为150ml。进入肺泡中的气体，也可因血流在肺内分布不均匀未能充分与血液进行气体交换，未能发生气体交换的这一部分肺泡容积称为肺泡无效腔（alveolar dead space）。肺泡无效腔与解剖无效腔合称生理无效腔（physiological dead space）。健康人平卧时生理无效腔等于或接近于解剖无效腔。

每分钟吸入肺泡且能与血液进行气体交换的气体总量称为肺泡通气量（alveolar ventilation），肺泡通气量=（潮气量-无效腔气量）×呼吸频率。平静呼吸时，潮气量为500ml，无效腔气量是150ml，则每次吸入肺泡的新鲜空气为350ml。若功能余气量为2500ml，则每次呼吸仅能使肺泡内的气体更新1/7。由于解剖无效腔的容积相对恒定，因此肺泡通气量主要受潮气量和呼吸频率的影响。故在一定范围内，深而慢的呼吸可使肺泡通气量增加，换气效率提高。人们在进行长跑比赛时，采用深而慢的呼吸感觉身体轻松、耐力持久的原因也在于此。

考点：肺通气量与肺泡通气量

第2节 肺换气和组织换气

一、气体交换的原理

气体的交换包括肺换气与组织换气两个方面。虽然气体交换的部位不同，但两种换气的原理基本相同。

各种气体无论是处于气体状态，还是溶解于液体的状态，气体分子总是由压强高处向压强低处移动，直到两处压强相等为止，这一过程称为气体扩散。在混合气体中，某种气体所占的压强称为该气体的分压。分压等于混合气体的总压强乘以该气体所占容积的百分比。例如，海平面上空气总压强为760mmHg，其中O_2的容积百分比为20.9%，则O_2的分压（PO_2）为159mmHg。肺泡气、血液、组织液中O_2和CO_2的分压（张力）值见表5-1。分压差决定着气体扩散的方向和扩散速度，是气体交换的动力。气体在肺泡和组织中的交换过程遵循这一原理。

表 5-1 不同位置 O_2 和 CO_2 的分压（mmHg）

指标	海平面大气	肺泡气	动脉血	静脉血	组织
PO_2	159	102	100	40	30
PCO_2	0.3	40	40	46	50

液体中气体分压来自溶解在液体内的气体分子从液体中逸出的力，即张力。当气体溶解与逸出的分子数目达到平衡时，溶解气体的张力就等于其分压值。

气体扩散速率（diffusion rate）是指单位时间内气体扩散的容积。它与气体分压差、气体在溶液中的溶解度、扩散面积和绝对温度成正比；而与气体分子量的平方根和扩散距离成反比。在肺部，O_2 的分压差是 CO_2 分压差的 10 倍，而 CO_2 在血浆中的溶解度约为 O_2 的 24 倍，同时分子量的平方根值 CO_2 是 O_2 的 1.17 倍。综合考虑，肺部 CO_2 扩散速率约为 O_2 的 2 倍。故在临床上当肺换气功能发生障碍时，机体缺 O_2 比 CO_2 潴留更为常见。

二、肺 换 气

（一）肺换气的过程

肺动脉内的静脉血流经肺毛细血管时，静脉血的 PO_2 低于肺泡气的 PO_2，而静脉血的 PCO_2 则高于肺泡气的 PCO_2。因此，O_2 由肺泡扩散入血液，而 CO_2 由血液扩散入肺泡，完成肺换气过程（图 5-1）。肺换气的结果是肺毛细血管内的静脉血变成动脉血。O_2、CO_2 在此处扩散极为迅速，不到 0.3s 即可达到平衡。通常情况下血液流经肺毛细血管的时间约为 0.7s，所以当静脉血流经肺毛细血管全长约 1/3 时，已经基本上完成肺换气过程。

考点：气体交换过程

（二）影响肺换气的因素

1. 呼吸膜的厚度和面积 肺泡与毛细血管血液进行气体交换时，所经过的屏障即呼吸膜（respiratory membrane）由 6 层结构组成：含有肺泡表面活性物质的液体层、肺泡上皮细胞层、上皮基膜、肺泡上皮和毛细血管膜之间的间隙（基质层）、毛细血管基膜和毛细血管内皮细胞层（图 5-4）。正常呼吸膜非常薄，平均厚度不到 1μm。平静呼吸时，两肺可供气体交换的呼吸膜面积约 40m²，用力呼吸时可达 70m² 以上。呼吸膜良好的通透性及广大的面积保证了肺泡与血液间迅速地进行气体交换。在某些病理情况下，呼吸膜的厚度增加（如肺纤维化、肺水肿）或呼吸膜扩散面积减小（如肺气肿）均可导致肺换气量减少。

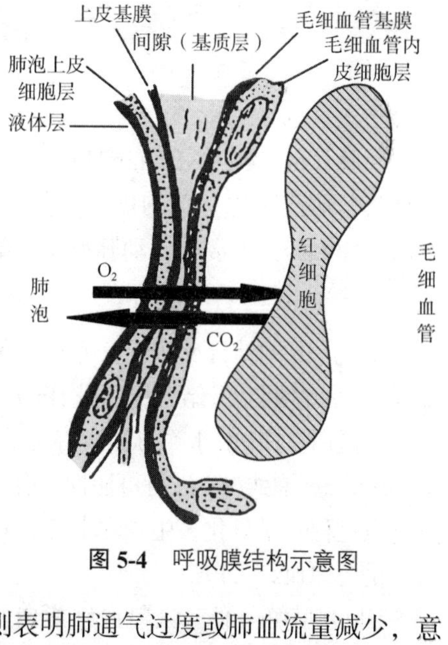

图 5-4 呼吸膜结构示意图

2. 通气/血流比值 每分肺泡通气量和每分肺血流量的比值，称为通气/血流比值（ventilation/ perfusion ratio），简称 V/Q 比值。正常成人安静时 V/Q 比值为 0.84。此时的肺泡通气量与肺血流量比例适当，气体交换的效率最高。如果 V/Q 比值增大，则表明肺通气过度或肺血流量减少，意味着出现了肺泡无效腔；如果比值减小，则表明肺泡通气量不足或肺血流过剩，意味着形成了功能性动静脉短路。以上两种情况均可使肺换气效率降低。

考点：影响肺部气体交换的因素

三、组织换气

在组织中，由于细胞有氧代谢不断消耗 O_2，产生 CO_2，所以组织中的 PO_2 低于动脉血，而 PCO_2

则高于动脉血（表 5-1）。当动脉血流经组织毛细血管时，O_2 由血液经过组织液扩散入组织细胞，CO_2 则从组织细胞扩散入血液，完成组织换气。组织换气的结果是使流经组织的动脉血变成静脉血（图 5-1）。

> **链 接 体外膜氧合**
>
> 　　体外膜氧合（ECMO）是一种通过使用膜型人工肺进行氧和二氧化碳交换的设备，体外生命支持技术中的一种，可以完全或部分取代肺功能，可短期操作，也可以长期使用。最核心的部分是氧合器（人工肺）和动力泵（人工心脏）。ECMO 运转时，将患者血液从静脉引出，通过氧合器进行充分的气体交换，在泵的推动下再输入患者体内。当患者的肺功能严重受损，对常规治疗无效时，ECMO 可以承担气体交换任务，使肺处于休息状态，减少呼吸机相关性肺损伤的发生；同样患者的心功能严重受损时，动力泵可以代替心脏泵血功能，维持血液循环，为原发病的治疗争取更多的宝贵时间。

第 3 节　气体在血液中的运输

　　气体在血液中的运输是实现肺换气和组织换气的重要中间环节。O_2 和 CO_2 在血液中有物理溶解和化学结合两种运输形式。由表 5-2 可以看出，两种气体在血液中物理溶解量少，化学结合量多。因此，化学结合是 O_2 和 CO_2 运输的主要形式，但物理溶解却是实现化学结合所必需的中间步骤，两者总处于动态平衡中。

表 5-2　血液中 O_2 和 CO_2 的含量（ml/L）

气体	动脉血			静脉血		
	物理溶解	化学结合	合计	物理溶解	化学结合	合计
O_2	3.1	200.0	203.1	1.1	152.0	153.1
CO_2	25.3	464.0	489.3	29.1	500.0	529.1

一、氧 的 运 输

　　动脉血的 PO_2 为 100mmHg 时，血液物理溶解 O_2 只占血液运输 O_2 总量的 1.5%，O_2 的物理溶解的量与其分压成正比。O_2 的化学结合是指扩散入血液的 O_2 与红细胞内血红蛋白（Hb）结合形成氧合血红蛋白（HbO_2）。正常成人动脉血结合的 O_2 约占 O_2 运输总量的 98.5%。

（一）Hb 与 O_2 的结合

　　O_2 与 Hb 的结合反应快、可逆、不需要酶的催化，反应方向取决于 PO_2 的高低。当血液流经 PO_2 高的肺部时，Hb 便与 O_2 结合，形成 HbO_2；当血液流经 PO_2 低的组织时，HbO_2 迅速解离，释放出 O_2，形成去氧血红蛋白。Hb 由 1 个珠蛋白和 4 个血红素组成，每个血红素由 4 个吡咯基组成一个环，其中心含有 1 个 Fe^{2+}，Fe^{2+} 能与 O_2 进行可逆性结合。Hb 与 O_2 的结合时，Fe^{2+} 不伴有电子的转移，仍保持二价铁形式，故反应过程不是氧化，生理学上称为氧合（oxygenation）。相应的，未结合 O_2 的 Hb 称为去氧血红蛋白，而不是还原血红蛋白。

　　HbO_2 呈鲜红色，去氧血红蛋白呈蓝紫色。动脉血含 HbO_2 较多，呈鲜红色；静脉血含去氧血红蛋白多，呈暗红色。当血液中去氧血红蛋白含量达到 50g/L 以上时，则毛细血管丰富的浅表部位如口唇、甲床就会出现青紫色，称为发绀（cyanosis）。发绀一般表示人体缺氧，多见于窒息、肺炎、肺气肿、心功能不全等疾病引起的肺换气功能障碍。但如严重贫血患者，因其血液中去氧血红蛋白含量不足 50g/L，虽然缺氧，但不会出现发绀。相反，某些红细胞增多的患者（如高原性红细胞增多症），因其血液中去氧血红蛋白含量高达 50g/L 以上，虽无缺氧，也会出现发绀。另外，CO 与 Hb 的亲和力为 O_2 的 200～300 倍。CO 极易与 Hb 上的 Fe^{2+} 结合，使血红蛋白丧失携氧的能力，造成组织缺氧，甚至死亡，称为 CO 中毒。

考点：O_2 在血液中的运输形式

1 分子 Hb 可以结合 4 分子 O_2，1g Hb 可以结合约 1.34ml 的 O_2。每 100ml 血液中 Hb 所能结合的最大 O_2 量，称为 Hb 氧容量（oxygen capacity）。每 100ml 血液中 Hb 实际结合的 O_2 量，称为 Hb 氧含量（oxygen content）。Hb 氧含量占 Hb 氧容量的百分数，称为 Hb 氧饱和度（oxygen saturation）。通常情况下，血浆中溶解的 O_2 极少，可忽略不计，因此 Hb 氧容量、Hb 氧含量和 Hb 氧饱和度可分别视为血氧容量、血氧含量和血氧饱和度。通常用血氧饱和度表示血液含 O_2 的多少。

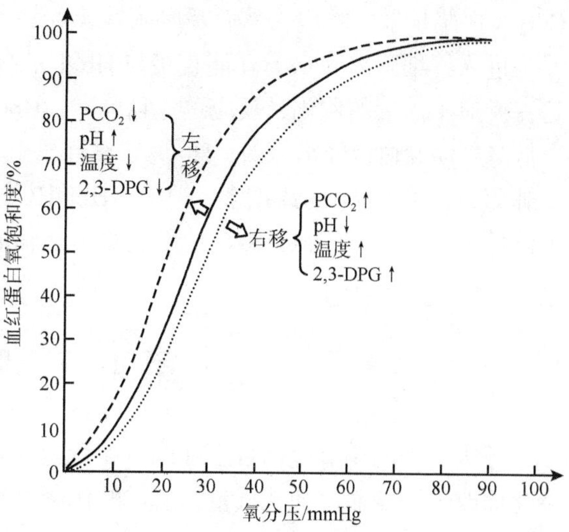

图 5-5 氧解离曲线及主要影响因素

（二）氧解离曲线及其影响因素

1. 氧解离曲线 表示血氧分压与 Hb 氧饱和度之间关系的曲线称为氧结合解离曲线，简称氧解离曲线（oxygen dissociation curve）。曲线近似"S"形（图 5-5）。

根据氧解离曲线的变化趋势及功能意义，可将曲线分为 3 段。氧解离曲线上段，PO_2 在 60～100mmHg，曲线较平坦，表明 PO_2 的变化对 Hb 氧饱和度的影响不大。在吸入气或肺泡气 PO_2 有所下降的情况下，如在高原、高空或某些呼吸系统疾病时，Hb 氧饱和度仍能保持在 90% 以上，血液仍可携带足够的 O_2，不至于发生明显低氧血症。氧解离曲线中段，相当于 PO_2 40～60mmHg，该段曲线比较陡直，PO_2 下降时 Hb 氧饱和度明显下降，有较多 O_2 被释放出来，供组织利用。这段曲线反映安静状态下血液对组织的供 O_2 情况。氧解离曲线下段，相当于 PO_2 在 15～40mmHg，该段曲线最陡，表明 PO_2 稍有下降，就有大量的 O_2 被释放出来，可满足组织活动增强时对 O_2 的需求。该段曲线代表了血液供 O_2 的储备能力。

2. 影响氧解离曲线的因素 氧解离曲线受血液 pH、PCO_2、温度和 2,3-二磷酸甘油酸（2,3-DPG）等多种因素的影响。当组织代谢活跃时，CO_2 产生量、机体产热量及酸性代谢产物增多，使血液 PCO_2 升高、pH 降低、局部温度升高，氧解离曲线右移，即 Hb 与 O_2 的亲和力降低，Hb 氧饱和度下降，O_2 释放量增多，有利于组织对 O_2 的摄取；反之，曲线左移，表明 Hb 结合 O_2 的能力增强而 O_2 释放量减少。此外，在慢性缺氧、贫血、高山低氧等情况下，人体红细胞在无氧糖酵解中形成的 2,3-DPG 也能使氧解离曲线右移，有利于释放更多的 O_2，改善组织的缺氧状态（图 5-5）。

考点：氧解离曲线及其影响因素

二、二氧化碳的运输

每升静脉血中物理溶解的 CO_2 约占血液中 CO_2 运输总量的 5%，化学结合的 CO_2 占血液运输 CO_2 总量的 95%。化学结合的形式主要有碳酸氢盐和氨基甲酰血红蛋白两种，其中碳酸氢盐形式约占 CO_2 运输总量的 88%。

当动脉血流经组织毛细血管时，组织细胞代谢产生的 CO_2 先扩散溶解于血浆中，再迅速由血浆扩散入红细胞。红细胞内有较高浓度的碳酸酐酶，在其催化下，CO_2 与 H_2O 结合生成 H_2CO_3，H_2CO_3 又迅速解离成 H^+ 和 HCO_3^-。生成的 HCO_3^- 除小部分与红细胞内 K^+ 结合生成 $KHCO_3$ 外，大部分顺浓度差扩散入血浆，与 Na^+ 结合成 $NaHCO_3$。红细胞对负离子有较高的通透性，为维持红细胞内外电荷的平衡，血浆中的 Cl^- 扩散入红细胞，这种现象称为 Cl^- 转移。红细胞对正离子如 H^+ 的通透性极低，因此 H_2CO_3 解离的 H^+ 不能伴随 HCO_3^- 外移，在红细胞内 H^+ 则与 Hb 结合而被缓冲。上述反应迅速、可逆，反应的方向取决于 PCO_2 的高低。当血液流经肺部时，肺泡气 PCO_2 低，反应向相反的方向进行，生成 CO_2。

CO_2 经血浆扩散入肺泡，然后呼出体外。

进入红细胞内的 CO_2 还能直接与 Hb 上的自由氨基结合形成氨基甲酰血红蛋白（HHbNHCOOH）。这一反应不需酶的催化，反应迅速且可逆。HbO_2 与 CO_2 结合生成 HHbNHCOOH 的能力比去氧血红蛋白低。当动脉血流经组织时，HbO_2 解离释放出 O_2，变成去氧血红蛋白与 CO_2 结合生成 HHbNHCOOH；在肺部，由于 HbO_2 生成增多，迫使 HHbNHCOOH 解离释放 CO_2，CO_2 从血浆中逸出，并扩散入肺泡。由此可见，Hb 是否与 O_2 结合是影响 CO_2 运输的主要因素。

考点：CO_2 在血液中的运输形式

第4节　呼吸运动的调节

呼吸运动的调节包括自主性调节和行为性（随意）调节。呼吸运动深度和频率可随机体内外环境的变化而改变，从而使肺通气量与机体的代谢水平相适应。本节主要介绍自主性调节。

一、呼 吸 中 枢

呼吸中枢是中枢神经系统内产生呼吸节律和调节呼吸运动的神经细胞群。它们广泛分布于大脑皮质、间脑、脑桥、延髓和脊髓等部位，形成各级呼吸中枢。它们在呼吸节律的产生和调节中发挥着不同的作用，正常呼吸运动是在各级呼吸中枢的相互配合下实现的。

通过动物实验观察认识到，脊髓是联系高位中枢控制呼吸肌的中继站和整合某些呼吸反射的初级中枢，延髓是产生原始呼吸节律的基本中枢，在脑桥中下部存在能兴奋吸气活动的长吸中枢，使吸气延长。而脑桥上部存在抑制吸气的呼吸调整中枢，促使吸气向呼气转化。正常呼吸节律的产生，有赖于延髓和脑桥这两个呼吸中枢的共同作用。

呼吸还受高级中枢（如大脑皮质、边缘系统、下丘脑等）的影响。例如，大脑皮质可以随意控制呼吸，发起谈话、唱歌、吹奏乐器等动作，在一定限度内可以随意进行屏气或加强加快呼吸。因此，大脑皮质控制随意呼吸，而自发的节律性呼吸（自主呼吸）是低位脑干控制的。

二、呼吸运动的反射性调节

中枢神经系统接受各种感受器的传入冲动，实现对呼吸运动的反射性调节，使呼吸运动的频率、深度和形式等发生相应的改变。呼吸反射主要包括化学感受性呼吸反射、机械感受性呼吸反射和防御性呼吸反射 3 类。

（一）化学感受性呼吸反射

化学感受性呼吸反射指动脉血或脑脊液中某些化学物质刺激相关化学感受器（chemoreceptor），反射性地引起呼吸运动的改变。它通过调节肺通气量，以维持血液中 PO_2、PCO_2 和 H^+ 浓度的相对稳定。通过肺对挥发酸（血浆 H_2CO_3）的呼出实现对机体酸碱平衡的呼吸性调节。

1. 化学感受器　按其所在部位的不同，分为外周化学感受器和中枢化学感受器。

（1）外周化学感受器　主要指颈动脉体和主动脉体，它们能感受血液中的 PCO_2、PO_2 和 H^+ 浓度的变化。当动脉血中 PCO_2、H^+ 浓度升高或 PO_2 降低时，均可以刺激外周化学感受器，产生神经冲动并分别经窦神经（混入舌咽神经）和迷走神经传入延髓，兴奋呼吸中枢，反射性地引起呼吸加深加快和血液循环的变化。颈动脉体在呼吸调节中的作用大于主动脉体。

（2）中枢化学感受器　位于延髓腹外侧浅表部位，对脑脊液和局部细胞外液的 H^+ 浓度变化极为敏感。中枢化学感受器不直接与动脉血接触，而是浸浴在脑脊液中。脑脊液与血液之间有血-脑脊液屏障。但血液中的 CO_2 能迅速通过血-脑脊液屏障，扩散入脑脊液，与 H_2O 结合生成 H_2CO_3，继而解离出 H^+，致使脑脊液中 H^+ 浓度升高，从而刺激中枢化学感受器，引起呼吸中枢的兴奋。但血液中的 H^+ 不易通过血-脑脊液屏障，故血液 pH 的变化对中枢化学感受器的直接作用不大，也较缓慢。中枢化学感受器不感受缺氧的刺激。

2. CO_2、H^+和低氧对呼吸运动的影响

（1）CO_2 对呼吸运动的影响　CO_2 是调节呼吸运动最重要的生理性化学因素。血液中维持一定水平 PCO_2 是进行正常呼吸活动和维持呼吸中枢的兴奋性所不可缺少的必需条件。若动脉血中 PCO_2 过低，可导致呼吸减弱，甚至呼吸暂停；适当增加吸入气中 CO_2，血液 PCO_2 升高，可使呼吸加强，表现为呼吸加深加快，肺通气量增加（图 5-6）。通过肺通气量的增大可增加 CO_2 的排出，肺泡气和动脉血中 PCO_2 便可恢复到接近正常水平。但是，当吸入气中 CO_2 含量过高，致使血液中 CO_2 积聚过多，

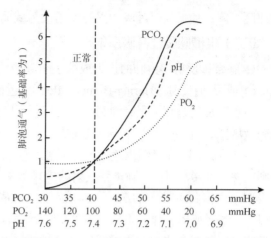

图 5-6　动脉血 PCO_2、PO_2、pH 改变对肺泡通气量的影响
仅改变一种因素而保持另两种因素于正常水平的情况

反而会使中枢神经系统（包括呼吸中枢）受到抑制，引起头痛、头晕、呼吸困难，甚至昏迷等症状，出现 CO_2 麻醉、呼吸停止。CO_2 刺激呼吸运动是通过两条途径实现的：一是通过刺激中枢化学感受器再兴奋呼吸中枢；二是刺激外周化学感受器，冲动经舌咽神经和迷走神经传入延髓，兴奋呼吸中枢，反射性地使呼吸加深、加快，肺通气量增加。两条途径以第一条途径为主。

（2）H^+ 对呼吸运动的影响　动脉血中 H^+ 浓度升高时，血浆 pH 减小，呼吸加深、加快，肺通气量增加（图 5-6）；反之，H^+ 浓度降低时，血浆 pH 增大，呼吸受到抑制，肺通气量减少。血液中 H^+ 对呼吸运动的调节主要是通过外周化学感受器实现的。

（3）低氧对呼吸运动的影响　吸入气 PO_2 降低（血中 <60mmHg）时，可导致呼吸加深加快，肺通气量增加（图 5-6）。其兴奋呼吸的作用完全是通过刺激外周化学感受器实现的。低氧对呼吸中枢有直接抑制作用，并且这种抑制效应随着低氧程度的加重而逐渐加强。在适度低氧的情况下，来自外周化学感受器的传入冲动对呼吸中枢的兴奋作用，在一定程度上能对抗其对中枢的直接抑制作用。但严重低氧（血中 PO_2<40mmHg）时则表现为呼吸减弱甚至停止。一般在动脉血 PO_2 下降到 80mmHg 以下时，肺通气量才出现可察觉到的增加，因而动脉血 PO_2 对正常呼吸调节作用不大，仅在特殊情况下低氧刺激时才有重要意义。

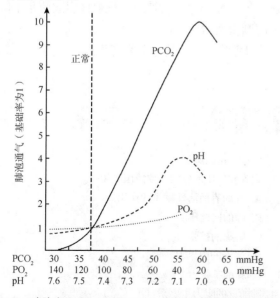

图 5-7　动脉血 PCO_2、PO_2、pH 改变对肺泡通气量的影响
改变一种因素而不控制另两种因素的情况

考点：PCO_2、H^+和低氧对呼吸运动的影响

3. CO_2、低氧和 H^+ 在呼吸运动调节中的相互作用　当动脉血 PCO_2 适度升高、PO_2 适度降低、H^+ 浓度适度增加时，分别都有兴奋呼吸的作用，尤以 CO_2 兴奋作用明显。但整体情况下，3 种因素同时存在，对呼吸的刺激作用既可因相互总和而增强，也可因相互抵消而减弱。由图 5-7 可以看出：CO_2 对呼吸的刺激作用最强，比其单因素时更明显；H^+ 的作用次之，低氧的作用最弱。这是因为 PCO_2 升高时，H^+ 浓度也随之升高，二者的作用发生总和，兴奋呼吸的作用较单因素 PCO_2 更明显。H^+ 浓度增加时，呼吸增强，肺通气量增大，使 CO_2 排出增加，血中 PCO_2 下降，H^+ 浓度也有所下降，从而抵消部分 H^+ 的兴奋呼吸作用。PO_2 下降时也因肺通气量增加，呼出较多的 CO_2，使血中 PCO_2 和

H^+浓度下降，使低氧对呼吸的兴奋作用大为减弱。

（二）机械感受性呼吸反射

1. 肺牵张反射　由肺的扩大或缩小引起的反射性呼吸运动变化，称为肺牵张反射（pulmonary stretch reflex）或黑-伯反射（Hering-Breuer reflex），包括肺扩张反射和肺缩小反射（也称肺萎陷反射）。

肺扩张反射是肺扩张时抑制吸气的反射。其感受器主要分布于支气管和细支气管的平滑肌中，对扩张刺激敏感，属于牵张感受器。其阈值低、适应慢。吸气时，牵张感受器受扩张刺激而兴奋，冲动沿迷走神经传入延髓，在延髓内通过一定的神经联系使吸气受到抑制，转为呼气。若切断两侧迷走神经，呼吸则变深、变慢。因此，肺扩张反射的生理意义是阻止吸气过深、过长，促使吸气转为呼气，与脑桥的呼吸调整中枢共同调节呼吸的频率与深度。正常成人潮气量增加到 800ml 以上时才会出现肺扩张反射。所以，平静呼吸时，肺扩张反射不参与呼吸调节。病理情况下，如肺炎、肺充血、肺水肿等，由于肺顺应性降低，不易扩张，对支气管的牵张刺激较强，可以引起该反射，呈现浅而快的呼吸。

肺缩小反射是肺缩小时引起吸气的反射。该反射在平静呼吸调节中意义不大，只有在肺明显缩小时才出现，对阻止呼气过度和肺不张等可能有一定作用。

2. 呼吸肌本体感受性反射　由呼吸肌本体感受器（肌梭和腱器官）传入冲动引起的反射性呼吸变化称为呼吸肌本体感受性反射。当呼吸肌受到牵张时，肌梭受刺激而兴奋，冲动经背根传入脊髓中枢，反射性地引起受牵张的呼吸肌收缩，使呼吸增强。在平静呼吸时这一反射作用不明显，当运动或气道阻力增大时，肌梭受到较强的刺激，可通过该反射加强呼吸肌的收缩力量。因此，该反射的意义在于克服气道阻力，保证呼吸的深度。

（三）防御性呼吸反射

呼吸道黏膜受到机械或化学刺激时引起的一系列保护性反射，称为防御性呼吸反射。主要有咳嗽反射和喷嚏反射。

咳嗽反射感受器位于喉、气管和支气管的黏膜中。当其受到机械或化学刺激（如香烟、组胺、前列腺素等）时，兴奋经迷走神经传入延髓，引起咳嗽。咳嗽时，先是短促的深吸气，继而声门紧闭，呼吸肌强烈收缩，使肺内压和腹内压急剧上升，然后突然打开声门。由于气压差极大，气体快速由肺内冲出，将呼吸道内的异物或分泌物排出。正常的咳嗽反射能有效地清洁、保护和维持呼吸道的畅通。但长期而频繁的咳嗽对机体不利，胸膜腔内压升高阻碍静脉血回流，肺内压长期升高容易形成肺气肿。

喷嚏反射是当鼻黏膜受到激惹性刺激时引起的反射。传入神经为三叉神经，反射性引起腭垂下降，舌压向软腭，使气流急速由鼻腔和口腔冲出，将鼻腔中的刺激物清除。

突然吸入冷空气或有害气体时，可发生屏气反射，引起呼吸暂停。其主要表现为声门紧闭，支气管平滑肌收缩，以抵御有害刺激侵入呼吸器官。

自 测 题

一、单选题

1. 肺通气的原动力是（　　）
   A. 呼吸运动　　B. 胸式呼吸　　C. 腹式呼吸
   D. 肺内压　　E. 胸内压

2. 肺换气是指（　　）
   A. 肺泡与肺毛细血管间的气体交换
   B. 肺与气道间的气体交换
   C. 肺泡与组织间的气体交换
   D. 肺与外界环境间的气体交换
   E. CO_2 排出肺的过程

3. 胸膜腔负压形成的主要原因是（　　）
   A. 肺的表面活性物质的作用
   B. 肺的回缩压
   C. 胸廓的扩张力
   D. 浆液的内聚力
   E. 肺的扩张力

4. 肺通气的阻力主要来自（　　）
   A. 弹性阻力　　　　　　B. 非弹性阻力

C. 气道阻力　　　　D. 呼吸肌的收缩力

E. 胸膜腔内的压力

5. 肺的有效通气量是（　　）

A. 潮气量　　　　　B. 最大通气量

C. 肺泡通气量　　　D. 肺活量

E. 每分通气量

6. 通气/血流比值指的是（　　）

A. 每分肺通气量与心输出量之比

B. 每分肺通气量与肺血流量之比

C. 每分肺泡通气量与心输出量之比

D. 每分肺泡通气量与肺血流量之比

E. 肺活量与肺血流量之比

7. 维持呼吸中枢兴奋性的生理性刺激因素是（　　）

A. 血中一定浓度的 CO_2

B. 血中一定浓度的 O_2

C. 血中 H^+ 浓度的改变

D. 肺牵张感受器的传入冲动

E. 呼吸肌本体感受器的传入冲动

8. 二氧化碳对呼吸的刺激作用主要是通过（　　）

A. 直接刺激呼吸中枢的呼吸神经元

B. 只刺激中枢化学感受器

C. 只刺激外周化学感受器

D. 通过刺激中枢和外周化学感受器两条途径，以兴奋中枢化学感受器为主

E. 以刺激外周化学感受器为主

二、问答题

1. 简述肺表面活性物质的来源、主要成分、作用及生理意义。

2. 试述 CO_2、低氧和 H^+ 对呼吸运动的影响。

（阳泽华）

第6章
消化和吸收

　　同学们，本章学习消化生理。希望大家养成良好的饮食生活习惯，保持积极阳光的心态，积极预防消化系统疾病，树立敬佑生命、救死扶伤的职业精神。

　　本章大家要掌握消化和吸收的概念、胃液、胰液、胆汁的成分和作用，神经对消化功能的调节作用；熟悉胃排空的概念及动力、胃和小肠的运动形式及作用、主要营养物质的吸收过程；了解胃肠激素的作用、口腔内的消化、大肠的功能。

　　同学们要学会运用所学知识解释常见消化系统疾病的病因和临床表现，培养健康宣教的能力。

　　人体在生命活动的过程中，必须不断地从外界摄取营养物质。食物中的主要营养物质有糖类、蛋白质、脂肪、维生素、无机盐和水。糖类、蛋白质、脂肪这些结构复杂的大分子有机物，必须先分解成结构简单的小分子物质，才能被机体吸收利用。食物在消化道内分解为可吸收的小分子物质的过程称为消化（digestion）。人体对食物的消化方式主要有两种：机械性消化和化学性消化。机械性消化（mechanical digestion）是指通过消化道肌肉的运动，将食物磨碎，使其与消化液充分混合，并将食糜向消化道远端推送的过程。在此过程中不发生营养物质分子变化。化学性消化（chemical digestion）是指在消化液中各种消化酶的作用下，将食物中的大分子物质分解成可吸收的小分子物质的过程。这两种消化方式同时进行，紧密配合、互相促进、相互协调共同完成食物的消化过程。消化后的小分子物质，以及水、无机盐、维生素等通过消化道黏膜进入血液或淋巴液的过程称为吸收（absorption）。未被消化和吸收的食物残渣以粪便形式被排出体外。消化和吸收是两个相辅相成、紧密联系的过程。

考点： 消化和吸收的含义

第1节　消　　化

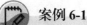

案例 6-1

　　患者，男性，21岁。平时喜食生冷辛辣食物，进食速度很快，且几乎每天饭后马上就去运动。近日常感上腹胀满不适，嗳气，时有上腹疼痛。诊断为慢性胃炎。

　　请思考： 患者患病的原因可能是什么，应该采取哪些措施帮助患者？

一、口腔内消化

　　消化系统对食物的消化从口腔开始。食物经咀嚼被切割、磨碎，与唾液混合形成食团（bolus），被吞咽入胃。食物在口腔内停留时间虽短，但能引起整个消化系统功能状态改变，同时唾液中的淀粉酶可使少量淀粉初步分解。

（一）咀嚼和吞咽

　　咀嚼（mastication）是由咀嚼肌按一定顺序收缩形成的节律性动作，是受大脑意识控制下的反射活动。通过咀嚼对食物进行切割、研磨，加上舌的搅拌，使食物被磨碎并与唾液充分混合，形成食团以便吞咽。咀嚼还能反射性引起胃液、胰液、胆汁的分泌。

吞咽（swallowing，deglutition）是将口腔内的食团通过咽部和食管推送到胃的过程。吞咽是一系列复杂的反射活动。可分为3个连续阶段：第一阶段由口腔至咽（口腔期），通过舌肌和下颌舌骨肌的顺序收缩，将食团推至咽部；第二阶段由咽至食管上端（咽期）：食团刺激咽部感受器，反射性地引起咽部肌群收缩，使软腭上升，咽后壁前压，封闭鼻咽通道；喉头上升贴紧会厌，封闭气管开口；食管上口张开，使咽与食管通道开放，食团从咽被推入食管；第三阶段由食管至胃（食管期）：食团刺激食管蠕动，同时反射性地引起食管下括约肌舒张，食团由食管上端经贲门进入胃内（图 6-1）。食管下括约肌平时处于紧张状态，可防止胃内容物反流至食管。

考点：吞咽的过程

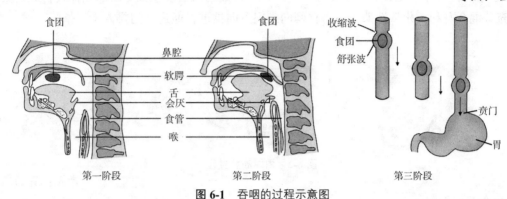

图 6-1 吞咽的过程示意图

蠕动（peristalsis）是消化道平滑肌共有的一种基本运动形式。它是一种由环形肌收缩为主向前推进的波形运动。表现为食团上端平滑肌收缩，下端平滑肌舒张，收缩波与舒张波形成蠕动波，依次下行。

吞咽反射的基本中枢位于延髓。在昏迷、深度麻醉和某些中枢神经系统疾病引起吞咽反射障碍时，口腔、上呼吸道分泌物或食物容易误入气管引起窒息，应注意加强对这些患者的口腔护理。

（二）唾液及其作用

1. 唾液（saliva）　是腮腺、颌下腺、舌下腺及口腔内散在的许多小唾液腺分泌的混合液体。唾液是无色、无味、近中性（pH 6.6～7.1）的低渗液体。正常成人每天分泌量为1.0～1.5L，其中水约占99%，此外还有少量有机物、无机物和气体分子。有机物主要有免疫球蛋白、黏蛋白、唾液淀粉酶、溶菌酶等；无机物有 Na^+、K^+、Ca^{2+}、Cl^-、HCO_3^- 等离子。唾液分泌的调节为神经调节，包括条件反射性调节和非条件反射性调节。

2. 唾液的作用　①湿润和溶解食物，以利于咀嚼、吞咽，并引起味觉。②唾液淀粉酶可将淀粉水解为麦芽糖。③清洁和保护口腔，清除口腔残余食物，中和有害物质。④杀菌作用，唾液中溶菌酶和免疫球蛋白具有杀灭细菌和病毒的作用。⑤排泄功能，排泄进入机体内的某些有毒重金属物质如铅、汞等，有些致病微生物如狂犬病毒也可以从唾液排出。

考点：唾液的作用

二、胃 内 消 化

胃是消化道中最膨大的部分，具有暂时储存和初步消化食物的功能。成年人胃容量为1～2L。食物经胃的机械性和化学性消化，部分蛋白质可初步分解，食物与胃液混合形成半流体食糜逐渐排入十二指肠。

（一）胃的运动

根据胃壁肌层的结构和功能特点可将胃分为头区和尾区两部分。头区主要功能是容纳和储存食物；尾区主要功能是混合、磨碎食物形成食糜，并推动食糜排入十二指肠。

1. 胃的运动形式

（1）容受性舒张　咀嚼和吞咽时，食物刺激口腔、咽和食管等处的感受器，通过迷走神经反射性地引起胃底和胃体平滑肌舒张，胃容积增大，称为胃的容受性舒张（receptive relaxation）。正常人空腹胃容积约为 50ml，进食后可增至 1～2L。容受性舒张使胃容积明显增大，但进食后胃内压变化不大，能够更好地实现胃容纳和暂时储存食物的功能。

（2）紧张性收缩　胃壁平滑肌经常处于一定程度的缓慢持续收缩状态，称为紧张性收缩（tonic contraction）。紧张性收缩空腹时已存在，进食后逐渐加强，可以维持胃的正常形态和位置，防止胃下垂；同时保持一定的胃内压，有助于胃的消化和排空。紧张性收缩也是胃其他运动形式有效进行的基础。

（3）蠕动　食物入胃约 5min，胃便开始蠕动。蠕动波起始于胃的中部，逐渐向幽门方向传播，频率大约 3 次/分，表现为一波未平一波又起（图 6-2）。胃蠕动的生理意义是研磨固体食物成食糜；使食糜与胃液充分混合有利于化学性消化；将食糜向幽门方向推进，通过幽门排入十二指肠。

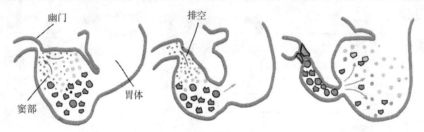

图 6-2　胃蠕动的过程

考点：胃的运动形式

2. 胃排空及其控制

（1）胃排空　食糜由胃排入十二指肠的过程称为胃排空（gastric emptying）。食物入胃后 5min 左右就开始排空。胃排空的速度与食物的物理性状、化学组成、食物量及胃运动等因素有关。一般来说，流体食物比固体食物排空快；颗粒小的食物比颗粒大的食物排空快。在三大营养物质中，排空速度最快的是糖类，其次是蛋白质，脂肪的排空速度最慢。混合食物由胃完全排空一般需要 4～6h。胃的运动是胃排空的动力，当胃的运动增强使胃内压大于十二指肠内压，且幽门舒张时，则引起胃排空。增强胃运动的因素通常可促进胃的排空，反之则延缓胃排空。

考点：胃排空的过程

（2）胃排空的控制　胃排空的直接动力是胃和十二指肠内的压力差，原动力是胃的运动。进食后，胃的运动加强，胃的紧张性收缩和蠕动引起胃内压增高，当胃内压超过十二指肠内压时足以克服幽门阻力，当胃蠕动的舒张波到达幽门引起幽门舒张开放时，可将 1～2ml 食糜由胃排至十二指肠。

胃内食物刺激促进胃排空。食物对胃的机械刺激，通过迷走-迷走反射（vagovagal reflex）和壁内神经丛局部反射引起胃运动增强，食物对幽门 G 细胞的机械和化学刺激还可引起促胃液素的释放，这些因素都会刺激胃的运动，从而促进胃排空。

食糜进入十二指肠后抑制胃排空。食糜中的酸、脂肪、高渗及机械扩张等因素可刺激十二指肠壁上的感受器，反射性地抑制胃的运动，延缓胃排空。此反射称肠-胃反射（enterogastric reflex）。另外，食糜中的盐酸和脂肪可刺激十二指肠黏膜释放如促胰液素、抑胃肽等胃肠激素，与肠-胃反射共同抑制胃的运动，使胃排空暂停。

随着十二指肠内容物中的盐酸被中和，营养物质被消化吸收，抑制胃运动的因素逐渐减弱，胃的运动又逐渐增强，又开始了胃排空。如此反复进行，直至胃内食糜全部排入十二指肠。因此，胃排空是间断的。

3. 呕吐　机体将胃内容物甚至部分肠内容物从口腔强力驱出体外的反射动作，称为呕吐（vomiting）。呕吐是一种反射活动，中枢位于延髓。呕吐是一种有保护意义的防御反射，可排出有害物质，避免对人体造成伤害。但持续剧烈呕吐会造成体内水、电解质及酸碱平衡失调，需及时干预、加强护理。

（二）胃液及其作用

胃液是由胃腺和胃黏膜上皮细胞分泌的混合液体。

1. 胃液的性质、成分和作用　纯净的胃液（gastric juice）是无色、透明的酸性液体，pH 为 0.9～1.5。正常成人胃腺每天分泌胃液为 1.5～2.5L。胃液中除大量的水外，主要有盐酸、胃蛋白酶原、内因子和黏液，此外还有 HCO_3^-、Na^+、K^+ 等无机物。

（1）盐酸　胃液中的盐酸又称胃酸（gastric acid），由胃底腺（泌酸腺）中的壁细胞分泌。盐酸在胃液中有两种存在形式，大部分是解离状态的游离酸；小部分是与蛋白质结合的盐酸蛋白盐，称结合酸，两者合称为总酸。H^+ 的分泌是靠壁细胞膜上的 H^+ 泵逆浓度梯度完成的，故临床常用选择性抑制 H^+ 泵的药物奥美拉唑（omeprazole）治疗消化性溃疡。

盐酸的主要生理作用有：①将无活性的胃蛋白酶原激活成有活性的胃蛋白酶，并为胃蛋白酶发挥作用提供适宜的酸性环境；②使食物中蛋白质变性，易于水解；③杀死随食物进入胃内的细菌；④进入小肠后，促进胰液、胆汁和小肠液的分泌；⑤盐酸造成的酸性环境，有助于小肠对铁和钙的吸收。因此，盐酸分泌不足时可引起食欲缺乏、腹胀、消化不良和贫血等症状。若盐酸分泌过多，又会对胃和十二指肠黏膜有侵蚀作用，使黏膜层受损，诱发或加重溃疡病。

考点：盐酸的生理作用

（2）胃蛋白酶原（pepsinogen）　由胃底腺中的主细胞合成和分泌。胃蛋白酶原进入胃腔后，在盐酸的作用下水解掉一个小分子肽链转变成有活性的胃蛋白酶（pepsin）。激活的胃蛋白酶也可激活胃蛋白酶原。胃蛋白酶可将蛋白质水解为䏡、胨及少量的多肽和氨基酸。胃蛋白酶的最适 pH 为 1.8～3.5，随着 pH 升高其活性降低，当 pH 超过 5.0 时活性丧失。故临床上常采用胃蛋白酶与盐酸合用治疗消化不良。

（3）内因子（intrinsic factor）　由胃底腺中的壁细胞分泌，是一种糖蛋白。它可与维生素 B_{12} 结合形成内因子-维生素 B_{12} 复合物，保护维生素 B_{12} 免受消化酶的破坏，并促进维生素 B_{12} 在回肠的吸收。因此，缺乏内因子时，维生素 B_{12} 的吸收障碍，红细胞生成受到影响，进而发生巨幼细胞贫血。

（4）黏液（mucus）　由胃黏膜表面上皮细胞、胃腺中的黏液细胞、贲门腺和幽门腺分泌。其主要成分是糖蛋白。黏液覆盖在胃黏膜表面，起润滑保护作用，可减少坚硬食物对胃黏膜的机械损伤。黏液还与胃黏膜上皮细胞分泌的 HCO_3^- 一起构成黏液-碳酸氢盐屏障。

2. 胃黏膜的自身保护作用　食物中含有多种刺激性物质，胃液中的盐酸和胃蛋白酶对胃黏膜也具有较强的腐蚀作用。正常情况下，胃液不会消化由蛋白质组成的胃组织本身，这是由于胃黏膜有一套比较完善的自身防御机制。

（1）黏液-碳酸氢盐屏障　覆盖于胃黏膜表面的黏液层除了可以减少粗糙食物对胃黏膜的机械损伤外，还与 HCO_3^- 形成黏液-碳酸氢盐屏障。黏液层使 H^+ 扩散速度大为减慢，同时还不断与 HCO_3^- 相遇而发生中和，使胃黏液层内出现一个 pH 梯度，即靠近胃腔侧的 pH 约为 2.0，而靠近黏膜上皮细胞侧的 pH 约为 7.0。胃黏膜表面的中性或偏碱性环境能避免 H^+ 对胃黏膜的直接侵蚀，还可使胃蛋白酶失去活性。此外，黏液凝胶层还能选择性地阻止一些大分子通过，在胃黏膜保护中起到重要作用(图 6-3)。

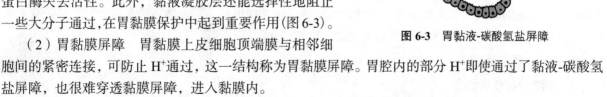

图 6-3　胃黏液-碳酸氢盐屏障

（2）胃黏膜屏障　胃黏膜上皮细胞顶端膜与相邻细胞间的紧密连接，可防止 H^+ 通过，这一结构称为胃黏膜屏障。胃腔内的部分 H^+ 即使通过了黏液-碳酸氢盐屏障，也很难穿透黏膜屏障，进入黏膜内。

（3）胃黏膜的细胞保护作用　胃黏膜可合成、释放一些具有细胞保护作用的物质，如前列腺素等，它们能抑制胃酸和胃蛋白酶原的分泌、刺激黏液和 HCO_3^- 分泌，扩张胃黏膜微血管，增加黏膜血流量，有助于胃黏膜的修复，并及时带走渗入黏膜的 H^+ 等有害物质。

许多因素如乙醇、胆盐、阿司匹林等药物，以及幽门螺杆菌感染等均可破坏或减弱胃黏膜的自身保护功能，甚至造成胃黏膜损伤，引起胃炎或胃溃疡。

考点：黏液-碳酸氢盐屏障作用

（三）胃液分泌的调节

空腹时，胃液不分泌或很少分泌。进食后在神经和体液因素的调节下，胃液大量分泌，称为消化期胃液分泌。根据消化道感受食物刺激的部位不同，消化期胃液分泌可分为头期胃液分泌、胃期胃液分泌和肠期胃液分泌3个时期。

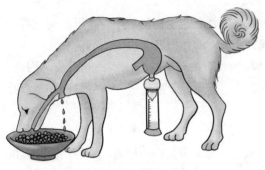

图6-4 假饲实验

1. 头期胃液分泌 指食物刺激头部感受器引起的胃液分泌。头期胃液分泌的机制，可通过造有食管瘘、胃瘘犬的假饲（sham feeding）实验获得（图6-4）。犬看或嗅到食物，有胃液从胃瘘流出；犬咀嚼和吞咽食物，食团从食管瘘流出（假饲），亦有胃液从胃瘘流出。

头期胃液分泌的量大，约占消化期分泌总量的30%，胃蛋白酶原和胃酸含量都很高，因而消化力强。

2. 胃期胃液分泌 食物进入胃后，对胃产生机械扩张和化学性刺激，继续引起胃液分泌。胃期分泌的胃液量大，约占进食后总分泌量的60%，酸度也很高，但胃蛋白酶原的含量较头期分泌少，消化力较头期弱。

3. 肠期胃液分泌 食糜进入十二指肠后刺激小肠继续引起胃液分泌。肠期胃液分泌的量较少，仅占进食后胃液分泌总量的约10%，总酸度和胃蛋白酶原的含量均明显降低。

考点：消化期胃液分泌的特点

胃液分泌受兴奋和抑制两方面因素调节。促进胃液分泌的主要因素有迷走神经兴奋、组胺和促胃液素等。抑制胃液分泌的因素除精神、情绪外，主要有盐酸、脂肪和高张溶液3种。当胃窦内pH降至1.2～1.5或十二指肠内pH达到2.5以下时，对胃液分泌即产生抑制作用。盐酸是胃腺的分泌物，又可抑制胃腺分泌，这种负反馈机制对防止胃酸过度分泌，保护胃肠黏膜具有重要生理意义。脂肪及其消化产物进入十二指肠后，可刺激小肠黏膜分泌肠抑胃素，抑制胃液的分泌。十二指肠内的高张溶液可刺激小肠内渗透压感受器，通过肠-胃反射抑制胃液分泌，也可以通过刺激小肠黏膜释放一种或几种胃肠激素抑制胃液分泌。

> **链 接** 林可胜与肠抑胃素
>
> 林可胜是我国现代生理学的奠基人。20世纪30年代，他发现进食脂肪可抑制犬去除外来神经的移植小胃的分泌和运动，认为这种抑制是通过血液传递的某种物质（激素）实现的，他命名为"肠抑胃素"。这是中国人首次发现的胃肠激素，开创了肠抑胃素研究的先河。

三、小肠内消化

食糜由胃进入十二指肠后便开始小肠内消化。小肠是食物消化过程中最主要的部位。食糜在此停留3～8h，经小肠的机械性消化及胰液、胆汁和小肠液的化学性消化，营养物质大多在此被彻底消化和吸收。食糜经小肠后，消化和吸收过程基本完成，未被消化的食物残渣进入大肠。

（一）小肠的运动

1. 小肠的运动形式

（1）紧张性收缩 是小肠进行其他运动的基础。通过紧张性收缩使小肠保持一定的形状和位置，并保持肠腔内一定的压力，促进小肠内容物与消化液的混合与推进，也有助于吸收。

（2）分节运动 是以小肠壁环形肌收缩和舒张为主的节律性活动（segmental motility）。表现为有食糜的一段肠管上，环形肌以一定的间隔在许多点同时收缩或舒张，把食糜分成许多节段；数秒后，原收缩的部位开始舒张，原舒张的部位开始收缩，将每段食糜又分离成两部分，邻近的两部分重新组合成新的节段，如此反复进行（图6-5）。分节运动在空腹时几乎不存在，进食后逐渐加强。

分节运动的生理意义在于：①使食糜与消化液充分混合，有利于化学性消化。②增加食糜与小肠黏膜的紧密接触机会，挤压肠壁，促进血液和淋巴液的回流，有助于吸收。③分节运动存在由上而下的频率梯度，对食糜有较弱的推进作用。

考点：分节运动的生理意义

（3）蠕动　小肠的蠕动可发生在任何部位，推进速度慢，为0.5～2.0cm/s，通常每个蠕动波将食糜向前推送一段距离后即消失。蠕动的意义在于使经过分节运动的食糜向前推进，到达一个新的节段后再开始分节运动。

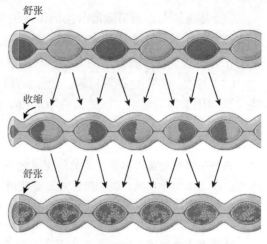

图 6-5　小肠分节运动示意图

小肠还有一种进行速度快（25cm/s）、传播远的蠕动称为蠕动冲（peristaltic rush）。它可将食糜迅速从小肠始段一直推送到小肠末段，甚至送至大肠。

2. 小肠运动的调节　肌间神经丛对小肠的运动具有调节作用（见本章第3节），食糜对小肠的机械、化学性刺激，可通过局部反射使小肠蠕动加强。外来神经也可调节小肠的运动，一般副交感神经兴奋时肠壁紧张性增强，蠕动加快；而交感神经的作用则相反。另外，体液因素中促胃液素、5-羟色胺、P物质等促进小肠运动，生长抑素、肾上腺素和促胰液素则抑制小肠运动。

（二）胰液及其作用

胰液（pancreatic juice）由胰腺外分泌部的腺泡细胞和小导管上皮细胞分泌，经胰腺导管排入十二指肠。在各种消化液中，胰液的消化能力最强。

1. 胰液的性质、成分和作用　胰液是无色、无味的弱碱性等渗液体，pH为7.8～8.4，成人每天分泌量1.0～2.0L。胰液中除含有大量水分外，还含有碳酸氢盐和多种消化酶。水和碳酸氢盐主要由小导管上皮细胞分泌，消化酶则由腺泡细胞分泌。

（1）碳酸氢盐　主要作用是中和进入十二指肠内的胃酸，使小肠黏膜免受强酸的侵蚀，同时也为小肠内多种消化酶提供适宜的pH环境。

（2）胰淀粉酶（pancreatic amylase）　以活性形式分泌，可将淀粉、糖原及多数糖类水解为糊精、麦芽糖及麦芽寡糖。其发挥作用的最适pH为6.7～7.0。

（3）胰脂肪酶（pancreatic lipase）　是分解脂肪的主要消化酶，可将三酰甘油分解成一酰甘油、甘油和脂肪酸。其发挥作用的最适pH为7.5～8.5。胰脂肪酶需要在胰腺分泌的辅脂酶（colipase）帮助下结合在胆盐乳化的脂滴上才能更好地发挥作用。如果胰脂肪酶缺乏，将引起脂肪消化不良。

（4）胰蛋白酶原和糜蛋白酶原　胰蛋白酶（trypsin）、糜蛋白酶（chymotrypsin）分泌出来时都是以无活性的酶原形式存在，进入小肠后，肠激酶将胰蛋白酶原激活。此外，盐酸、胰蛋白酶本身及组织液也能将胰蛋白酶原激活。糜蛋白酶原在胰蛋白酶的作用下激活，糜蛋白酶还有较强的凝乳作用。胰蛋白酶和糜蛋白酶分别能将蛋白质水解成际和胨。它们同时作用时，可将蛋白质分解成小分子多肽和氨基酸。若胰蛋白酶和糜蛋白酶缺乏，可引起蛋白质消化不良。

胰液中含有的消化酶种类最多，消化能力最强，是人体最重要的消化液。胰液分泌障碍时，会严重影响蛋白质和脂肪的消化和吸收，但对糖类的消化和吸收影响不大。

考点：胰液的成分和作用

2. 胰液分泌的调节　空腹时，胰液不分泌或很少分泌。进食后，胰液开始分泌。进食时胰液分泌受神经和体液双重控制，以体液调节为主。

（1）体液调节　调节胰液分泌的体液因素有促胰液素和缩胆囊素。促胰液素主要作用于胰腺小导管上皮细胞，使其分泌大量的水和碳酸氢盐，因而使胰液的分泌量显著增加，而酶的含量却很低。缩胆囊素则主要促进胰液中各种酶的分泌，对胰腺组织还有营养作用。

（2）神经调节　食物对口腔、食管、胃和小肠的刺激可通过迷走神经反射性引起胰液分泌，迷走神经主要作用于腺泡细胞，因此胰液中水和碳酸氢盐含量很低，而酶的含量却很高。

📖 **学习小贴士　胰液的消化作用与胰腺炎** ————————————————————

我们知道胰液是人体最重要的消化液之一。胰液中含有多种消化酶，这些酶通常以无活性的酶原形式存在的。当发生胆管疾病、胰管阻塞或大量饮酒、暴饮暴食等引起胰液分泌急剧增加，可因胰管压力升高致使胰腺小导管、胰腺泡破裂，胰蛋白酶原渗入胰腺间质而被激活，出现胰腺组织的自身消化，进而引起急性胰腺炎。轻者以胰腺水肿为主，重者则表现为胰腺出血坏死。

胰腺炎重在预防。预防主要在于养成良好的饮食习惯，忌暴饮暴食，忌酗酒，忌食过量油腻食物，积极治疗胆胰疾病，尽早解除病因。

（三）胆汁及其作用

胆汁（bile）由肝细胞持续分泌，是人体唯一不含消化酶的消化液。在消化期经肝管、胆总管直接排入十二指肠。在非消化期，胆汁经胆囊管流入胆囊内储存，在消化时再由胆囊排入十二指肠。

1. 胆汁的性质和成分　胆汁是一种有色、味苦、较稠的液体，刚从肝细胞分泌出来的胆汁称肝胆汁，呈金黄色或橘棕色，pH 为 7.4。储存于胆囊内的胆汁称胆囊胆汁，因水分吸收而浓缩，颜色较深，pH 约 6.8。成人每天分泌胆汁 0.8～1.0L。胆汁中除水外，还有无机物和有机物。无机盐主要有 Na^+、K^+、Ca^{2+}、HCO_3^- 等，有机物主要为胆盐、胆色素、脂肪酸、胆固醇、卵磷脂和黏蛋白等。胆汁中不含消化酶。胆盐是胆汁中参与消化与吸收的主要成分。

2. 胆汁的作用　胆汁中虽然不含消化酶，但它对脂肪的消化和吸收具有重要意义。

（1）促进脂肪消化和吸收。①乳化脂肪：胆汁中的胆盐、胆固醇和卵磷脂都能乳化脂肪，降低脂肪表面张力，使脂肪乳化成微滴，增加胰脂肪酶的作用面积，使脂肪消化速度加快；②促进脂肪吸收：胆盐可与脂肪酸、一酰甘油、胆固醇等形成水溶性混合微胶粒（mixed micelle），使不溶于水的脂肪分解产物透过小肠上皮细胞表面的静水层到达肠黏膜表面，促进吸收。

（2）促进脂溶性维生素的吸收。胆汁既能促进脂肪分解产物的吸收，也能促进脂溶性维生素 A、维生素 D、维生素 E、维生素 K 的吸收。

（3）中和胃酸及利胆作用。胆汁排入十二指肠后可中和一部分胃酸；胆盐排入十二指肠后，绝大部分在回肠黏膜又可被吸收入血液，经门静脉返回肝再形成胆汁，这一过程称为胆盐的肠-肝循环。返回肝的胆盐可直接刺激肝细胞分泌胆汁，这种作用称为胆盐的利胆作用。

考点：胆汁的成分及作用

3. 胆汁分泌的调节　胆汁的分泌和排出受神经和体液因素双重调节，且以体液调节为主。

（1）体液调节　促胃液素、促胰液素、缩胆囊素和胆盐均可刺激胆汁分泌，生长抑素则抑制肝胆汁的生成和进食后胆汁的分泌。

（2）神经调节　交感神经兴奋可引起胆囊舒张，有利于胆汁储存；副交感神经兴奋可使肝胆汁分泌略有增加，胆囊轻度收缩。

（四）小肠液及其作用

小肠液是由十二指肠腺和小肠腺分泌的，成年人每天分泌量为 1.0～3.0L。

1. 小肠液的性质、成分及作用　小肠液呈弱碱性，pH 约为 7.6，其成分除水和无机盐外，还有肠激酶（enterokinase）和黏蛋白等。

小肠液的主要作用有：①中和胃酸，保护十二指肠黏膜。②稀释消化产物，降低肠内容物渗透压，有利于小肠内水分和营养物质的吸收。③肠激酶可激活胰蛋白酶原，促进蛋白质的消化。

2. 小肠液分泌的调节 在调节小肠液分泌的许多因素中，最重要的是各种局部神经反射。小肠内食糜量越大，小肠液的分泌量就越多。此外，一些能促进其他消化液分泌的激素，如促胃液素、促胰液素、缩胆囊素等都能刺激小肠液的分泌。

四、大肠的功能

大肠主要作用是吸收水分和无机盐，完成对食物残渣的加工，形成、储存和排出粪便。每天从小肠进入大肠的内容物有 1000～1500ml，其中的水和电解质大部分被吸收，仅有约 150ml 水和少量 Na^+、Cl^- 随粪便排出。由于大肠的吸收能力很强，临床上常采用直肠灌药的方式作为给药途径。

（一）大肠的运动

大肠的运动少而慢，对刺激的反应也较迟钝。这些特点有利于大肠吸收水分、储存食物残渣形成粪便。

1. 袋状往返运动 在空腹和安静时多见，由环形肌不规则的收缩引起的，有利于大肠内容物的碾磨、混合与吸收。

2. 分节推进运动或多袋推进运动 分节推进运动是将一个结肠袋的内容物推移到下一邻近肠段的运动。多袋推进运动是指一段结肠上多个结肠袋同时发生收缩，将其内容物向下推移。

3. 蠕动 是由一些稳定向前的收缩波所组成。其意义是将肠内容物向远端推进。大肠还有一种速度很快且传播很远的蠕动，称为集团蠕动（mass peristalsis）。它通常开始于横结肠，可将一部分大肠内容物推送至降结肠或乙状结肠。

（二）大肠液及其作用

大肠液由大肠腺和大肠黏膜表面的上皮细胞及杯状细胞分泌。pH 为 8.3～8.4。大肠液的主要作用是润滑粪便，保护肠黏膜免受机械损伤。

（三）大肠内细菌的作用

大肠内有许多来自食物和空气的细菌。细菌所含有的酶可分解食物残渣。细菌对糖类和脂肪的分解称为发酵，其产物有乳酸、乙酸、CO_2、甲烷、脂肪酸、甘油、胆碱等；细菌对蛋白质的分解称为腐败，其产物有胨、胜、氨基酸、NH_3、H_2S、组胺、吲哚等。大肠内细菌还可利用肠内简单的物质合成维生素 B 复合物和维生素 K，吸收后可被机体利用。

（四）排便

正常人的直肠内通常没有粪便。当肠蠕动将粪便排入直肠时，刺激直肠壁内的感受器，冲动沿盆神经和腹下神经传至脊髓腰骶段的初级排便中枢，同时经脊髓上传到大脑皮质，引起便意。如条件许可即可发动排便反射（defecation reflex），大脑皮质发出下行冲动至脊髓初级排便中枢，使盆神经的传出冲动增加，引起降结肠、乙状结肠和直肠收缩，肛门内括约肌舒张。同时，阴部神经传出冲动减少，肛门外括约肌舒张，使粪便排出体外。此外，腹肌和膈肌收缩，使腹内压增加，也促进了排便。排便受意识控制，当有便意时，如条件不许可，排便反射可被大脑皮质下行冲动抑制，便意暂时消失。若经常如此，则会使直肠对粪便的刺激逐渐失去正常的敏感度，导致粪便在大肠内停留过久，水分被过度吸收而变得干硬，从而形成便秘。

第 2 节 吸 收

消化道不同部位的吸收能力和吸收速度相差很大，这主要与消化道各部位的组织结构、食物被消化的程度和食物停留的时间等因素有关。

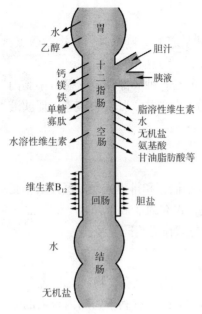

图6-6 消化道各段吸收情况示意图

一、吸收的部位

食物在口腔和食管内一般不能被吸收，但一些脂溶性药物（如硝酸甘油）可经口腔黏膜进入血液吸收；胃黏膜没有绒毛，食物大多尚未被消化成小分子物质，吸收能力弱，仅能吸收乙醇和少量水分；大肠只吸收水分和盐类；而小肠是营养物质吸收的主要部位（图6-6）。绝大部分糖类、脂肪、蛋白质的消化产物在十二指肠和空肠吸收，回肠主要吸收维生素 B_{12} 和胆盐。

小肠之所以能够成为营养物质的主要吸收部位，是由于：①小肠有巨大的吸收面积，小肠长达 4～6m，小肠黏膜向肠腔突起形成许多环形皱褶，皱褶上有大量绒毛结构，绒毛表面的柱状上皮细胞上还有许多微绒毛，这就使小肠的吸收面积增加约 600 倍，达 200～250m²；②食物在小肠内已被充分消化成可以吸收的小分子物质；③食糜在小肠内停留时间长达 3～8h，营养物质有充分的吸收时间；④小肠黏膜绒毛内有丰富的毛细血管和毛细淋巴管，有良好的吸收途径（图6-7）。另外，各种形式的小肠运动也能促进吸收。

考点： 为什么小肠是营养物质吸收的主要部位

营养物质的吸收机制一般可分为被动转运和主动转运两种方式（见第 2 章第 1 节相关内容）。其中，Na^+-K^+ 泵的作用最为重要，随着 Na^+ 的主动吸收产生了有利于 Cl^- 吸收的电-化学梯度和有利于 H_2O 吸收的渗透梯度，导致 Cl^- 和 H_2O 的被动吸收。伴随着 Na^+ 泵的主动转运所产生的协同转运对葡萄糖和氨基酸的继发性主动吸收至关重要。

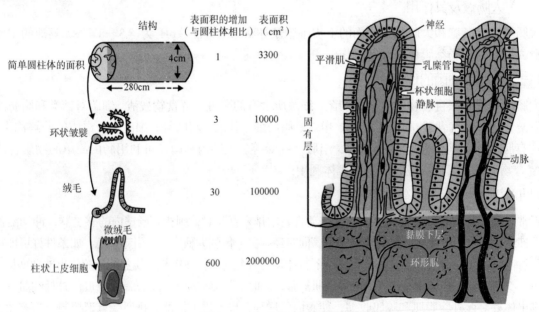

图6-7 小肠绒毛结构示意图

二、主要营养物质的吸收

大部分营养物质在十二指肠和空肠吸收，胆盐和维生素 B_{12} 主要在回肠吸收。

（一）糖的吸收

糖类只有分解为单糖才能被吸收。单糖包括葡萄糖、半乳糖和果糖等，其中葡萄糖约占 80%。各种单糖的吸收速率有很大差异，半乳糖和葡萄糖最快，果糖次之，甘露糖最慢。大部分单糖的吸收是主动过程，其能量来自钠泵的活动，是逆浓度差进行的。在肠上皮细胞顶端膜上的 Na^+-葡萄糖同向转运体，可将 2 个 Na^+ 和 1 分子葡萄糖同时转运入胞内。基底侧膜上的钠泵可将细胞内的 Na^+ 主动转运出细胞，以维持细胞内低 Na^+，从而保证转运体不断转运 Na^+ 入细胞，同时也为葡萄糖的转运提供动力，使之能逆浓度差转入细胞内。进入细胞的葡萄糖则通过基底侧膜上的另一种非 Na^+ 依赖性的葡萄糖载体，以易化扩散的方式转运到细胞间隙而入血（图 6-8）。

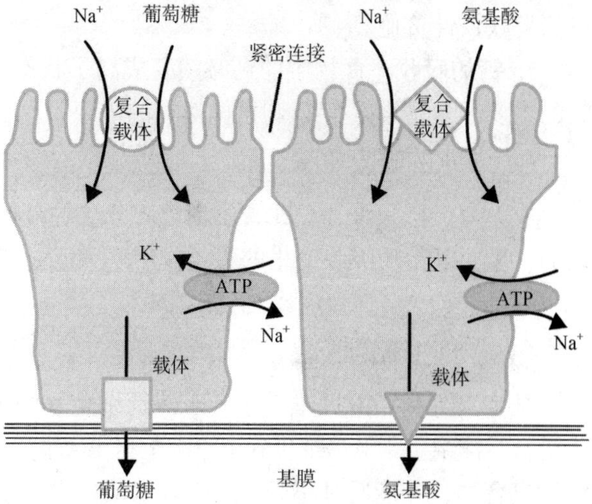

图 6-8　小肠吸收 Na^+、葡萄糖、氨基酸机制示意图

（二）蛋白质的吸收

蛋白质一般以氨基酸的形式被吸收。氨基酸的吸收过程与单糖相似，也是通过与 Na^+ 吸收耦联进行的继发性主动转运。

（三）脂肪的吸收

在小肠内，脂肪的消化产物甘油、脂肪酸、一酰甘油及胆固醇等与胆盐形成混合微胶粒。借助胆盐的亲水性携带不溶于水的脂肪消化产物通过小肠绒毛表面的静水层到达微绒毛刷状缘。在此一酰甘油、脂肪酸和胆固醇等又逐渐地从混合微胶粒中释出，并透过微绒毛的细胞膜扩散进入上皮细胞，而胆盐则被留在肠腔中，一部分继续发挥作用，另一部分在回肠主动转运入血。

长链脂肪酸及一酰甘油在上皮细胞的内质网中又被重新合成三酰甘油，胆固醇则合成为胆固醇酯，两者与细胞内生成的载脂蛋白形成乳糜微粒（chylomicron），再以出胞的方式进入细胞外组织间隙，然后再扩散入淋巴管。中、短链三酰甘油水解产生的脂肪酸和一酰甘油是水溶性的，可直接进入血液循环而不进入淋巴管。食物中的动植物油中有很多含有 15 个以上碳原子的长链脂肪酸，所以脂肪的吸收以淋巴途径为主（图 6-9）。

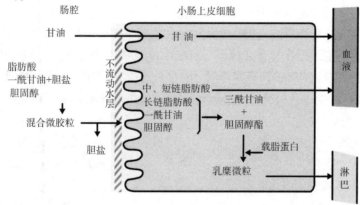

图 6-9　小肠吸收脂肪过程示意图

（四）无机盐的吸收

1. 钠的吸收　成人每天摄入的 Na^+ 含量为 5～8g，由消化腺分泌入消化液的 Na^+ 含量为 20～30g，而每天吸收的 Na^+ 含量为 25～35g，说明 Na^+ 有 95%～99%被吸收入血。Na^+ 的吸收是主动的。

2. 铁的吸收　人体每天吸收的铁量约为 1mg，仅为食物中含铁量的 5%～10%。Fe^{2+} 主要在十二指肠和空肠上段通过主动转运而吸收。胃大部切除及萎缩性胃炎的患者，由于胃酸缺乏，影响铁的吸收，可伴发缺铁性贫血。

3. 钙的吸收 食物中的钙必须变成离子状态才能被吸收，吸收的主要部位是十二指肠。影响钙吸收的主要因素是维生素 D 和机体对钙的需要量。

（五）水的吸收

成人每天摄入水 1～2L，由消化腺分泌的液体可达 6～8L，因此每天吸收水约 8L。水的吸收是被动的，主要靠溶质吸收产生的渗透作用来完成。各种溶质，特别是 NaCl 吸收后产生的渗透压梯度是水吸收的主要动力。

（六）维生素的吸收

维生素分为脂溶性维生素和水溶性维生素两大类。水溶性维生素主要以扩散方式在小肠上段被吸收。脂溶性维生素 A、维生素 D、维生素 E、维生素 K 则随着一酰甘油和脂肪酸，必须与胆盐结合成水溶性复合物，才能通过小肠黏膜的静水层进入上皮细胞而被吸收。

第 3 节 消化器官活动的调节

案例 6-2

患者，女性，23 岁。失恋后精神萎靡，无食欲，每天仅进少量饮食仍感腹胀不适，时有恶心现象。查体：体重减轻，生命体征正常。

请思考： 此问题产生的原因是什么？应该进行怎样的心理关怀和健康教育？

一、神 经 调 节

消化器官的活动受外来自主神经和肠神经系统的调控。

（一）消化道的神经支配及作用

1. 自主神经系统 除口腔、咽、食管上段及肛门外括约肌受躯体运动神经支配外，消化器官的其他部位均受交感神经和副交感神经的双重支配。交感神经和副交感神经对同一器官的调节既相互拮抗又相互协调，但一般以副交感神经的作用占优势。

支配消化器官的副交感神经有迷走神经、盆神经和第Ⅶ、Ⅸ对脑神经中的副交感神经纤维。支配消化器官的副交感神经的节前纤维在器官旁神经节或壁内神经丛的神经节换元，节后纤维分布至消化管壁的平滑肌、腺体和上皮细胞。副交感神经兴奋时，除少数纤维释放某些肽类物质外，大多数节后纤维末梢释放 ACh，通过激活 M 受体，引起消化道运动增强，消化液分泌增多，消化能力加强，但对消化道括约肌则起抑制作用。

交感神经起自胸腰段脊髓侧角，在颈上神经节、腹腔神经节、肠系膜神经节换元后，节后纤维支配唾液腺、胃、小肠、肝、胆囊、胰腺和结肠。交感神经兴奋时，节后纤维末梢释放 NE，通常引起消化管运动减弱，消化液分泌减少，消化能力下降。

考点： 消化道的神经支配及作用

2. 肠神经系统 从食管中段到肛门的绝大多数消化管壁内，存在壁内神经丛，又称肠神经系统（enteric nervous system，ENS），包括位于黏膜下层的黏膜下神经丛和环形肌与纵行肌之间的肌间神经丛。壁内神经丛由大量的神经元和神经纤维组成，内有感觉神经元、运动神经元和大量中间神经元，释放不同的递质，形成了一个相对独立的局部回路。当食糜刺激消化管壁时，不需要中枢参与就可通过壁内神经丛完成局部反射，在胃肠活动调节中起重要作用。当然它们也接受交感神经和副交感神经的整体调节。

（二）消化器官活动的反射性调节

消化器官活动的反射性调节包括非条件反射性调节和条件反射性调节。

1. 非条件反射性调节 是由食糜直接刺激消化管壁的机械或化学感受器，反射性地引起消化器官的功能变化。食物进入口腔后刺激口腔内感受器，能反射性地引起唾液分泌。胃肠食糜刺激胃肠壁感受器，可反射性地促进胃肠运动和消化液分泌。并且，上消化道的活动，可反射性地引起下部消化器官的活动增强。如咀嚼吞咽时，可反射性地引起胃容受性舒张，以及胃液、胰液和胆汁分泌，为食糜即将在胃肠进行的消化创造条件。当食糜进入小肠后又可反射性地抑制胃的排空，使胃的排空速度能与食糜在小肠内的消化和吸收速度相适应。

2. 条件反射性调节 进食时或进食前，食物的形状、颜色、气味，以及进食的环境和与进食或食物有关的语言、文字等均可成为条件刺激，分别作用于嗅、视、听等感受器，能反射性地引起消化道运动和消化腺分泌的改变。望梅止渴就是一个条件反射引起唾液分泌增加的典型例子。与非条件反射性调节相比，条件反射性调节具有更广泛的适应性调节能力。

二、体 液 调 节

（一）胃肠激素

从胃到大肠的黏膜内，有 40 多种内分泌细胞，它们散布在胃肠黏膜细胞之间，可分泌多种激素。由消化道内分泌细胞合成和释放的激素主要在消化道内发挥作用，统称为胃肠激素（gastrointestinal hormone）。常见的胃肠激素有促胃液素、促胰液素、缩胆囊素、抑胃肽等，4 种常见胃肠激素的分泌细胞、主要作用和引起释放的因素见表 6-1。

表 6-1　4 种主要胃肠激素的分泌细胞、主要作用和引起释放的因素

激素	分泌的部位及细胞	主要作用	引起释放的因素
促胃液素	胃窦、十二指肠 G 细胞	促进胃液分泌和胃的运动，促进胰酶和胆汁的分泌	迷走神经兴奋、蛋白质的消化产物
促胰液素	十二指肠、空肠 S 细胞	促进胰液和胆汁中 HCO_3^- 的分泌，抑制胃液分泌和胃的运动	盐酸、脂肪酸
缩胆囊素	十二指肠、空肠 I 细胞	促进胰酶分泌、胆囊收缩和胆汁排放，加强促胰液素的作用	蛋白质和脂肪的消化产物、盐酸
抑胃肽	十二指肠、空肠 K 细胞	抑制胃液分泌和胃的运动，刺激胰岛素的分泌	葡萄糖、氨基酸、脂肪酸

胃肠激素大多通过血液循环到达靶细胞发挥作用，也有的是分泌后直接扩散到邻近组织起作用。胃肠激素的主要生理作用表现为 3 个方面：①调节消化腺的分泌和消化管的运动；②调节其他激素释放，如抑胃肽在血糖升高时可刺激胰岛素的分泌；③营养作用，指一些胃肠激素能促进消化管组织的代谢和生长，如促胃液素对胃黏膜有营养作用。

（二）其他体液因素

胃的胃底腺区黏膜内含有大量由肥大细胞产生的组胺，它与壁细胞上的组胺 II 型受体（H_2-receptor）结合，促进胃酸的分泌。组胺不仅对胃酸分泌具有很强的刺激作用，还能提高壁细胞对 ACh 和促胃液素的敏感性，加强胃酸分泌。

（三）社会、心理因素对消化功能的影响

社会、心理因素通过神经、内分泌和免疫系统对消化器官的功能产生广泛而明显的影响。例如，人愤怒时，可使唾液分泌量减少而黏蛋白分泌增多，故出现口干；悲伤、失望和恐惧时，消化液分泌受到抑制，可出现厌食、恶心，甚至呕吐；忧虑、沮丧的情绪可使十二指肠-结肠反射受到抑制，因而集团运动减少，引起便秘。不良社会环境、精神过度紧张等因素会诱发或加重消化器官疾病，而乐观、稳定、和谐的社会、精神心理因素可促进消化器官的活动，提高食欲，有益健康，即所谓心宽体胖。

自 测 题

一、单选题

1. 整个消化过程中最重要的阶段是（　　　）内的消化
   A. 口腔　　　　B. 食管　　　C. 胃
   D. 小肠　　　　E. 大肠

2. 下列消化液中不含消化酶的是（　　　）
   A. 唾液　　　　B. 胃液　　　C. 胰液
   D. 胆汁　　　　E. 小肠液

3. 胆汁促进脂肪的消化和吸收主要依赖于（　　　）的作用
   A. 胆盐　　　　B. 胆固醇　　C. 卵磷脂
   D. 胆色素　　　E. 碳酸氢盐

4. 对蛋白质消化力最强的消化液是（　　　）
   A. 小肠液　　　B. 胆汁　　　C. 胰液
   D. 胃液　　　　E. 唾液

5. 在消化道内，与蛋白质消化无关的酶是（　　　）
   A. 胰蛋白酶　　　　　　B. 胃蛋白酶
   C. 糜蛋白酶　　　　　　D. 羧基肽酶

E. 淀粉酶

6. 各种营养物质吸收的主要部位是（　　　）
   A. 食管　　　　B. 胃　　　　C. 小肠
   D. 横结肠　　　E. 直肠

7. 关于营养物质吸收的叙述，正确的是（　　　）
   A. 糖类以单糖形式入血
   B. 蛋白质以氨基酸形式吸收入淋巴
   C. 长链脂肪酸不能吸收
   D. 短链脂肪酸吸收入淋巴
   E. 维生素 B_{12} 在十二指肠被吸收

二、简答题

1. 比较交感神经和副交感神经对消化器官活动的调节作用。

2. 试说明生理状态下胃消化食物的同时为何不会引起自身消化。

（侯聪玲）

第7章
能量代谢和体温

同学们，本章我们将从能量代谢的角度认识生命活动的特征，希望大家树立正确的生命观，珍爱生命，健康生活，逐步培养爱岗敬业、乐于奉献、救死扶伤的职业道德。

本章大家要掌握人体能量的来源和利用过程、影响能量代谢的因素、基础代谢率的概念和意义、体温的正常值；理解体温的生理性波动、产热与散热的过程；了解散热的调节、温度感受器、体温调节过程。

同学们要学会正确测量体温的方法并能够判断体温是否正常，学会常用物理降温的方法。

第1节 能量代谢

一、能量的来源和利用

生命活动最基本的特征是新陈代谢，新陈代谢包括物质代谢和能量代谢两个方面。物质代谢是指体内物质的合成和分解。在物质代谢过程中伴随发生能量的释放、转移、储存和利用，称为能量代谢（energy metabolism）。能量代谢与物质代谢同时进行，密不可分。

考点：能量代谢的概念

（一）体内能量的来源、储存和转移

生命活动的能量来源于体内能量物质的生物氧化。体内的能量物质包括糖类、脂肪和蛋白质。①糖类是体内的主要供能物质。正常情况下，机体所需能量的50%～70%来源于糖类的氧化。尤其是脑组织，所需能量主要来自血糖的有氧氧化，而且耗氧量高。因此，保持一定水平血糖和充足的氧供对脑功能的维持至关重要。血糖浓度降低会引起脑功能障碍，出现头晕等症状，严重者可导致抽搐和昏迷，即低血糖休克。②脂肪是体内主要的储能物质，机体消耗能量的20%～30%来源于脂肪的氧化。③蛋白质是构成机体组织的重要成分，正常情况下蛋白质并不为机体提供能量，只有在体内的糖类、脂肪供能不足，如长期饥饿时，机体才通过蛋白质的氧化提供能量，以维持基本的生命活动。

糖类、脂肪和蛋白质分子中都存在着蕴藏能量的碳氢键，当这些能量物质被氧化分解时，碳氢键断裂，生成 H_2O 和 CO_2，同时释放出能量。但机体的各种生命活动并不能直接利用这种形式的能量，组织细胞所消耗的能量只能直接来源于腺苷三磷酸（ATP）的水解。ATP 是糖类、脂肪和蛋白质在生物氧化过程中合成的一种高能化合物，当 ATP 水解为腺苷二磷酸（ADP）和磷酸时，其中的高能磷酸键断裂，释放出能量，供组织细胞直接利用。ATP 既是体内直接的供能物质，又是体内能量储存的重要形式。在生命活动过程中，ATP 不断地被分解消耗，同时又通过能量物质生物氧化释放出的能量使 ADP 氧化磷酸化重新生成 ATP，而不断地得到补充。

除 ATP 外，体内还有一种高能化合物即磷酸肌酸（CP），CP 主要存在于肌肉和脑组织中。当体内能量物质氧化释放的能量过剩时，ATP 可将高能磷酸键转移给肌酸，在肌酸激酶的催化下合成 CP 而将能量储存起来。相反，当 ATP 的消耗超过其生成时，CP 的高能磷酸键又可迅速转移给 ADP 生成新的 ATP，以补充 ATP 的消耗。CP 是能量的储存形式，但其所储存的能量并不能直接被细胞利用，CP 必须将能量转移给 ATP，再由 ATP 水解释放出能量才能被细胞直接利用。

（二）体内能量的利用

能量物质在体内生物氧化过程中释放能量的50%以上直接转化成热能，用于维持体温，剩余部分以化学能的形式储存在 ATP 等高能化合物的高能磷酸键中，供机体完成各种生命活动，如肌肉的收缩与舒张、细胞的跨膜物质转运、神经冲动的传导、腺体的分泌、神经递质的释放及生物活性物质的合成等。除骨骼肌的收缩对外界物体作一定量的机械功外，体内其他的功能活动所消耗的能量最终都转化成热能，参与体温的维持。体内的热能最终经各种途径（最主要是皮肤）散发到外界环境中去。体内能量的产生和利用同样遵循自然界中的能量守恒定律，这也是机体能量代谢测定的理论基础。机体在安静状态，不对外做功，测定一定时间内产热量即可了解机体的能量代谢状况。体内能量代谢的过程见图 7-1。

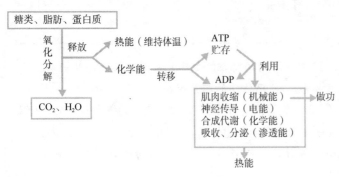

图 7-1　能量代谢的过程

学习小贴士　ATP 与能量合剂

人体的很多生命活动，如肌肉收缩、腺体分泌、细胞膜的物质转运和神经递质的释放等都需要消耗能量，所需能量是由 ATP 提供的。ATP 既是体内直接的供能物质，又是体内能量储存的重要形式。能量合剂是在临床治疗中使用的一种能量补充剂。能量合剂的主要成分是 ATP、辅酶 A 和胰岛素。ATP 可以直接为人体提供能量；辅酶 A 可以调节糖类、脂肪和蛋白质的代谢，促进能量的有效利用；胰岛素能促进葡萄糖的有氧氧化。这三种物质联合，作用是给组织细胞提供能量，有助于病变器官功能的改善，可用于心功能不全、肝炎、肾炎、心肌炎等疾病的治疗。

二、影响能量代谢的因素

能量代谢率（energy metabolism rate，EMR）是指机体在单位时间内的能量代谢。机体在不同状态下，EMR 不同。能量代谢主要受肌肉活动、环境温度、食物的特殊动力效应和精神活动等因素的影响。

（一）肌肉活动

肌肉活动对能量代谢的影响最为明显。肌肉活动的强度与机体的耗氧量和 EMR 成正比关系。剧烈运动或高强度劳动时，机体 EMR 最多可达安静时的 10～20 倍。

（二）环境温度

在 20～30℃的环境温度中，人安静且肌肉放松，能量代谢最为稳定且相对较低。此时的环境温度范围称为等热范围或代谢稳定区。当环境温度低于 20℃时，由于寒冷刺激反射性地引起肌肉紧张度的增强甚至战栗，机体 EMR 增加。而当环境温度高于30℃时，体内生物化学反应速度加快，发汗功能旺盛，以及循环、呼吸功能增强等都使 EMR 增加。

（三）食物的特殊动力效应

进食后机体即使处于安静状态，EMR 也要比进食前增加。这种由进食引起机体额外消耗能量的现象称为食物的特殊动力效应（specific dynamic effect）。在 3 种主要的营养物质中，进食蛋白质的特殊动力效应最为明显，可高达其所含能量的 30%，糖类和脂肪额外增加的产热量约为 6% 和 4%，混合食物约为 10%。食物的特殊动力效应意味着食物能够为机体提供的能量被这种额外的消耗而减少了一部分。因此，在为患者配餐时，应考虑到这部分额外的能量消耗，而给予相应的能量补充。目前认为，食物的特殊动力效应可能主要与肝处理氨基酸或合成糖原等过程有关。

（四）精神活动

人体处于紧张、激动、恐惧和焦虑等精神状态下，EMR 可明显增加。精神紧张时脑组织的能量代谢明显增加，还可引起骨骼肌的紧张性增强，以及通过交感神经兴奋引起肾上腺素和甲状腺激素等的分泌增加来促进细胞代谢，从而增加机体的 EMR 和产热量。

考点：影响能量代谢的因素

三、基础代谢

人体在基础状态下的能量代谢称为基础代谢（basal metabolism）。基础状态是指室温为 20～25℃，人体处于清晨空腹（禁食 12h 以上）、清醒、静卧、放松的状态。基础状态下的能量代谢不受肌肉活动、环境温度、食物的特殊动力效应和精神活动等因素的影响，在这种状态下，体内的能量消耗只用于维持血液循环、呼吸等一些基本的生命活动，能量代谢比较稳定。机体在基础状态下单位时间内的能量代谢称为基础代谢率（basal metabolism rate，BMR）。BMR 常作为评价机体能量代谢水平的指标。BMR 比一般安静时低，但并不是最低的 EMR，如熟睡时机体的各项生命活动降低到更低的水平，此时的 EMR 更低，但在做梦时 EMR 可升高。

考点：基础代谢率的概念

研究表明，与心输出量一样，BMR 并不与体重呈正比，而是与人体的体表面积基本上呈正比。因此，BMR 通常以单位时间内每平方米体表面积的产热量[即 $kJ/(m^2 \cdot h)$]作为单位（表 7-1）。

表 7-1　我国正常人基础代谢率的平均值 $[kJ/(m^2 \cdot h)]$

年龄（岁）	11～15	16～17	18～19	20～30	31～40	41～50	51 以上
男	195.5	193.4	166.2	157.8	158.6	154.0	149.0
女	172.5	181.7	154.0	146.5	146.9	142.4	138.6

由表可见，BMR 随年龄、性别等不同而有生理差异。在其他条件相同的情况下，男性 BMR 的平均值高于同年龄组的女性，儿童高于成人，年龄越大 BMR 越低。同一个体的 BMR 是相对稳定的。临床上 BMR 通常以实测值与正常平均值比较，以高于或低于正常值的百分数（相对值）来表示，即：

基础代谢率（相对值）＝（实测值–正常平均值）/正常平均值×100%

BMR 的实测值与正常平均值比较，如果相差在 15% 之内都属于正常。当相差值超出 20%，才有可能为病理性变化。很多疾病都伴有基础代谢率的改变，特别是甲状腺功能异常时，因此测定 BMR 是临床上诊断某些疾病的辅助方法之一。人体发热时，BMR 也会升高，体温每升高 1℃，心率约加快 10 次/分，BMR 将增加 13% 左右。

第 2 节　体温及其调节

案例 7-1

患者，男性，35 岁。因全身疲乏、头晕、眼花、胸闷、心悸、恶心、口渴、大量出汗 1h 而急诊入院。患者长时间在建筑工地高空作业，当天气温 38℃，既往健康。体格检查无其他异常。初步诊断为中暑。

请思考： 中暑的发病机制是什么？在炎热夏季应如何防止中暑的发生？

一、体　温

人的体温包括体表温度与体核温度。体表温度是指身体表层的温度；体核温度是指机体深部组织（核心部分）的平均温度。由表层向深部存在着较明显的温度梯度。生理学或临床上所说的体温（body temperature）是指体核温度。鸟类、人类和其他大多数哺乳动物的体核温度是相对稳定的，这是内环境稳态的重要表现。体温过高或过低，都将影响体内酶活性的高低，进而影响组织细胞的新陈代谢及其功能活动，甚至会危及生命。

考点：体温的概念

（一）正常体温

由于代谢水平不同，安静时各内脏器官的温度也略有差异：其中肝的温度最高，为 38℃左右；脑的温度也接近 38℃；肾、胰腺及十二指肠等器官温度略低；直肠内的温度则更低。由于血液循环，可使深部各器官的温度趋于一致。因此，血液的温度能较好地反映机体深部的平均温度。由于血液温度不便于测定，临床上通常用直肠、口腔和腋窝等部位的温度来代表体温。其中，直肠温度最高，比较接近机体的体核温度，其正常值为 36.5～37.7℃，测量时需清除粪便、将温度计插入直肠 6cm 以上。口腔温度较直肠温度低，为 36.3～37.2℃，测量时需将温度计置于舌下，口腔紧闭，避免受吸入空气和进食的影响。腋窝温度较口腔温度低，为 36.0～37.0℃。在测量腋窝温度时需保持腋下干燥，将腋窝紧闭形成密闭的人工体腔，且测量必需持续 10min，使腋窝温度逐渐升高而接近于体核温度。测定腋窝温度既方便又不易发生交叉感染，因此临床最为常用。

（二）体温的生理变动

1. 昼夜变化 正常人的体温呈现明显的周期性昼夜变化，清晨 2～6 时体温最低，午后 1～6 时最高，但这种昼夜变化一般不超过 1℃。

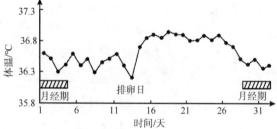

图 7-2 女子月经周期中基础体温的变化

2. 性别 成年女性的基础体温比男性平均约高 0.3℃。此外，育龄期女性基础体温（即基础状态下的体温）还随着月经周期而发生规律性的波动：在月经期和排卵前期较低，排卵日最低，排卵后体温升高 0.3～0.6℃，直到下次月经来潮（图 7-2）。因此，通过每天测定成年女性的基础体温有助于了解其有无排卵和排卵的日期。

3. 年龄 儿童和青少年体温较高。由于新生儿特别是早产儿的体温调节不完善，其体温易受环境温度的影响，故应加强对婴幼儿体温的护理。老年人 BMR 低，体温也偏低，应注意保暖。

4. 肌肉活动 肌肉活动时代谢增强，产热量增加，可使体温升高。因此，临床上测量体温时应先让被测者安静一段时间；测量小儿体温时，应防止其哭闹。

5. 其他因素 环境温度过高或过低、情绪激动、精神紧张和进食等影响能量代谢的因素均可影响体温；麻醉药可抑制体温调节中枢，而且这类药物能扩张皮肤血管，增加热量的散发，故对手术麻醉的患者，应注意术中和术后的保温护理。

考点：体温的正常值及生理变动

二、机体的产热与散热

正常机体体温能维持相对恒定，是由于在体温调节中枢的控制下，机体的产热过程和散热过程保持动态平衡的结果。

（一）产热过程

体内能量物质进行生物氧化时释放的能量，除一部分用于肌肉收缩对外做功外，其余的最终都会转变成热量。体内各组织器官的代谢水平不同，其产热量也不同。机体处于安静状态时，主要的产热器官是内脏，其中肝的产热量最大；运动或劳动时，骨骼肌是主要的产热器官，剧烈运动时，产热量可增加 40 倍，可达机体总产热量的 90%（表 7-2）。

表 7-2　几种组织器官在不同状态下的产热量

器官、组织	占体重百分比（%）	占机体总产热量的百分比（%）	
		安静状态	劳动或运动
脑	2.5	16	3
内脏	34	56	22
骨骼肌	40	18	73
其他	23.5	10	2

　　在寒冷环境中散热量增加，此时机体可通过战栗产热和非战栗产热来维持体热平衡。战栗是骨骼肌发生的不随意的节律性收缩，屈肌和伸肌同时收缩，基本不做功，但产热量可增加 4～5 倍。非战栗产热可理解为交感神经兴奋，肾上腺髓质激素和甲状腺激素释放增加，引起组织代谢产热增强的过程。

考点：机体的主要产热器官

（二）散热过程

　　机体产生的热量绝大部分借血液循环，经皮肤散发到周围环境中，一小部分热量则随呼出气体、排尿、排便等散发到体外。因此，皮肤是机体的主要散热部位。

1. 散热的方式

　　（1）辐射散热　是指机体以热射线（红外线）的形式将体热传递给外界的一种散热方式。在常温和安静状态下，机体的热量约有 60%是通过辐射的方式进行散发的。辐射散热量的多少取决于皮肤与环境之间的温度差及有效的辐射面积。当皮肤温度高于环境温度时，温度差越大，散热量越多。有效散热面积越大，散热量越多。四肢的面积较大，因而在辐射散热中起着重要的作用。

　　（2）传导散热　是指机体的热量直接传递给与其接触的温度较低物体的一种散热方式。传导散热量的多少取决于皮肤表面与接触物表面的温度差、接触面积以及接触物的导热性能等。棉毛织物导热性低，故可保暖；而水和冰的导热性好，因此临床上常用冰袋或冰帽等给高热患者降温。另外，脂肪组织的导热性低，因而肥胖的人体内的热量不易传导到体表，在炎热的夏季容易出汗。

　　（3）对流散热　是通过冷、热空气的相对流动而散发热量的方式。当人体的热量传递给同皮肤接触的一薄层空气后，通过空气的不断流动，可将体热散发到外界。可见，对流散热是传导散热的一种特殊形式。通过对流散发热量的多少，除受皮肤与环境之间的温度差和有效散热面积的影响外，还受到风速的较大影响。风速越小，散热量越少；风速越大，散热量越多。所以冬天刮风时，人就感到特别寒冷，穿衣后阻碍了体表空气的流动，因而具有保暖作用。

　　以上 3 种散热方式只有在皮肤温度高于环境温度的前提下才能进行。当环境温度等于或高于皮肤温度时，机体不但不能通过辐射、传导和对流的方式来散发热量，反而会吸收环境中的热量。此时，蒸发散热就成为机体唯一的散热方式。

　　（4）蒸发散热　指体表水分汽化时将体内热量散发的一种形式。在正常体温条件下，每蒸发 1g 水可散发 2.43kJ 的热量，因此蒸发是一种十分有效的散热方式。临床上对高热患者进行酒精擦浴，就是利用蒸发的原理，通过酒精挥发，吸收和带走机体大量热量，以达到降温效果的方法。蒸发散热受空气湿度的影响很大，空气湿度越大蒸发散热就越慢。因此，在高温高湿的环境中，蒸发散热减少，造成体热淤积，人会感到闷热，易发生中暑。

　　蒸发散热有不感蒸发和发汗两种形式。不感蒸发是指体内水分经皮肤和黏膜（主要是呼吸道黏膜）表面不断渗出，在尚未聚集形成明显的水滴时便汽化的一种散热方式。其中水分经皮肤表面的不感蒸发又称为不显汗。不感蒸发方式不易被人感觉到，且与汗腺的分泌活动无关。即使处在低温环境中，不感蒸发也持续存在。人体每天不感蒸发量约为 1000ml，其中经皮肤蒸发 600～800ml，经呼吸道黏膜蒸发

200～400ml。临床上给患者补液时应考虑到这部分的液体丢失量。婴幼儿不感蒸发的速度比成人快，因此在缺水的情况下，婴幼儿更容易发生严重脱水。发汗（sweating）又称为可感蒸发，是指汗腺主动分泌汗液，再通过汗液蒸发而从体表散发热量的一种散热形式。汗液中水占99%，溶质约占1%，主要是 NaCl，还有少量乳酸、KCl 和尿素等。出汗后立刻揩去汗水带走的热量很少，不能起到散热效果。发汗受环境温度和湿度等因素的影响。在低温环境中，无汗液分泌或分泌量少形不成汗滴，一般计入不感蒸发；在高温、剧烈运动或劳动时，汗液分泌明显增加（≥1.5L/h），通过汗液蒸发而散发大量的体热，这种形式的散热与体温调节密切相关。此时应多喝淡盐水，及时补充水分和 NaCl。

考点：皮肤的散热方式

2. 散热的调节　在寒冷或温度适宜时，机体主要通过改变皮肤的血流量来调节散热；当环境温度较高时，机体主要通过汗腺的活动来调节散热。

（1）皮肤血流量的调节　通过辐射、传导和对流等散热方式所散发热量的多少，主要取决于皮肤和环境之间的温度差，而皮肤温度的高低则取决于皮肤血流量的多少。机体可通过改变皮肤血管的舒缩状态来调节皮肤的血流量。在寒冷环境中，交感神经紧张性增强，皮肤血管收缩，皮肤血流量减少，热量通过机体深部相伴行的动静脉逆流交换作用而留在体内（图7-3A），皮肤温度降低，散热减少；在炎热环境中，交感神经紧张性降低，动-静脉吻合支开放，皮肤血管舒张，皮肤血流量增加，大量热量从机体深部被血液带到体表，皮肤温度升高，散热增加（图7-3B）。当人体处于20～30℃的环境时，机体既不出汗也无战栗反应，仅需通过改变皮肤的血流量来调节机体的散热量，就可以维持体温的相对稳定。

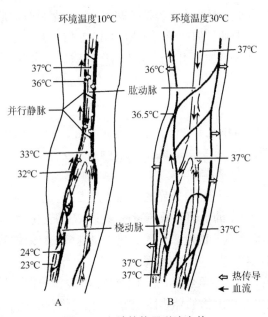

图 7-3　上肢的热量逆流交换

A. 环境温度降低时，热量由肱动脉传向它周围的静脉，动脉血温度因此而下降到24℃；B. 环境温度升高时，热量由表层静脉发散

（2）汗腺活动的调节　发汗是一种反射活动，分温热性发汗和精神性发汗。当环境温度升高达到 30℃以上或机体活动增强，产热量增多时，汗腺开始分泌汗液。这种由体内外温热性刺激引起的汗腺分泌称为温热性发汗。温热性发汗主要参与体温调节。控制温热性发汗的中枢位于下丘脑，发汗中枢通过支配汗腺的交感胆碱能纤维使全身小汗腺分泌汗液。除温热性刺激可引起机体发汗外，在精神紧张、情绪激动时也可反射性地引起手掌、前额和足跖等部位的汗腺分泌，称为精神性发汗。精神性发汗是由大脑皮质发出的冲动引起的，通过支配汗腺的交感肾上腺素能纤维引起发汗，与体温调节关系不大。此外，在进食辛辣食物时，口腔内的痛觉神经末梢受到刺激反射性地引起头颈部发汗，称为味觉性发汗。

链接　中暑和冻僵

　　中暑是在暑热天气、湿度大且无风环境中，人的体温调节中枢功能障碍、汗腺功能衰竭和水、电解质大量丢失而出现相关临床表现的疾病。中暑损伤主要是因为体温过高（>42℃）对细胞造成直接损伤，引起全身多器官功能障碍。

　　冻僵又称意外低体温，是指下丘脑功能正常者处在寒冷（-5℃以下）环境中，其中心体温<35℃并伴有神经和心血管系统损害为主要表现的全身性疾病，通常于暴露在寒冷环境中 6h 内发病。冻僵患者的体温越低，病死率越高。

三、体　温　调　节

体温的相对恒定，是通过自主性体温调节和行为性体温调节使机体的产热和散热活动保持平衡的结果。自主性体温调节是指在中枢神经系统特别是下丘脑的控制下，通过增减皮肤的血流量、发汗、战栗等生理性调节反应对体温进行的调节。行为性体温调节是指在大脑皮质的控制下，机体通过采取不同的行为来维持体温的相对恒定，如增减衣服、拱肩缩背、跑步及人工御寒、防暑措施等。行为性体温调节以自主性体温调节为基础，是对自主性体温调节的补充。下面主要讨论自主性体温调节。

（一）温度感受器

感受机体各个部位温度变化的特殊结构称为温度感受器，包括外周温度感受器和中枢温度感受器。

1. 外周温度感受器　指存在于皮肤、黏膜、内脏和肌肉等处的温度感受器，包括冷感受器和热感受器。外周温度感受器的传入冲动频率在一定范围内能灵敏地反映温度的变化，因此可以对机体外周部位的温度起到监测作用。外周温度感受器的传入冲动除到达体温调节中枢引起体温调节效应外，还能到达大脑皮质，引起温度觉。

2. 中枢温度感受器　指分布在中枢神经系统内的对温度变化敏感的神经元，包括热敏神经元（在局部温度升高时放电频率增加）和冷敏神经元（在局部温度降低时放电频率增加）。脊髓、脑干及下丘脑等处都含有这两种不同的温度敏感神经元。其中，下丘脑的温度敏感神经元对温度的变化最为敏感。

（二）体温调节中枢

从脊髓到大脑皮质的整个中枢神经系统内都存在着与体温调节有关的神经元。研究表明，只要保留下丘脑及其以下结构的完整，体温调节便可维持正常，说明体温调节的基本中枢在下丘脑。视前区-下丘脑前部（PO/AH）的温度敏感神经元，既能感受脑组织局部温度的变化，又能对身体其他部位的温度传入信息进行整合，并发出控制信息，经传出途径调节机体的产热和散热过程。由此说明 PO/AH 是体温调节中枢整合机构的中心部位。

（三）体温调节的机制

下丘脑是体温调节的控制部分，它发出的传出信息经一定途径作用于受控部分，即产热器官和散热器官，调节两者的活动状态，使体温维持在一个相对稳定的水平。体温总会因内外环境因素，如肌肉活动、环境温度、湿度、风速等变化的影响而发生变化，温度感受器感受这些变化，并将信息传递到下丘脑体温调节中枢，经过中枢的整合作用，再调整受控部分的活动，使体温保持相对的稳定（图 7-4）。

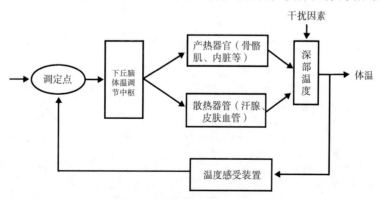

图 7-4　体温保持相对恒定的机制

对体温调节的自动控制机制目前多用调定点学说来解释。该学说认为，位于 PO/AH 中的温度敏感神经元起着调定点（set point）的作用，即设定温度值。正常情况下调定点设定的温度为 37℃。下丘脑体温调节中枢就按照这个设定的温度进行体温调节。当体温处于这一温度时，机体的产热与散热过程处于平衡状态；当体温超过 37℃时，通过调节使产热活动抑制而散热活动增强，将升高的体温回降到调定点水平；反之，当体温低于 37℃时，则产热活动增强而散热活动抑制，使降低了的体温回升到调定点的水平。某些致热原可使调定点上移（称为"重调定"），引起体温升高；阿司匹林等药物则可阻断致热原的作用，使体温恢复正常。

机体处在高温或低温环境下，经过一段时间，体温调节功能能够产生适应性变化，这种现象称为温度习服（thermal acclimatization），包括热习服和冷习服。

自 测 题

一、单选题

1. 既是重要的储能物质，又是体内直接的供能物质的是（　）
   A. 葡萄糖　　　　　B. 脂肪酸
   C. 磷酸肌酸　　　　D. 腺苷二磷酸
   E. 腺苷三磷酸

2. 对能量代谢的影响最为明显的是（　）
   A. 性别　　　B. 年龄　　　C. 肌肉运动
   D. 精神活动　　E. 进食

3. 下列对基础代谢率影响最为明显的疾病是（　）
   A. 红细胞增多症　　B. 甲状腺功能亢进
   C. 原发性高血压　　D. 白血病

E. 糖尿病

4. 机体在安静和运动时的主要产热器官分别是（　）
   A. 内脏、骨骼肌　　B. 内脏、脑
   C. 脑、皮肤　　　　D. 脑、骨骼肌
   E. 内脏、皮肤

5. 人在炎热环境中，主要散热方式是（　）
   A. 皮肤血管舒张　　B. 不感蒸发增加
   C. 发汗增加　　　　D. 辐射、传导和对流增加
   E. 能量代谢减弱

二、简答题

1. 简述人体内能量的来源与去路。
2. 简述体温的生理性波动。

（杨志宏）

第8章

肾的排泄功能

同学们，本章讲述人体血液净化器——肾的排泄功能。希望同学们结合案例分析，建立临床逻辑思维，提高理论联系实际的能力，逐步养成严谨求实、认真负责的职业素养。

本章大家要掌握肾小球的滤过及影响因素、肾小球滤过率、滤过分数、有效滤过压、肾糖阈、渗透性利尿的概念，抗利尿激素和醛固酮的作用；理解肾小管和集合管的重吸收功能、排尿反射、肾的自身调节、尿生成的神经调节；了解肾小管和集合管的分泌功能、尿液的浓缩和稀释。

同学们要掌握本章的实验操作，能利用所学知识分析相关疾病的发病机制和临床表现，为今后从事临床工作奠定基础。

机体在新陈代谢过程中，不断地消耗 O_2 和分解营养物质，为各种生命活动提供所需要的能量，同时产生了对机体无用甚至有害的代谢产物。排泄（excretion）就是指机体将物质代谢过程中产生的终产物和进入体内的异物及过剩的物质，经血液循环由排泄器官排出体外的过程。机体的主要排泄途径有皮肤、消化道、呼吸道、肾 4 种（表 8-1）。其中肾排泄物质种类最多，数量最大，是机体最主要的排泄器官，在维持内环境的稳态，特别是水、电解质和酸碱平衡中起非常重要的作用。此外，肾还具有内分泌功能，能合成分泌多种生物活性物质，如促红细胞生成素、肾素、激肽、前列腺素等。

表 8-1 机体主要排泄途径

途径	排泄物质
皮肤	H_2O、NaCl、KCl、尿素和乳酸
消化道	部分无机盐、少量重金属和部分胆色素
呼吸道	CO_2、少量水及挥发性药物
肾	大部分代谢终产物、过剩物质和异物

第 1 节　尿的生成过程

案例 8-1

患儿，男性，12 岁。因眼睑水肿，血尿，尿量减少 3 日入院。患儿 5 日前感冒，出现尿量减少，眼睑水肿，伴发热、恶心、头晕等症状。

查体：体温 37.8℃，心率 110 次/分；呼吸 26 次/分，体重 41kg，血压 142/98mmHg。全身皮肤、黏膜无黄染、皮疹及出血点。

实验室检查：尿红细胞增多，蛋白尿（++），可见多种管型；轻度贫血，白细胞正常，红细胞沉降率轻度增加；抗链球菌溶血素 "O" 升高。肾活检：光镜下可见约 20% 肾小球性硬化，囊壁增厚、粘连。临床诊断：急性肾小球肾炎。

请思考： 根据实验室检查分析患儿出现血尿和蛋白尿的原因是什么？

泌尿系统包括肾、输尿管、膀胱和尿道等。其中实质性器官肾是尿生成的部位。肾单位是肾结构和

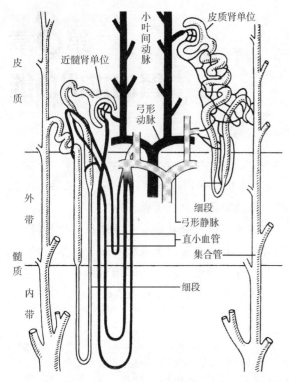

图 8-1 肾单位和肾血管示意图

功能的基本单位，每个肾单位包括肾小体和肾小管两部分。肾小体由肾小球和肾小囊组成。肾小球是位于入球小动脉和出球小动脉之间的一团彼此之间分支又再吻合的毛细血管网。肾小囊脏层紧贴毛细血管网，壁层则移行为肾小管壁，两层之间的腔隙称为肾小囊腔，与肾小管管腔相通。肾小管由近端小管、髓袢细段和远端小管3部分组成。远曲小管末端与集合管相连，每条集合管接受多条来自远曲小管的滤液。

肾单位可分为皮质肾单位和近髓肾单位两类（图 8-1）。皮质肾单位的肾小球位于肾皮质的中外 2/3，其数量多，占人肾单位总数的 85%～90%，主要参与尿生成的滤过与重吸收。近髓肾单位的肾小球位于肾皮质的内 1/3，占肾单位总数的 10%～15%，主要参与尿液的浓缩和稀释过程。

肾动脉压强高，流量大，有自身调节能力。肾有足够的血流量是尿生成的前提。正常成年男性安静时两肾血流量约有 1.2L/min，相当于心输出量的 20%～25%。其中约 94%的血液分布在肾皮质，有利于尿液生成，5%～6%分布在外髓，其余不到 1%分布在内髓。肾动脉多次分支后成为入球小动脉，进入肾小体后，形成肾小球毛细血管网。毛细血管内的血压较高，有利于肾小球的滤过。肾小球毛细血管汇集成出球小动脉离开肾小球后，再次形成管周毛细血管网，其血压较低，有利于小管液的重吸收。故肾有两级串联的毛细血管网且两级毛细血管血压差异较大。

尿的生成包括肾小球的滤过（glomerular filtration）、肾小管和集合管的重吸收及肾小管和集合管的分泌排泄 3 个基本过程。由肾小球滤过生成的超滤液称为原尿（initial urine），而最后生成和排出的尿液称为终尿（end urine）。

一、肾小球的滤过功能

血液流经肾小球毛细血管时，在有效滤过压的驱动下，血浆中的水和小分子物质透过肾小球滤过膜进入肾小囊腔形成原尿的过程，称为肾小球的滤过。这是尿液生成的第一步。

用微穿刺实验方法获取肾小囊腔内的液体进行微量化学分析，结果表明，肾小囊内的液体除了蛋白质含量甚少之外，各种晶体物质如葡萄糖、氯化物、无机磷酸盐、尿素、尿酸和肌酐等的浓度都与血浆中的非常接近，而且渗透压及酸碱度也与血浆的相似，由此证明肾小球的滤过液就是血浆的超滤液。

在有足够肾血流量的条件下，血液流经肾小球时的滤过情况，主要与肾小球滤过膜和有效滤过压有关。

（一）肾小球滤过膜

滤过膜是肾小球滤过的结构基础，由 3 层结构组成：内层为肾小球毛细血管内皮细胞，中层为基膜，外层是肾小囊脏层上皮细胞，又称足细胞（图 8-2）。每层结构上都存在不同直径的微孔。滤过膜 3 层结构上的孔道，构成了物质滤过的机械屏障。由于滤过膜 3 层结构上还覆盖有

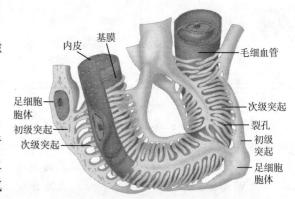

图 8-2 肾小球滤过膜

带负电荷的物质（主要是糖蛋白），所以它对带负电荷的大分子物质的通过起到电学屏障作用，即可限制带负电荷的大分子蛋白质等物质滤过。滤过膜的选择性以机械屏障为主。

1. 滤过膜的面积 正常人体两侧肾全部肾小球毛细血管总面积在 1.5m² 以上，这样大的滤过面积有利于血浆的滤过。在正常情况下，人两肾的全部肾小球的滤过面积保持稳定。但在急性肾小球肾炎时，由于肾小球毛细血管管腔变窄或完全阻塞，致使有滤过功能的肾小球数量减少，有效滤过面积也随之减少，导致肾小球滤过率降低，可出现少尿甚至无尿。

2. 滤过膜的通透性 可用血浆中物质通过滤过膜的情况来衡量。滤过膜的三层结构中：①内层是毛细血管的内皮细胞。内皮细胞上有许多直径在 70～90nm 的窗孔，可防止血细胞通过，但对血浆蛋白的滤过可能不起阻挡作用。②中间层是非细胞性的基膜，是滤过膜的主要滤过屏障。把分离的基膜经特殊染色后证明其上有 2～8nm 的多角形网孔。水和部分分子较小的溶质可以通过微纤维网的网孔。③外层是肾小囊的上皮细胞。上皮细胞的足突相互交错，形成裂隙。裂隙上有一层滤过裂隙膜，膜上有直径 4～11nm 的孔，它是滤过的最后一道屏障。一般来说，有效半径小于 2.0nm（分子量小于 10 000Da）的中性物质，可以自由滤过；有效半径大于 4.2nm（分子量大于 70 000Da）的大分子物质则不能滤过。有效半径在 2.0～4.2nm 的各种物质分子，随着有效半径的增加，它们被滤过的量逐渐降低。例如，葡萄糖分子有效半径为 0.36nm，分子量为 180Da，可自由透过滤过膜。

带负电荷的血浆白蛋白虽其有效半径为 3.6nm（小于 4.2nm，分子量为 69 000Da），却很难通过滤过膜，这是白蛋白带负电荷所致。在病理情况下，滤过膜上带负电荷的糖蛋白可减少或消失，就会导致带负电荷的血浆蛋白滤过量比正常时明显增加，从而在尿中出现蛋白，称为蛋白尿。

（二）有效滤过压

肾小球滤过作用的动力是有效滤过压（effective filtration pressure）。在滤过膜通透性和肾血浆流量不变时，原尿的生成量主要由有效滤过压来决定。肾小球有效滤过压与组织液生成的有效滤过压相似，由滤过动力和阻力组成，两者的差值即为有效滤过压。

肾小球有效滤过压=（肾小球毛细血管血压+囊内液胶体渗透压）-（血浆胶体渗透压+肾小囊内压）

由于肾小囊内的滤过液中蛋白质浓度极低，其胶体渗透压可忽略不计。

肾小球有效滤过压=肾小球毛细血管血压-（血浆胶体渗透压+肾小囊内压）（图 8-3）。

皮质肾单位的入球小动脉粗而短，血流阻力较小；出球小动脉细而长，血流阻力较大。因此，球毛细血管血压较其他器官的毛细血管血压高。用微穿刺法测得大鼠肾小球毛细血管血压平均值为 45mmHg，为主动脉平均压的 40%左右，而且从肾小球毛细血管入

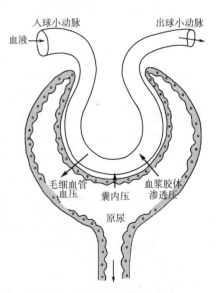

图 8-3 肾小球有效滤过压

球端到出球端，血压下降不多。肾小囊内压与近曲小管内压力相近，较为稳定，约为 10mmHg。据测定，大鼠肾小球毛细血管入球端的血浆胶体渗透压约为 25mmHg，因此在入球端的有效滤过压=45-（25+10）=10（mmHg），但肾小球毛细血管内的血浆胶体渗透压不是固定不变的，在血液流经肾小球毛细血管时，由于不断生成滤过液，血液中血浆蛋白浓度就会逐渐增加，血浆胶体渗透压也随之升高。当血浆胶体渗透压上升至 35mmHg 时，有效滤过压=45-（35+10）=0（mmHg），滤过便停止。由此可见，不是肾小球毛细血管全段都有滤过，从入球端到出球端，有效滤过压逐渐下降，只有从入球小动脉端开始到达到滤过平衡（filtration equilibrium）即有效滤过压下降为零之前的一段才有滤过。滤过平衡点越靠近入球小动脉端，有效滤过的毛细血管长度就越短，肾小球滤过率就越低。相反，滤过平衡点越靠近出球小动

脉端，有效滤过的毛细血管长度越长，肾小球滤过率就越高。如果不出现滤过平衡，全段毛细血管都将有滤过作用。

（三）肾小球滤过率和滤过分数

肾小球滤过率和滤过分数是衡量肾小球滤过功能的两个重要指标。单位时间内（每分钟）两肾生成的超滤液（原尿）的量称为肾小球滤过率（glomerular filtration rate，GFR）。肾小球滤过率与体表面积有关，据测定，体表面积为 $1.73m^2$ 的正常人，其肾小球滤过率为 125ml/min 左右。照此计算，两侧肾一昼夜从肾小球滤过的血浆总量将高达约 180L。

肾小球滤过率和肾血浆流量的比值称为滤过分数（filtration fraction，FF）。正常成人肾血流量约为 1200ml/min，肾血浆流量为 660ml/min，则滤过分数为 $125/660 \times 100\% = 19\%$。滤过分数的值表明，流经肾的血浆约有 1/5 由肾小球滤过到肾小囊腔中形成原尿。

考点：肾小球滤过率和滤过分数的概念

（四）影响肾小球滤过的因素

1. 有效滤过压 由 3 个因素组成，在其他条件不变时，肾小球滤过率与肾小球毛细血管血压呈正变关系，与血浆胶体渗透压、肾小囊内压则呈反变关系。

正常情况下，肾血流量及肾小球毛细血管血压均可保持相对稳定，肾小球滤过率基本不变。当动脉血压低于 80mmHg 时，肾小球毛细血管血压下降，加上此时交感神经兴奋，肾血管收缩，肾血流量减少，肾小球有效滤过压降低，肾小球滤过率下降，出现少尿。当动脉血压进一步下降到 40～50mmHg 甚至 40mmHg 以下时，肾小球滤过率下降到 0，无原尿生成，导致无尿。高血压晚期，因入球小动脉器质性病变而狭窄，也可使肾小球毛细血管血压明显降低，肾小球滤过率减少，导致少尿，甚至无尿。

囊内压通常是比较稳定的。只有当肾盂或输尿管结石、肿瘤压迫等原因引起输尿管阻塞时，才会发生囊内压升高，有效滤过压降低，肾小球滤过率减小。

正常人血浆胶体渗透压变动范围不大。若由静脉快速注入大量 0.9%NaCl 溶液或某些病理原因致血浆蛋白浓度下降，可使血浆胶体渗透压降低，有效滤过压升高，肾小球滤过率增加，导致尿量增多。

2. 滤过膜的面积和通透性 成人两侧肾的有效滤过面积在 $1.5m^2$ 左右，始终处于活动状态，保持滤过面积和通透性相对稳定。某些病理情况如急性肾小球肾炎时，可致部分肾小球毛细血管管腔狭窄或阻塞，有效滤过膜面积减小，肾小球滤过率下降，出现少尿，甚至无尿；另外，滤过膜上带负电荷的糖蛋白减少或消失，或是肾脏疾病导致滤过膜的结构破坏，使机械屏障和电学屏障作用减弱，致使血浆蛋白甚至血细胞由此漏入肾小囊内，出现蛋白尿和血尿。

3. 肾血浆流量 在其他条件不变时，肾血浆流量与肾小球滤过率呈正变关系。当肾血浆流量增加时（如在临床上由静脉输入大量 0.9%NaCl 溶液），肾小球毛细血管内血浆胶体渗透压上升的速度减慢，滤过平衡点靠近出球小动脉端，有效滤过压和滤过面积增加，肾小球滤过率将随之增加。相反，肾血浆流量减少时，血浆胶体渗透压的上升速度加快，滤过平衡点就靠近入球小动脉端，则肾小球滤过率减少。在严重缺氧、中毒性休克等病理情况下，由于交感神经兴奋，肾血流量和肾血浆流量将明显减少，肾小球滤过率因而明显减少。

链　接 中国泌尿外科拓荒者——吴阶平

吴阶平（1917—2011 年），著名的医学科学家、医学教育家、泌尿外科专家、中国科学院、中国工程院院士。1960 年吴阶平遇到一例临床诊断为嗜铬细胞瘤的病例，手术表明并无肿瘤，只发现髓质增生，并且各种资料中均没有针对这一病症的报道。通过对 1960～1976 年收集到的 17 个病例的观察与研究，吴阶平确定了肾上腺髓质增生这一疾病的存在，并于 1978 年在《中华医学杂志》（英文版）发表了关于肾上腺髓质增生的专题报告。凭借这一发现，吴阶平被卫生部（现国家卫生健康委员会）授予科技成果奖甲等奖。

二、肾小管和集合管的重吸收功能

原尿从肾小囊进入肾小管后称为小管液。重吸收（reabsorption）是指小管液在流经肾小管和集合管时，其中大部分水和溶质从小管液中转运至血液的过程。人每天生成终尿量平均 1.5L，只占原尿量的 1%左右。肾小管和集合管的重吸收具有选择性，保留了对机体有用的物质如葡萄糖、氨基酸、维生素、水、Na$^+$等，又清除了对机体有害的和过剩的物质如肌酐、尿酸等，实现了肾的净化、调整血浆成分，以及维持机体水、电解质和酸碱平衡的功能。

肾小管和集合管的重吸收方式主要有主动转运和被动转运两种。主动转运是指小管液中的溶质逆电-化学梯度通过肾小管上皮细胞转运到管周组织液并进入血液的过程，分为原发性主动转运和继发性主动转运。被动转运是指小管液中的溶质顺电-化学梯度通过肾小管上皮细胞转运至血液的过程，包括渗透、单纯扩散和易化扩散。

肾小管和集合管各段都具有重吸收功能，但近端小管重吸收物质的种类最多，数量最大，是各类物质重吸收的主要部位。正常情况下，小管液中葡萄糖、氨基酸等营养物质，几乎全部在近端小管重吸收；80%～90%的 HCO$_3^-$、65%～70%的水和 Na$^+$、K$^+$、Cl$^-$等也在此被重吸收，还有部分尿素、尿酸、硫酸盐、磷酸盐；余下的水和盐类绝大部分在髓袢、远端小管和集合管重吸收。

（一）Na$^+$和 Cl$^-$的重吸收

原尿99%以上 Na$^+$被重吸收入血。除髓袢降支细段外，肾小管各段和集合管对 Na$^+$均有重吸收的能力，主要以主动形式重吸收。其中在近端小管的重吸收量为65%～70%，在髓袢重吸收量约为20%，其余在远曲小管和集合管重吸收。

在近端小管，Na$^+$主要靠基侧膜上的 Na$^+$泵主动重吸收，Cl$^-$随之被动吸收。由于近端小管基侧膜上Na$^+$泵的作用，Na$^+$被泵至细胞间隙，使细胞内 Na$^+$浓度降低。小管液中 Na$^+$便顺电-化学梯度通过管腔膜进入上皮细胞内。Na$^+$不断进入细胞间隙，渗透压升高，水便不断从小管液进入细胞间隙，使其静水压升高，促使 Na$^+$和水由组织间隙进入毛细血管而被重吸收。同时，部分 Na$^+$和水通过上皮细胞间的紧密连接回漏至小管腔内，即泵-漏模式（图 8-4A）。由于Na$^+$主动重吸收，使小管腔内电位为负值，同时 HCO$_3^-$重吸收速度明显大于 Cl$^-$重吸收，Cl$^-$便留在小管液中，小管液中 Cl$^-$浓度比管周组织间液高。因此，Cl$^-$顺电-化学梯度而被动重吸收，Na$^+$随之顺电势梯度被动扩散（图 8-4B）。髓袢升支对NaCl 的通透性很高，但细段和粗段有不同的重吸收机制。细段重吸收 NaCl 是顺浓度差的被动扩散；而粗段重吸收 NaCl则通过同向转运体实现 Na$^+$-2Cl$^-$-K$^+$同向转运入上皮细胞，属继发性主动转运。在远曲小管和集合管，NaCl 的重吸收量约为滤过量的12%，伴随有 H$^+$、K$^+$的分泌及 Cl$^-$的被动重吸收。

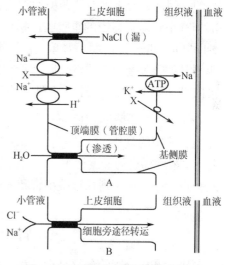

图 8-4　近端小管的物质转运示意图

A. 近端小管前半段；B. 近端小管后半段；X 为葡萄糖、氨基酸、磷酸盐和 Cl$^-$等

（二）水的重吸收

原尿中 99%的水被重吸收入血，仅有 1%排出。当水的重吸收量减少 1%时，尿量将增加 1 倍，因此水的重吸收对尿量的影响很大。除髓袢升支外，其余各段肾小管和集合管都对水有重吸收能力。其中，近端小管可基础性重吸收 65%～70%，髓袢降支细段和远曲小管各吸收 10%，集合管吸收 10%～20%。水的重吸收均是被动的，是顺小管液中溶质吸收后形成的管内外渗透压梯度而进行的。远曲小管和集合管对水的重吸收受 ADH 的调节，根据机体需水情况而增减，属于调节性重吸收，对维持机体的水平衡

和血浆晶体渗透压有重要意义。

（三）HCO₃⁻的重吸收

HCO_3^-的重吸收量占滤过量的99%以上，其中有约85%在近端小管重吸收，其余的多数在远曲小管和集合管被重吸收。小管上皮细胞的管腔膜对HCO_3^-无通透性。小管液中的HCO_3^-先与肾小管分泌的H^+结合生成H_2CO_3，再分解为CO_2和水。CO_2以单纯扩散的形式进入上皮细胞内，在碳酸酐酶的作用下和水又生成H_2CO_3，H_2CO_3电离出H^+和HCO_3^-，H^+与Na^+交换再进入小管液中，HCO_3^-与Na^+形成$NaHCO_3$被重吸收回血。由于CO_2是高脂溶性的，因此在近端小管中HCO_3^-的重吸收比Cl^-优先。HCO_3^-作为机体重要的碱储备，其优先重吸收对于体内酸碱平衡的维持具有重要意义。

（四）K⁺的重吸收

每天经肾小球滤过的K^+约为35g，尿中排出2～4g，约90%被重吸收回血。小管液流经肾小管各段时，67%的K^+在近端小管被吸收，20%的K^+在髓袢重吸收，K^+在这些部位的重吸收是比较固定的。约13%的K^+在远曲小管和皮质集合管被重吸收，此部位也能分泌K^+，而且摄食等因素可调节K^+的重吸收和分泌的量。实验证明，K^+的重吸收主要在近端小管。K^+的重吸收是一个主动转运过程，小管液中K^+浓度为4mmol/L，远低于细胞内的K^+浓度（150mmol/L），因此，K^+通过管腔膜重吸收是逆浓度梯度进行的主动重吸收，然而其详细的转运机制尚不明确。

（五）葡萄糖的重吸收

原尿中葡萄糖的浓度和血糖浓度相等，但正常人终尿中不含葡萄糖，说明小管液中的葡萄糖全部被重吸收。实验表明，葡萄糖重吸收部位仅限于近端小管。

葡萄糖是和Na^+一起与复合载体蛋白（Na^+-葡萄糖同向转运体）结合，进行继发性主动转运而被重吸收的。因此，肾小管对葡萄糖的重吸收是有限的。当血浆中葡萄糖的浓度高于180mg/100ml时，有一部分肾小管对葡萄糖的重吸收已达极限，尿中开始出现葡萄糖，此时的血糖浓度称为肾糖阈（renal threshold for glucose）。每一肾单位的肾糖阈并不完全相同。随着血糖浓度的升高，尿糖也随之增加。达到两侧肾重吸收葡萄糖的极限后，尿糖排出率随血糖浓度升高平行增加。正常成年男性两肾葡萄糖重吸收极限量平均为375mg/min，女性平均为300mg/min。

（六）其他物质的重吸收

小管液中的氨基酸、HPO_4^{2-}、SO_4^{2-}等物质的重吸收机制基本上与葡萄糖相似，也是依靠各自转运体和Na^+浓度梯度的继发性主动转运。正常情况下，进入小管液中的微量蛋白质在近端小管内通过入胞方式被重吸收。尿素则在近端小管和髓袢升支细段及内髓部集合管内，顺浓度差扩散而被动重吸收。

考点：肾糖阈的概念

三、肾小管和集合管的分泌排泄功能

肾小管和集合管的分泌是指肾小管和集合管上皮细胞将自身物质代谢的终产物排入小管液的过程；而肾小管和集合管上皮细胞将血液中的某种物质排入小管液的过程属于排泄。由于分泌和排泄的物质都是通过肾小管上皮细胞排入小管腔，故一般不作严格区分，统称为分泌。肾小管和集合管主要分泌H^+、K^+、NH_3和NH_4^+等。

（一）H⁺的分泌

除髓袢细段外，各段肾小管和集合管的上皮细胞均有分泌H^+的功能，但主要在近端小管分泌。H^+的分泌与HCO_3^-的重吸收有关。H^+的分泌有两种机制，即Na^+-H^+交换和H^+泵主动分泌H^+，以前者为主。

Na^+-H^+交换是指小管上皮细胞内的H^+和小管液中Na^+与细胞膜上的转运体结合，通过逆向协同转运，Na^+进入细胞，H^+被分泌到小管液中的过程。与H^+同时在细胞内生成的HCO_3^-被重吸收。由此可见，

在 Na^+-H^+ 交换过程中，每分泌 1 个 H^+，可重吸收 1 个 Na^+ 和 1 个 HCO_3^-。因此，H^+ 的分泌可促进 HCO_3^- 的重吸收，起到排酸保碱的作用，对维持体内酸碱平衡具有非常重要的意义。

远曲小管后段和集合管闰细胞上的 H^+ 泵主动分泌 H^+，该过程也是每分泌 1 个 H^+ 就重吸收 1 个 HCO_3^- 回血，但与 Na^+ 的重吸收无关。

（二）NH_3 和 NH_4^+ 的分泌

近端小管、髓袢升支粗段、远端小管、集合管均可分泌 NH_3，其中 NH_3 的 60% 由肾小管上皮细胞内谷氨酰胺脱氨生成，其余 40% 来自其他氨基酸，主要由远曲小管和集合管分泌。NH_4^+ 通过上皮细胞顶端膜 Na^+-H^+ 交换体进入小管液（NH_4^+ 代替 H^+）。NH_3 是脂溶性的碱性物质，通过小管上皮细胞膜向 pH 低的方向自由扩散，由于小管液中的 pH 较管周组织液低，故 NH_3 向小管液中扩散。而进入小管液的 NH_3 与其中的 H^+ 结合成 NH_4^+，NH_4^+ 的生成使小管液中的 NH_3 和 H^+ 的浓度降低（缓冲了 H^+），加速了 NH_3 向小管液扩散，促进了 H^+ 的分泌。小管液中的 NH_4^+ 与强酸盐（如 NaCl）的负离子结合形成铵盐（NH_4Cl）随尿排出。强酸盐的正离子（Na^+）则与细胞内的 H^+ 交换进入肾小管上皮细胞，然后和细胞内的 HCO_3^- 一起被重吸收回血。在集合管，NH_3 的分泌通过扩散方式进入小管液。因此，NH_3 的分泌不但促进 H^+ 分泌，还促进机体碱储备，有利于肾排酸保碱。

（三）K^+ 的分泌

尿中的 K^+ 主要是由远曲小管和集合管分泌。K^+ 的分泌与 Na^+ 的主动重吸收有密切的联系，即以 Na^+-K^+ 交换的形式进行。Na^+-K^+ 交换是指在小管液中的 Na^+ 被主动重吸收入细胞的同时，形成的电位差促使 K^+ 被分泌到小管液中。在远曲小管和集合管中，由于 Na^+-K^+ 交换和 Na^+-H^+ 交换都是 Na^+ 依赖性的，故排 K^+ 和排 H^+ 两者之间有竞争性抑制作用。即当 Na^+-H^+ 交换增加时，Na^+-K^+ 交换减少；而 Na^+-H^+ 交换减少时，Na^+-K^+ 交换则增加。因此，机体酸中毒时，由于 Na^+-H^+ 交换增加，使 Na^+-K^+ 交换减少，K^+ 排出减少而引起血 K^+ 浓度升高。而在发生碱中毒时，上皮细胞内 H^+ 生成减少，Na^+-H^+ 交换减弱，而 Na^+-K^+ 交换加强，可使血 K^+ 浓度降低。

K^+ 分泌量的多少取决于体内血 K^+ 的浓度，受醛固酮的调节。一般情况下，尿中 K^+ 的排出量及机体 K^+ 的摄入量是平衡的。但当机体缺 K^+ 时，由于尿液中仍有 K^+ 排出，引起血 K^+ 浓度下降。机体 K^+ 的代谢特点是多吃多排，少吃少排，不吃也排。故临床上各种原因引起 K^+ 摄入不足时，要注意适量补 K^+。

（四）其他物质的排泄

肾小管上皮细胞还可排泄肌酐、青霉素、酚红、对氨基马尿酸等物质。临床上酚红排泄试验主要用来检查肾小管的排泄功能。机体的代谢产物尿酸如果排泄过少或重吸收过多，血浆中尿酸浓度过高，会引起痛风。

> **学习小贴士　尿液的生成与血液透析**
>
> 血液透析（HD）是急慢性肾衰竭患者肾替代治疗方式之一。它通过将体内血液引流至体外的透析器中，血液流过半渗透膜组成的小间隙内，血液中的红细胞、白细胞和蛋白质等大颗粒不能通过半渗透膜小孔，而水、电解质及血液中代谢产物，如尿素、肌酐、胍类等中小物质可通过半透膜弥散到透析液中，透析液中的物质如碳酸氢根和乙酸盐等也可以弥散到血液中，达到清除体内有害物质、补充体内所需物质的目的，相当于模拟肾的功能。血液透析对减轻患者症状，延长生存期和保证生存质量均有重要意义。

第 2 节　尿生成的调节

凡是可以影响尿生成 3 个过程之一的因素都能影响终尿的生成。尿生成的调节包括自身调节、体液调节和神经调节。

一、肾的自身调节

肾内自身调节包括肾血流量的自身调节、小管液中溶质浓度的影响和球-管平衡。

（一）肾血流量的自身调节

肾血流量的自身调节是指动脉血压在 80～180mmHg 范围内变动时，肾血流量仍然保持相对稳定。在去除肾外来神经支配的情况下，肾血流量在一定的动脉血压变动范围内仍能保持相对稳定，故称为肾血流量的自身调节。肾血流量自身调节的生理意义在于使肾小球滤过率不会因血压波动而改变，从而维持肾小球滤过率相对恒定。关于自身调节的机制，目前多用肌源学说和管球反馈学说进行解释。

（二）小管液中溶质的浓度

小管液中溶质所形成的渗透压，是对抗肾小管重吸收水分的力量。如果小管液溶质浓度高，渗透压高，就会妨碍肾小管特别是近端小管对水的重吸收。例如，近端小管中某些物质未被重吸收，导致小管液渗透压升高，可保留一部分水在小管内，使小管液中的 Na^+ 被稀释而浓度降低，故小管液与细胞内的 Na^+ 浓度差变小，Na^+ 的重吸收也减少，结果尿量增多，NaCl 排出也增多。这种由于小管液中溶质浓度增加，渗透压升高而引起尿量增多的现象，称为渗透性利尿（osmotic diuresis）。

糖尿病患者由于血糖浓度超过了肾糖阈，肾小管不能将滤液中的葡萄糖完全重吸收回血液，使小管液中的葡萄糖含量增多，小管液渗透压因而升高，妨碍了水的重吸收，可出现多尿及尿液中含葡萄糖。

临床上有时给水肿患者使用可被肾小球滤过而又不能被肾小管重吸收的物质，如甘露醇、山梨醇等，来提高小管液中溶质的浓度，借助渗透性利尿的机制达到利尿和消除水肿的目的。

考点：渗透性利尿的原理

（三）球-管平衡

近端小管对溶质和水的重吸收量不是固定不变的，而是随肾小球滤过率的变动而发生变化。肾小球滤过率增大，滤液中 Na^+ 和水的总含量增加，近端小管对 Na^+ 和水的重吸收率也提高；反之，肾小球滤过率减小，滤液中 Na^+ 和水的总含量减少，近端小管对 Na^+ 和水的重吸收率也相应地降低。不论肾小球滤过率增大或减小，近端小管是定比重吸收（constant fraction reabsorption）的，即近端小管的重吸收率始终为肾小球滤过率的 65%～70%。这种现象称为球-管平衡（glomerulotubular balance）。球-管平衡的生理意义在于使尿中排出的溶质和水不致因肾小球滤过率的增减而出现大幅度的变动。

二、体液调节

参与对尿生成调节的激素主要有抗利尿激素、醛固酮和心房钠尿肽等。

（一）抗利尿激素

1. 抗利尿激素的生理作用 抗利尿激素（antidiuretic hormone，ADH）也称血管升压素（VP），是由 9 个氨基酸残基组成的肽，它是下丘脑视上核和室旁核的神经元分泌的，经下丘脑-垂体束运输到神经垂体，然后释放入血。ADH 的生理作用主要是提高远曲小管和集合管上皮细胞对水的通透性，增加对水的重吸收，使尿液浓缩，尿量减少（抗利尿）。

2. 抗利尿激素分泌的调节 调节 ADH 分泌的主要因素是血浆晶体渗透压、循环血量和动脉血压。

（1）血浆晶体渗透压 血浆晶体渗透压的改变是生理情况下调节 ADH 释放的重要因素。当大量出汗、严重呕吐、腹泻等情况引起机体失水时，血浆晶体渗透压升高，刺激下丘脑视上核和室旁核及其周围区域的晶体渗透压感受器，引起 ADH 合成和释放增加，促进肾小管和集合管对水的重吸收，有利于维持机体水平衡。相反，正常人在短时间内大量饮清水后，由于 ADH 合成和释放减少而引起尿量明显增多的现象，称为水利尿（water diuresis）。如果饮用的是等渗盐水（0.9% NaCl 溶液），则尿量不出现饮清水后的上述变化。临床上常用它来检测受试者肾的稀释能力。

（2）循环血量　当循环血量增多超过 5%～10% 时，刺激位于左心房和胸腔大静脉的容量感受器（心肺感受器），经迷走神经反射性抑制 ADH 的合成和释放，恢复正常血量。

（3）动脉血压　动脉血压的变化可通过压力感受性反射来调节抗利尿激素的释放。当动脉血压在正常范围时（平均压约为 100mmHg），通过刺激压力感受器反射性抑制 ADH 的释放。当动脉血压低于正常水平时，这种抑制作用减弱，抗利尿激素释放增加。此外，疼痛、精神紧张、情绪变化、低血糖、血管紧张素 Ⅱ 等，均可促进 ADH 的释放；而弱的寒冷刺激和心房钠尿肽、乙醇可抑制 ADH 的释放。

由上可见，ADH 合成和释放量的多少，是由体内是否缺水及机体的功能状态决定的。在正常情况下，ADH 经常性地少量释放，机体一般处于抗利尿状态。当下丘脑病变累及视上核、室旁核神经元或下丘脑-神经垂体束时，ADH 的合成和释放发生障碍，尿量明显增加，严重时可达 10L/d 以上，称为尿崩症。

考点：抗利尿激素的作用和水利尿的概念

（二）醛固酮

1. 醛固酮的生理作用　醛固酮是肾上腺皮质球状带分泌的一种类固醇激素。它的主要作用是促进肾的远曲小管和集合管对 Na^+ 的重吸收，间接地促进 K^+ 的分泌，故有保钠排钾的作用。在重吸收 Na^+ 的同时，Cl^- 和水的重吸收量也增加，结果导致细胞外液量增多。此外，醛固酮还能提高血管对儿茶酚胺的敏感性，从而使血管收缩，血压升高。

2. 醛固酮分泌的调节　醛固酮的分泌主要受肾素-血管紧张素-醛固酮系统（RAAS）及血 K^+ 和血 Na^+ 浓度的调节。

（1）RAAS　肾素-血管紧张素-醛固酮系统中，肾素主要是由球旁器的球旁细胞合成、储存和释放的，能催化血浆中的血管紧张素原生成血管紧张素 Ⅰ（十肽）。血管紧张素 Ⅰ 在血管紧张素转换酶的作用下生成血管紧张素 Ⅱ（八肽），再进一步酶解成血管紧张素 Ⅲ。血管紧张素 Ⅱ、Ⅲ 均可刺激肾上腺皮质球状带合成和分泌醛固酮。

该系统对尿生成的调节作用是通过机体对肾素分泌的调节来实现的。①肾内机制：肾内有两种感受器，一是入球小动脉的牵张感受器，二是致密斑感受器。当动脉血压明显下降，肾动脉灌注压降低时，入球小动脉牵张感受器受到的牵拉刺激减小，肾素释放增加。当肾小球滤过率减少或其他原因导致流经致密斑的小管液中 NaCl 含量降低，可刺激致密斑感受器，肾素释放增加。②神经机制：球旁细胞受交感神经支配，肾交感神经兴奋时肾素分泌增加。③体液机制：肾上腺素和去甲肾上腺素也可刺激球旁细胞释放肾素。

（2）血 K^+ 和血 Na^+ 浓度　醛固酮的分泌除了受血管紧张素调节外，血 K^+ 浓度升高、血 Na^+ 浓度降低也可直接刺激肾上腺皮质球状带增加醛固酮的分泌，导致保 Na^+、排 K^+，从而维持血 K^+ 和血 Na^+ 浓度的平衡；反之，血 K^+ 浓度降低或血 Na^+ 浓度升高，则醛固酮分泌减少。醛固酮的分泌对血 K^+ 浓度升高十分敏感，血 K^+ 浓度仅增加 0.5～1.0mmol/L，就能引起醛固酮分泌，而血 Na^+ 浓度必须降低很多才能引起同样的反应。

考点：醛固酮的生理作用

（三）心房钠尿肽

心房钠尿肽（ANP）具有强大的利尿、利钠、降血压的作用，主要通过抑制集合管对 NaCl 和水的重吸收而实现。其作用机制是：①直接抑制集合管上皮细胞对 NaCl 的重吸收；②抑制肾素和醛固酮分泌，使 NaCl 和水的重吸收减少；③使入球、出球小动脉舒张（以前者为主），增加肾血浆流量和肾小球滤过率；④抑制 ADH 的分泌，使水的重吸收减少。而血压升高、循环血量增多使心房扩张和 Na^+ 摄入过多时，均可刺激 ANP 的分泌，有利于机体维持水、电解质、体液容量和血压的平衡。

三、神 经 调 节

肾交感神经在肾内不仅支配肾血管，还支配肾小管上皮细胞和球旁器。肾交感神经兴奋时主要释放 NE，可调节肾血流量、肾小球滤过率、肾小管的重吸收和肾素的释放。具有明显的缩血管效应。由于入球小动脉比出球小动脉收缩更明显，使肾小球毛细血管血流量减少，毛细血管血压下降，原尿生成减少；同时，促进球旁细胞分泌肾素，通过肾素-血管紧张素-醛固酮系统，使 NaCl 和水的重吸收增加；还可作用于近端小管和髓袢上皮细胞膜上的肾上腺素能受体，增加对 NaCl 和水的重吸收。有研究发现，肾神经中有少量纤维释放多巴胺，可引起肾血管扩张。一般认为肾无副交感神经末梢分布。

人体内的细胞须在理化性质相对稳定的体液环境中才能正常活动，因此维持细胞外液的稳态对于人体功能活动的正常进行至关重要。尿生成的调节在保持机体水、电解质平衡以及在维持机体酸碱平衡中发挥重要的作用。

第 3 节　尿液的浓缩与稀释

一、尿稀释和尿浓缩的概念

正常成年人尿液的渗透压可在 50~1200mOsm/L 的范围内变动。当机体缺水时，尿的渗透压明显高于血浆的渗透压（300mOsm/L），称为高渗尿（hypertonic urine），表示尿液被浓缩；若机体内水过多时，尿液的渗透压则降低，低于血浆的渗透压，称为低渗尿（hypotonic urine），表示尿液被稀释。肾通过排泄浓缩尿或稀释尿有助于维持体液的正常渗透压，对维持机体水平衡起重要作用。无论机体缺水或水过剩，其排出尿的渗透压总是与血浆的渗透压相等或相近，则表示肾的浓缩与稀释功能严重减退。测定尿液的渗透压可了解肾浓缩或稀释的功能。

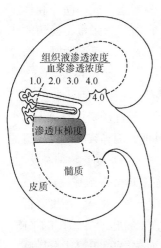

图 8-5　肾髓质高渗梯度

尿液发生浓缩或稀释，取决于小管液中水的重吸收量。如前所述，在远端小管和集合管水的重吸收为可调节性重吸收。尿液的浓缩或稀释主要发生在集合管，集合管内水的重吸收需要渗透动力及集合管上皮细胞对水具有通透性两个条件。在渗透动力方面，集合管与髓袢伴行深入内髓，如果要保证小管液在从皮质部向内髓部流动的过程中水不断被重吸收，肾髓质组织液的渗透压就要存在一个由外髓向内髓部逐渐升高的梯度。经冰点降低法测定鼠肾组织间液的渗透压，观察到肾皮质部组织间液的渗透压与血浆的渗透压之比为 1.0，说明皮质部组织间液与血浆是等渗的。髓质部组织间液与血浆的渗透压之比，由髓质外层向乳头部逐渐升高，这表明肾髓质组织液的渗透压由外向内逐步升高，这一现象称为肾髓质渗透压梯度（osmotic gradient），简称肾髓质高渗梯度（图 8-5）。这表明，如果集合管上皮细胞具有了对水的通透性，那么集合管内的水就可以不断地被吸收至组织液，继而进入血液。而在水的通透性方面，抗利尿激素起着决定性的调控作用。

（一）尿液浓缩的过程

当抗利尿激素存在时，集合管上皮细胞对水通透性较大，来自远曲小管的小管液中的水在肾髓质高渗梯度的作用下不断被吸出，管内溶质浓度不断升高，形成高渗尿。

（二）尿液稀释的过程

当抗利尿激素分泌减少时，集合管上皮细胞对水通透性小，来自远曲小管的低渗或等渗小管液流经集合管时，其中的水不易被髓质重吸收，而其中的溶质继续被吸收，小管液中溶质浓度进一步降低，形成稀释尿。

综上所述，尿的生成是一个连续、复杂的过程。首先通过肾小球的滤过作用形成原尿，再经肾小管和集合管的重吸收及分泌排泄作用，包括对尿液的浓缩或稀释作用，最后形成终尿。肾髓质高渗梯度是尿液浓缩的先决条件，抗利尿激素的有无是决定尿液浓缩与稀释的关键。

二、肾髓质渗透梯度形成原理

（一）肾脏髓质渗透压梯度的形成

肾髓质渗透压梯度的形成涉及两个方面，即哪些溶质参与形成渗透压梯度和渗透压梯度形成的机制。目前认为有两个主要成因：①逆流倍增，这是髓袢在肾髓质渗透压梯度形成中的主要原因，导致 NaCl 蓄积在肾髓间质中形成高渗透压，同时也是外髓部渗透压梯度形成的原因；②尿素的再循环，由于内髓集合管对小管液中尿素的重吸收，使其成为构成肾髓间质高渗透压的溶质之一。此外，髓袢升支细段扩散出来的 NaCl 也参与了内髓部渗透压梯度的形成。髓袢升支粗段对 Na^+ 和 Cl^- 的主动重吸收是髓质渗透梯度建立的主要动力，而尿素和 NaCl 是建立髓质渗透梯度的主要溶质。

（二）肾脏髓质渗透压梯度的维持

通过肾小管上述的逆流倍增作用，不断有溶质（NaCl 和尿素）进入髓质组织间液形成渗透梯度，也不断有水被肾小管和集合管重吸收到组织间液。因此，必须把组织间液中多余的水除去，才能保持髓质渗透压梯度，这是通过直小血管的逆流交换作用而实现的。

直小血管的降支和升支是并行的毛细血管，这种结构就是逆流系统。在直小血管降支进入髓质的入口处，其血浆渗透压约为 300mOsm/（kg·H_2O）。由于直小血管对溶质和水的通透性高，当它在向髓质深部下行的过程中，周围组织间液中的溶质就会顺浓度梯度不断扩散到直小血管降支中，而其中的水则渗出到组织间液，使血管中的血浆渗透浓度与组织间液达到平衡。因此，越向内髓部深入，直小血管降支中的溶质浓度越高，在折返处，其渗透压可高达 1200mOsm/（kg·H_2O）。如果直小血管降支此时离开髓质，就会把进入直小血管降支中的大量溶质带回循环系统，而从直小血管内出来的水就会保留在组织间液中。这样，髓质渗透梯度就不能维持。由于直小血管是逆流系统，因此当直小血管升支从髓质深部返回外髓部时，血管内的溶质浓度比同一水平组织间液的高，溶质又逐渐扩散回组织间液，并且可以再进入降支，这是一个逆流交换过程。水则向相反的方向运动。因此当直小血管升支离开外髓部时，只把多余的水带回循环中，而将溶质留在了肾髓质，从而维持了肾髓质的渗透压梯度。尿素的跨膜转运是通过特异的、受多种因素调节的细胞膜蛋白——尿素转运蛋白（urea transporter, UT）实现的。

如上所述，尿液的浓缩和稀释过程，主要发生在集合管。髓质间液高渗环境是水重吸收的动力，而抗利尿激素则调节集合管对水的通透性，造成终尿的渗透压随机体内水和溶质的情况而发生较大幅度的变化，产生高渗尿或低渗尿。

第 4 节 尿 的 排 放

尿的生成是个连续不断的过程。持续不断进入肾盂的尿液，由于压力差以及肾盂的收缩而被送入输尿管。输尿管中的尿液则通过输尿管的周期性蠕动而被送入到膀胱。尿液在膀胱内贮存并达到一定量时，才能引起反射性排尿动作，将尿液经尿道排放至体外。因此，膀胱的排尿是间歇地进行的。

一、尿液及理化性质

正常成人每昼夜排出的尿量为 1000～2000ml，平均为 1500ml。一般每次尿量为 300～400ml，每天排尿 4～5 次，夜间 0～1 次。每天排尿量及次数受气候、年龄、饮水量及经其他途径排水量的影响。如每昼夜尿量长期保持 2500ml 以上时称为多尿；每昼夜尿量 100～500ml 范围内称为少尿；每昼夜尿量少于 100ml 则称为无尿。由于正常成人每天至少有 35g 代谢终产物需由肾以生成尿液的方式排泄，其溶解度为 7g/100ml，故每天尿量不应少于 500ml。

尿液中的水占 95%～97%，溶质占 3%～5%，包括 Na^+、K^+ 和 Cl^- 等晶体类物质及尿素、尿酸、肌酐等非蛋白含氮化合物，以及少量的硫酸盐、尿胆素等。

正常的尿液透明、呈现淡黄色，颜色深浅主要与尿量有关，同时还受药物的影响。正常尿液的 pH 在 5.0～7.0，呈现弱酸性，最大变动范围在 4.5～8.0。尿液 pH 的高低主要取决于食物的性质和成分，如摄入较多富含蛋白质的食物时尿液呈酸性，如摄入较多果蔬类食物时则尿液呈弱碱性。

二、排尿反射

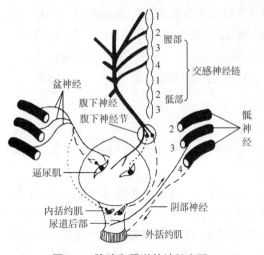

图 8-6　膀胱和尿道的神经支配
传入纤维———；兴奋性传出纤维-----；
抑制性传出纤维-------

当膀胱内尿液达到一定量时，通过排尿反射，将尿液经尿道排出体外。支配膀胱和尿道的神经有盆神经、腹下神经和阴部神经（图 8-6）。

排尿是一种反射活动。当膀胱内尿量充盈到一定程度时（400～500ml），膀胱壁的牵张感受器受到刺激而兴奋。冲动沿盆神经传入，到达骶髓的排尿反射初级中枢；同时，冲动也到达脑干和大脑皮质的排尿反射高位中枢，并产生排尿欲。排尿反射进行时，冲动沿盆神经传出，引起逼尿肌收缩、尿道内括约肌松弛，于是尿液进入后尿道。这时尿液还可以刺激尿道的感受器，冲动沿阴部神经再次传到脊髓排尿中枢，进一步加强其活动，使尿道外括约肌开放，于是尿液被强大的膀胱内压（可高达 150cmH_2O）驱出。尿液对尿道的刺激可进一步反射性地加强排尿中枢活动。排尿反射属于正反馈，它使排尿反射一再加强，直至膀胱内的尿液排完为止。

大脑皮质等排尿反射高位中枢能对脊髓初级中枢施加易化或抑制性的影响，以控制排尿反射活动。小儿大脑发育尚未完善，对初级中枢的控制能力较弱，所以小儿排尿次数多，且易发生夜间遗尿现象。

三、排尿异常

排尿或贮尿发生障碍，均可出现排尿异常。临床上常见的有尿频、尿潴留和尿失禁。排尿次数过多者称为尿频，常是由于膀胱炎症或机械性刺激（如膀胱结石）引起的。膀胱中尿液充盈过多而不能排出者称为尿潴留。尿潴留多半是由于腰骶部脊髓损伤使排尿反射初级中枢的活动发生障碍所致。但尿流受阻也能造成尿潴留。当高位脊髓受损，以致初级中枢与大脑皮质失去功能联系时，便失去对排尿的意识控制，可出现尿失禁。

自 测 题

一、单选题

1. 肾小球毛细血管内血浆滤出的直接动力是（　　）
   A. 入球小动脉血压　　　　B. 出球小动脉血压
   C. 肾小球毛细血管血压　　D. 全身动脉血压
   E. 肾动脉血压

2. 下列能保持肾小球滤过率不变的因素是（　　）
   A. 肾小球血浆流量增减
   B. 滤过膜面积改变
   C. 血浆胶体渗透压增减
   D. 动脉血压在 80～180mmHg 变化
   E. 肾小囊内压力改变

3. 肾小球滤过率是指（　　）
   A. 每侧肾每分钟生成原尿量
   B. 每侧肾每分钟的血浆流量
   C. 两侧肾每分钟生成的原尿量
   D. 两侧肾每分钟的血浆流量
   E. 两侧肾每分钟生成的终尿量

4. 肾小球肾炎病人出现蛋白尿、血尿的主要原因是（　　）
   A. 肾小球滤过膜通透性改变
   B. 肾小球滤过膜面积改变
   C. 肾小球有效滤过压改变
   D. 肾小管重吸收功能改变

  E. 肾小管分泌功能改变

5. 葡萄糖在什么部位全部重吸收（ ）

  A. 髓袢   B. 近端小管   C. 远端小管

  D. 皮质集合管 E. 髓质集合管

6. 糖尿病人多尿的原因是（ ）

  A. 饮水多产生水利尿

  B. 肾小管溶质浓度增加产生渗透性利尿

  C. 抗利尿激素分泌减少

  D. 醛固酮分泌减少

  E. 肾血浆流量增加

7. 一次大量饮入清水引起尿量增多的原因是（ ）

  A. 肾小球滤过率增加

  B. 血浆胶体渗透压降低

  C. 肾血浆流量增加，有效滤过压增高

  D. 抗利尿激素分泌减少

  E. 醛固酮分泌减少

8. 尿的浓缩与稀释主要取决于（ ）

  A. NaCl   B. NaCl 与尿素

  C. ADH 分泌量   D. 尿素

  E. 尿素与 KCl

9. 醛固酮的生理作用是（ ）

  A. 升血 Na^+ 降血 K^+

  B. 升血 K^+ 降血 Na^+

  C. 升高血 Na^+ 和血 K^+

  D. 降低血 Na^+ 和血 K^+

  E. 升血 Na^+ 降血 K^+，增加血容量

10. 多尿是指 24 小时旳尿量超过（ ）

  A. 100ml   B. 400ml   C. 1000ml

  D. 2000ml   E. 2500ml

二、问答题

1. 抗利尿激素的释放受哪些因素的调节？

2. 人静脉注射 20% 的葡萄糖溶液 50ml 后，尿量有何变化？为什么？

（薛明明）

第9章
感觉器官

同学们，感觉器官的功能离不开神经系统，希望同学们学会透过现象看本质，能抓住事物的主要矛盾，理性客观地看待和解决问题；同时树立健康理念，爱护好自己的眼睛和耳朵，做健康知识的传播者。

本章大家要掌握：眼视近物时的调节、两种感光细胞的作用、声波传入内耳的途径；理解感受器的一般生理特性、眼的折光异常及矫正方法、与视觉有关的生理现象；了解内耳耳蜗的感音功能、前庭器官的功能。

同学们要学会判断眼的折光异常，学会瞳孔对光反射、视力和视野的检查方法；能分析耳聋产生的原因。

第 1 节 概 述

机体受到的各种刺激，首先作用于机体的感受器，再转化为神经冲动，经过一定的神经传导通路到达大脑皮质的特定部位进行整合或分析处理，才能产生相应的感觉。本章重点介绍感受器的一般生理特性和眼、耳等感觉器官的功能。

一、感受器、感觉器官的定义和分类

感受器（receptor）是指分布在体表或组织内部的专门感受机体内、外环境变化的结构或装置。如与痛觉有关的游离神经末梢、视网膜上的视杆细胞和视锥细胞等。有些感受器还有一些附属结构，能更好地完成感觉功能。这些感受器连同它们的附属结构构成了各种复杂的感觉器官，如眼、耳、鼻、舌等。

机体的感受器种类很多，根据感受器所接受刺激的性质，可分为光感受器、机械感受器、温度感受器等；根据感受器所接受刺激的来源，可分为内感受器和外感受器。内感受器感受机体内部的环境变化，通常不产生主观的意识，如颈动脉窦和主动脉弓的压力感受器、颈动脉体和主动脉体的化学感受器等；而外感受器则感受外界环境的变化，可形成主观意识，如皮肤的痛觉、温觉、触觉感受器。

二、感受器的一般生理特性

1. 适宜刺激 一种感受器通常只对某种特定形式的刺激最敏感，这种形式的刺激就称为该感受器的适宜刺激。例如，一定波长的电磁波是视网膜视杆细胞和视锥细胞的适宜刺激；一定频率的声波是耳蜗毛细胞的适宜刺激等。

2. 换能作用 指感受器能把所接受的各种形式的刺激能量转换为传入神经上的动作电位。因此可以把感受器看成生物换能器。在换能过程中，一般不是直接把刺激的能量转换为神经冲动，而是先在感受器细胞或感觉神经末梢引起相应的电位变化，这种电位变化称为感受器电位（receptor potential）。感受器电位属局部电位，可以总和，当达到一定程度时，便可爆发动作电位。

3. 编码作用 指感受器能把刺激所包含的各种信息转移到动作电位的序列之中的作用。例如，当给人手皮肤的触、压感受器施以触压刺激时，随着触压力量的增大，触、压感受器传入纤维上的动作电位频率逐渐增高，同时产生动作电位的传入纤维的数目也逐渐增多。

4. 适应现象 一定强度的刺激持续作用于感受器时，感觉传入神经纤维上的动作电位频率会逐渐下降，这一现象称为感受器的适应（adaptation）现象。但适应的快慢和程度在不同的感受器有很大的差别。有的适应较快，如触觉感受器和嗅觉感受器等，有利于接受新刺激；有的适应很慢，如肌梭和颈动脉窦的牵张感受器，有利于持续调节；痛觉感受器则难以产生适应，具有自我保护意义。

考点：感受器的一般生理特性

第2节 眼的视觉功能

案例 9-1
患者，女性，16岁。因视远物模糊1周就诊。经视力检查诊断为近视，需佩戴眼镜。
请思考： 1. 近视眼是怎么回事？哪些原因会导致近视呢？
　　　　　 2. 该患者要戴什么类型的眼镜才能矫正近视眼呢？

人从外界获取的信息至少70%来自视觉（vision）。与产生视觉直接相关的眼内结构包括折光系统和感光系统。来自外界物体的光线，透过眼的折光系统成像在视网膜上，视网膜上的感光细胞，能将外界光刺激转变成电信号，并进行编码、加工，由视神经传向视觉中枢，再作进一步分析，产生视觉。

一、眼的折光功能

（一）眼的折光系统与成像

折光系统由角膜、房水、晶状体和玻璃体组成，其中晶状体是最主要的。各部曲率半径和折光率都不同，光线通过这个复杂的折光系统成像在视网膜上。为了便于理解，通常用简化眼（reduced eye）这一等效模型（图9-1）来分析眼的成像情况和进行其他计算。该模型假设眼球的前后径为20mm，内容物为均匀的单球面折光体，折射率为1.333，外界光线进入眼球时只在角膜处发生一次折射，角膜的曲率半径为5mm，即节点到前表面的距离为5mm；节点后15mm为后主焦点，相当于视网膜的位置。此模型和正常安静时的人

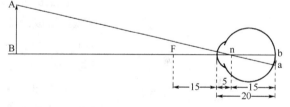
图 9-1 简化眼及其成像情况（单位：mm）
F 为前焦点，n 为节点，AB 为物体大小，ab 为物像大小

眼一样，正好能使平行光线聚焦在视网膜上，形成一个清晰倒立缩小的实像。如果物体过小或离眼过远，则在视网膜上成像过小，难以看清。

（二）眼的调节

当看远处（6m以外）物体时，物体发出的光线进入眼内是近乎平行的，不需任何调节就能成像在正常眼的视网膜上；当看近物（6m以内）时，则从物体发出进入眼内的光线呈不同程度的辐散，经静息眼折射后将成像在视网膜之后，物像将是模糊的。正常眼看清近物则需要进行调节，包括晶状体变凸、瞳孔缩小及视轴会聚三方面。

1. 晶状体的调节 看远物时，睫状肌处于松弛状态，悬韧带保持一定的紧张度，晶状体受悬韧带的牵引，呈相对扁平状，这时平行光线经折射后恰好成像在视网膜上。而看清近物的过程是一个神经反射性活动。当模糊的视觉形象出现在视觉中枢时，反射性引起动眼神经中副交感神经纤维兴奋，使睫状肌收缩，悬韧带松弛，晶状体靠其自身的弹性向前、向后凸出（前凸明显）。晶状体变凸后使其折光能力增大，从而使物像前移，近处物体也恰能成像在视网膜上。被视物体的距离越近，入眼光线的辐散程度越大，需要睫状肌加强收缩、晶状体更加变凸，才能使物像成像于视网膜上。因此，长时间看近物，

易导致视疲劳；而看远物则可得到休息。晶状体的调节能力也是有一定限度的，这主要取决于晶状体的弹性。弹性越好，其调节能力就越强。

晶状体的最大调节能力用近点来表示。近点是指眼在做最大调节时所能看清物体的最近距离。随着年龄的增长，晶状体自身的弹性逐渐下降，调节能力减弱，近点也随之变远。例如，8 岁左右的儿童近点平均约为 8.6cm，20 岁时平均为 10.4cm，而 60 岁时可远移到 83.3cm。老年人由于晶状体弹性下降，硬度增加，导致眼的调节能力降低，表现为看远物时正常，看近物时调节能力降低，视物模糊，这种现象称为老视（presbyopia），即通常所说的老花眼，看近物时需佩戴凸透镜予以矫正。

2. 瞳孔的调节　瞳孔的大小可影响进入眼内的光量。看近物时，可反射性引起双侧瞳孔缩小，称为瞳孔近反射或瞳孔调节反射。其意义是减少折光系统的球面像差（像呈边缘模糊的现象）和色像差（像的边缘呈色彩模糊的现象），使成像清晰。

瞳孔的大小可随光线的强弱而改变，当光线强时瞳孔缩小，光线弱时瞳孔扩大，称为瞳孔对光反射。瞳孔对光反射的效应是双侧性的，光照一侧眼时，既可使被照射眼瞳孔缩小（直接对光反射），又可使另一侧眼瞳孔缩小（间接对光反射）。该反射的生理意义在于调节进入眼内的光量，避免视网膜在强光下受到损害；在弱光下增加进入眼内的光量，以产生清晰的视觉。瞳孔对光反射的中枢在中脑，临床上常把它作为判断中枢神经系统病变的部位、麻醉的深度和病变危重程度的重要指标。

3. 视轴会聚　当双眼注视近物时，可反射性引起两眼球同时向鼻侧会聚，称为视轴会聚，也称辐辏反射。其意义在于使双眼看近物时，物像落在双眼视网膜的对称点上，避免发生复视。

考点： 眼视近物的调节方式

（三）眼的折光与调节能力异常

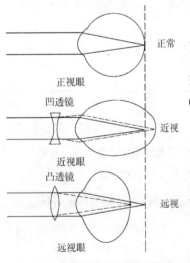

正视眼

凹透镜

近视眼

凸透镜

远视眼

图 9-2　眼的折光异常及其矫正
实线为裸眼成像；虚线为矫正效果

如上所述，正常眼对来自远物的平行光线无须调节即能成像于视网膜上；看近物时，只要物体离眼的距离不小于近点，通过眼的调节也能在视网膜上形成清晰的物像。这种眼称为正视眼。若眼的折光能力异常，或眼球的形态异常，使远物或近物不能清晰地成像在视网膜上，称为折光异常（也称屈光不正或非正视眼），包括近视、远视（图 9-2）和散光。

1. 近视　多数由于眼球前后径过长（轴性近视），少数由于折光能力过大（屈光性近视），致使平行光线聚焦在视网膜前面，而在视网膜上形成模糊的物像。其特点表现为视远不清，近点移近。长时间近距离视物，可使睫状肌持续紧张收缩，造成眼球由于眼压及眼外肌肉的压迫向后扩张，前后径变长，形成近视。可佩戴合适的凹透镜矫正。

2. 远视　由于眼球前后径过短或折光能力过小引起，这样平行光线聚焦在视网膜后方。因此，远视眼在视远物时，也得动用眼的调节才能看清。看近物时物像更后移，需加强调节。其特点表现为无论看远、看近，都需要进行调节，故易出现视疲劳；近点变远。可用合适的凸透镜矫正。

3. 散光　正常眼内折光系统的各折光面都是正球面，而多数散光是由于角膜不呈正球面，即角膜表面不同方位的曲率不一致，致使平行光线不能聚焦成单一的焦点，造成物像变形和视物不清。散光可用适当的圆柱形透镜矫正。

二、眼的感光功能

来自外界物体的光线，经过眼的折光系统在视网膜上形成物像。但这仅是个物理范畴的像，它只有被视网膜上的感光细胞感受，并将其转换为神经纤维上的动作电位，传入视觉中枢，才能形成主观意识上的"像"。

（一）视网膜上的感光换能系统

视网膜结构复杂，存在 2 种感光细胞，即视锥细胞和视杆细胞，其适宜刺激是波长为 380～760nm 的电磁波。两种感光细胞都与双极神经元构成突触联系，双极细胞再与神经节细胞联系，节细胞的轴突汇合成视神经，视神经集中自视神经乳头（视神经盘）处穿出眼球（图 9-3）。视神经乳头处无感光细胞，故没有感光功能，形成生理性盲点。

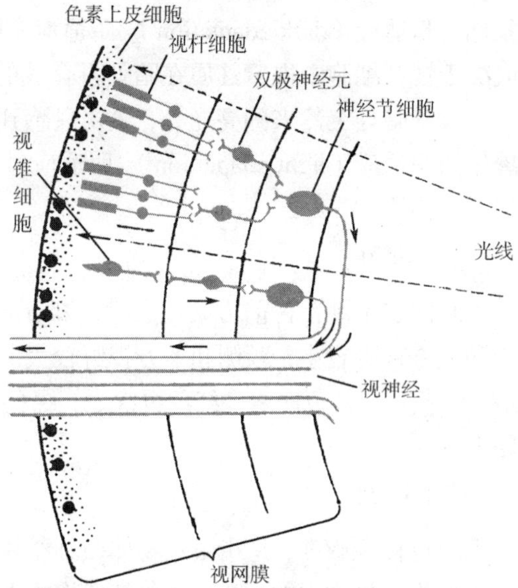

视锥细胞主要分布在视网膜的中心部位，尤其在黄斑的中央凹处仅有视锥细胞，而无视杆细胞。视锥细胞对光的敏感度较低，只在较强光线刺激下才发生反应，能分辨颜色，且有较高的分辨力，视物精确度高，故又称为明视觉系统。某些只在白天活动的动物（如鸡等）视网膜上只有视锥细胞。

视杆细胞主要分布在视网膜周边部位，对光的敏

图 9-3　视网膜感光细胞及其联系模式图

感度较高，能在暗处感受弱光刺激。但对光的分辨力较低，只能看清物体粗略的轮廓，也不能分辨颜色。故又称暗视觉系统。自然界中在夜间活动的动物（如猫头鹰等）视网膜上仅有视杆细胞，夜光觉敏锐。

（二）视网膜的光化学反应

感光细胞感光的物质基础是视色素，视色素在光的作用下发生一系列光化学反应，产生信号。视杆细胞内的视色素是视紫红质。视紫红质在光照时能迅速分解为视蛋白和视黄醛，同时放出能量，产生电位变化，引起神经冲动；在亮处分解的视紫红质，在暗处又可重新合成。光线越弱，合成的视紫红质就越多，使视网膜对弱光越敏感；相反，在强光时视紫红质以分解为主，使视杆细胞几乎失去感受光刺激的能力。在视紫红质的分解与再合成过程中，会有一部分视黄醛被消耗，这部分要依靠吸收食物中的维生素 A 来补充。因此，长期维生素 A 摄入不足，会影响人在暗处时的视力，严重时导致夜盲症。

视锥细胞的视色素也是由视蛋白和视黄醛结合而成，只是视蛋白的分子结构略有不同。视网膜上有3 种不同的视锥细胞，分别含有对红、绿、蓝 3 种光敏感的视色素。人眼可分辨约 150 种不同的颜色，辨别颜色是视锥细胞的重要功能。有关色觉形成的机制，提出最早也是被许多实验证实的是三原色学说。该学说认为：当一定波长的光线作用于视网膜时，使 3 种视锥细胞按一定的比例受到刺激，产生不同程度的兴奋，这样的信息传至视觉中枢，就会产生某种颜色的视觉。

🖳 学习小贴士　视锥细胞与色觉障碍 ────────────────────

辨别颜色是视锥细胞的重要功能。色盲是人眼无法正确感知部分或全部颜色之间区别的视觉异常，男多女少。色盲可分为全色盲（单色觉者）、色弱（三色觉异常者）、局部色盲（二色觉者）。临床上常见的是红绿色盲，患者不能分辨红色和绿色，其生理机制是视网膜上缺乏对红光和绿光敏感的视锥细胞。色盲绝大多数是由遗传因素引起的，但部分色盲则与视神经或脑部损伤有关，也可由接触特定化学物质所致。而色弱是指能辨认颜色但感受敏感性较低的轻度色觉异常，是由于视锥细胞的反应能力较弱，使患者对某种颜色的识别能力较正常人稍差，色弱常由后天因素引起。

三、与视觉有关的其他生理现象

（一）暗适应和明适应

人从亮处进入暗处，最初看不清任何物体，经过一定时间后，人眼才逐渐恢复在暗处的视力，这种

现象称为暗适应（dark adaptation）。暗适应实际是人眼在暗处对光的敏感度逐渐提高的过程，该过程主要取决于视杆细胞中视紫红质在暗处再合成的速度。

当人从暗处突然来到亮光处，最初只感到光亮耀眼，不能视物，稍等片刻后才逐渐恢复视觉，这种现象称为明适应（light adaptation）。明适应过程较快。待视紫红质大量分解后，视锥细胞便发挥在亮光下的感光作用。

（二）视野

单眼固定不动正视前方某一点时，该眼所能看到的最大空间范围称为视野。由于受面部结构的影响，鼻侧和上方视野较小，颞侧和下方视野较大。在同一光照条件下，不同颜色测得的视野也不同，白色视野最大，黄色、蓝色次之，红色再次之，绿色视野最小。临床上检查视野可帮助诊断视网膜和视觉传导通路上的病变。

（三）视力

视力也称视敏度，是指眼对物体微细结构的分辨能力，即分辨物体上两点间最小距离的能力，一般用视角作为衡量视力的标准。视角是指物体上两点的光在节点上相交时形成的夹角。眼能分辨物体上两点所形成的视角越小，表示视力越好。视力表就是根据此原理设计的，一般正常人眼能分辨的最小视角约为1分角。

第3节 耳的听觉功能

听觉的感觉器官是耳，其适宜刺激是声波。通常人耳能感受的振动频率为20～20 000Hz，其中最敏感的频率范围为1000～3000Hz。物体振动时发出的声波，通过外耳、中耳传至内耳，经内耳的换能作用，使蜗神经纤维产生神经冲动，再传导至大脑皮质的听觉中枢，产生听觉。

（一）外耳和中耳的传音功能

外耳由耳郭、外耳道和鼓膜组成。耳郭的形状有利于收集声波，还可结合头部的运动来判断声音的方向。外耳道是声波传导的通道，还可对不同波长的声波起不同的共振作用，使其强度增大。鼓膜的形态和结构特点，使其具有较好的频率响应和较小的失真度，且其振动与声波的振动同始同终。中耳由听骨链、鼓室和咽鼓管等结构组成，它们在声波传导过程中起重要作用。听骨链由锤骨、砧骨和镫骨依次连接而成。锤骨柄附着于鼓膜，镫骨底与前庭窗（即卵圆窗）相连，砧骨居中，使3块听小骨构成一个固定角度的杠杆系统（图9-4）。

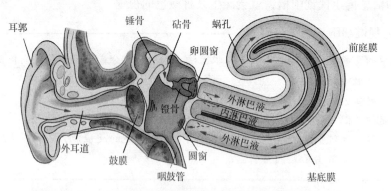

图9-4　人耳结构和声波传导途径示意图（纵剖面）
箭头表示声波传导路径

声波由鼓膜经听骨链传至内耳前庭窗时，振动的压强增大，而振幅稍减小。这样既可提高传音效率，又可避免造成内耳的损伤。咽鼓管的主要功能是调节鼓室内的压强，使之与外界大气压保持平衡，这对维持鼓膜的正常位置、形状和振动性能具有重要的意义。

声波传向内耳的途径有两种：气传导和骨传导。声波经外耳道空气传导引起鼓膜振动，再经听骨链和前庭窗传入耳蜗，这种方式称为气传导。这是声波传导的主要途径。此外，鼓膜的振动也可引起鼓室内空气振动，再经蜗窗（即圆窗）传入耳蜗。但这种气传导在一般情况下并不重要，仅在听骨链运动障碍时，起部分代偿作用。声波直接引起颅骨振动，再引起耳蜗内淋巴的振动，这种传导方式称为骨传导。正常情况下，骨传导的效率比气传导要低很多，故在正常听觉中起的作用很小。但在鼓膜穿孔时有代偿作用。

考点：声波的传导途径

（二）内耳耳蜗的换能作用

内耳又称迷路，包括耳蜗和前庭器官 2 部分，耳蜗与听觉感受有关，前庭器官则与平衡感觉有关。耳蜗的作用是把传递到它的机械振动转变为蜗神经的神经冲动。

1. 耳蜗的结构特点 耳蜗由 1 条骨质的管道围绕蜗轴盘旋而成，其内被斜行的前庭膜和横行的基底膜分为 3 个腔，分别称为前庭阶、鼓阶和蜗管（图 9-5）。前庭阶和鼓阶内充满外淋巴，两者在耳蜗顶部借蜗孔相交通。在前庭阶底部与前庭窗膜相接，鼓阶底部与蜗窗膜相接。蜗管是一个充满内淋巴的盲管，基底膜上有螺旋器，为听觉感受器。螺旋器上有数行纵向排列的毛细胞，每一个毛细胞的顶部都有上百条排列整齐的听毛，其中较长的一些埋植在盖膜的胶胨状物质中，盖膜的内侧与耳蜗轴相连，外侧游离并悬浮在内淋巴中。

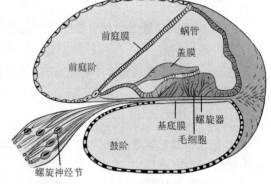

图 9-5　耳蜗管的横断面示意图

这样的结构使得毛细胞的顶部与内淋巴相接触，而底部则与外淋巴相接触。毛细胞的底部有丰富的神经末梢。

2. 基底膜的振动和行波学说 声波无论是从卵圆窗还是蜗窗传入内耳，都可通过外、内淋巴的振动引起基底膜振动。基底膜振动时，使毛细胞和盖膜的相对位置发生变化，于是毛细胞受到刺激，通过机械门控通道，把声波振动转换成耳蜗的微音器电位，其电位变化达到阈电位时便触发动作电位，经蜗神经传入大脑皮质的听觉中枢，产生听觉。

当耳蜗受到声波刺激时，在耳蜗及其附近结构可记录到一种与声波的频率和幅度完全对应的电位变化，称为微音器电位（microphonic potential）。微音器电位属局部电位，可以总和，并对缺氧和深度麻醉不敏感。微音器电位是耳蜗受到声波刺激时，多个毛细胞所产生的感受器电位的复合表现。

基底膜的振动是以行（音形）波（travelling wave）的方式进行的，即内淋巴的振动首先引起靠近前庭窗处（即蜗底）的基底膜振动，然后以行波的形式沿基底膜向耳蜗的顶部（即蜗顶）传播。不同频率的声音引起的行波都从蜗底开始，但频率不同的行波传播的远近和最大振幅出现的部位不同，最大振幅出现后行波迅速停止消失。声波频率越低，行波传播越远，最大振幅出现的部位就越靠蜗顶；相反，声波频率越高，行波传播越近，最大振幅出现的部位越靠近蜗底。这样，来自基底膜不同区域的神经冲动传到中枢的不同部位，就可引起不同音调的感觉。这个原理在动物实验和临床研究中也得到了证实，如耳蜗底部受损时主要影响高频听力，而耳蜗顶部受损时主要影响低频听力。

临床上听觉功能障碍常见分型为传音性耳聋、感音神经性耳聋和混合性耳聋 3 类。

链 接　人工耳蜗

人耳蜗的作用是把外耳、中耳传递给它的机械振动转变为蜗神经的神经冲动，经蜗神经传入大脑皮质的听觉中枢，产生听觉。如果患者本身耳蜗的功能已经全部或部分丧失，就可以借助人工耳蜗。人工耳蜗是电子装置，又叫电子耳蜗，它可以把声波转化为电信号，绕过外耳、中耳及受损的耳蜗毛细胞，直接刺激蜗神经产生听力。人工耳蜗可以帮助聋哑人士，特别是让新生聋儿的语言功能得以康复。

第4节　前庭器官的功能

（一）前庭器官的感觉功能

前庭器官在结构上属于内耳迷路的一部分，包括半规管3个、椭圆囊和球囊。它们是人体对自身运动状态和头部空间位置的感受器，在保持身体平衡、维持正常姿势中起重要作用。

1. 椭圆囊和球囊的功能　椭圆囊和球囊内有囊斑，其功能是感受头在空间的位置和直线变速运动。当头在空间的位置发生改变时，或者当人体作直线变速运动时，由于重力或惯性的作用，都能使耳石膜（位觉砂膜）与毛细胞的相对位置发生改变，再使纤毛出现弯曲、倒向一侧，从而使传入神经纤维上发放的冲动改变。这种信息传至中枢，产生关于头部空间位置的感觉和直线变速运动的感觉，并引起姿势反射。

2. 半规管的功能　半规管能感受旋转变速运动。例如，当躯体直立，沿水平方向旋转时，水平半规管感受器受刺激最大。当机体做旋转变速运动时，由于惯性作用内淋巴会滞后或超前于半规管的运动，从而使感受性毛细胞兴奋，冲动经前庭神经传入中枢，产生不同的旋转变速运动的感觉，并引起姿势反射以维持身体平衡。

（二）前庭反应

当前庭器官受刺激而兴奋时，除引起运动觉和位置觉外，还引起各种姿势反射和内脏功能的改变，这种现象称为前庭反应。如乘车突然加速时，由于惯性作用，会引起颈背肌紧张性增强而后仰，通过姿势调节反射使身体前倾以保持身体平衡，车突然减速时则出现相反的情况；当人乘电梯突然上升时，肢体伸肌抑制而屈曲，下降时伸肌紧张加强而伸直。这些都是前庭器官的姿势反射，其意义在于维持机体一定的姿势和保持身体平衡。另外，前庭器官若受到过强或过长时间的刺激，或前庭功能过敏时，常会引起恶心、呕吐、眩晕、皮肤苍白等现象，称为前庭自主神经反应，具体表现为晕船、晕车和航空病等。通过锻炼可得到改善。

眼震颤是指身体在旋转变速运动时出现的眼球不自主的节律性运动，是前庭反应中最特殊的一种反应。临床上可用于判断前庭功能。

自 测 题

一、单选题

1. 眼经充分调节能看清眼前物体的最近之点，称（　　）
   A. 主点　　　B. 节点　　　C. 焦点
   D. 近点　　　E. 远点
2. 当感受器受刺激时，刺激虽在持续，但其传入冲动频率已开始下降的现象，称为（　　）
   A. 抑制　　　B. 疲劳　　　C. 适应
   D. 衰减传导　　E. 编码
3. 当光照增强时，瞳孔缩小，此反射称为（　　）
   A. 瞳孔近反射　　　B. 瞳孔对光反射
   C. 角膜反射　　　D. 辐辏反射
   E. 自身调节
4. 人眼看近物时

A. 晶状体变扁平，折光力增加
B. 晶状体变凹，折光力增加
C. 晶状体变凸，折光力下降
D. 晶状体变扁平，折光力下降
E. 晶状体变凸，折光力增加

5. 根据听觉的行波学说，声波频率越高，振动幅度的最大部位越靠近
   A. 蜗底　　　　　　B. 蜗顶
   C. 基底膜中间部　　D. 基底膜的最宽部位
   E. 基底膜顶部

二、简答题

1. 感受器的一般生理特性有哪些？
2. 简述视近物时眼的调节方式。

（杨志宏　杨立会）

第**10**章
神经系统

同学们，神经系统是人体各系统中结构和功能最为复杂的。希望大家能够真正认识神经系统的强大功能，激发对科学探索的兴趣与热情，培养勇攀高峰、敢为人先的创新意识。

本章大家要掌握突触传递方式及特点、丘脑的感觉投射系统、腱反射及肌紧张的形成；理解神经纤维传导兴奋的特性、脑干的抑制区和易化区、小脑对躯体运动的调节作用、自主神经系统的主要生理功能；了解神经纤维的分类、中枢神经元的联系方式、神经系统对内脏活动的调节、脑的高级功能。

同学们要学会运用神经系统相关知识，解释某些疾病出现运动、感觉等功能障碍的原因，培养临床逻辑思维能力，以便今后更好地开展临床诊疗、护理等工作。

第 1 节 神经系统活动的一般规律

案例 10-1

患者，男性，23 岁。因发热、双下肢肌无力 3 天，排尿困难 1 天就诊。神经系统检查：双下肢肌力 Ⅱ 级，膝跳反射消失，病理反射未引出。乳头水平以下痛觉减退，关节位置觉、振动觉消失。膀胱充盈，不能自己排尿。

请思考：1. 该患者在运动、感觉、自主神经系统方面有哪些功能障碍？
2. 该患者在护理时有哪些注意事项？

一、神经元和神经胶质细胞

（一）神经元的基本结构及其功能

神经组织是构成人体神经系统的主要成分，是一种高度分化的组织，由神经元和神经胶质细胞组成。神经元（neuron）即神经细胞，是神经系统的基本结构和功能单位，而神经胶质细胞具有支持、保护和营养神经元的功能。人类中枢神经系统中约有 10^{11} 个神经元。

典型的神经元在结构上可分为胞体和突起两部分（图 10-1）。胞体主要位于脑、脊髓、神经节及某些器官的神经组织中，是神经元营养与代谢的中心，具有接受整合传入信息的功能。突起是神经元胞体的延伸部分，由于形态结构和功能的不同，可分为树突（dendrite）和轴突（axon）；树突是从胞体发出的一至多个树枝状突起，呈放射状，一般较短，可反复分支，逐渐变细而终止，其功能主要是接受传入的信息，并将信息传向胞体。轴突一般只有一个，细而长，可发出侧支，胞体发出轴突的部位多呈圆锥形，称轴丘；轴突的作用是将胞体发出的冲动传递给另一个神经元或效应器（肌肉或腺体）。

（二）神经纤维及其功能

轴突（还包括感觉神经元的周围突）外面包绕髓鞘或神经膜即构成

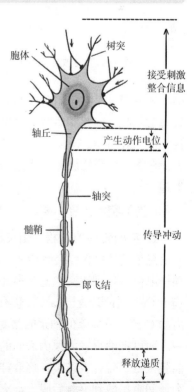

图 10-1 运动神经及其功能示意图

神经纤维（nerve fiber），根据髓鞘的有无，神经纤维又分为有髓神经纤维和无髓神经纤维，其主要功能是传导兴奋（即传导动作电位）和物质运输。

神经纤维传导兴奋具有以下特征。①完整性：神经纤维只有在结构和生理功能上都完整才能传导兴奋，如果神经纤维被切断或结扎、冷冻或麻醉，其结构或生理功能的完整性遭破坏，兴奋的传导将受阻。②绝缘性：一条神经干由许多条神经纤维组成，各神经纤维传导兴奋时基本上相互不干扰。③双向性：在实验条件下，神经纤维上某一点受刺激而兴奋时，兴奋可以同时向神经元胞体和末梢两端传导。④相对不疲劳性：在长时间、高频率连续刺激作用下，神经纤维仍保持其产生并传导兴奋的能力。

神经纤维的轴突内轴浆经常在流动，实现物质运输；神经末梢经常释放某些物质，调节所支配组织的内在代谢活动，缓慢但持久地影响其结构和功能状态，称为神经的营养性作用。反之，受支配组织和神经胶质细胞也会产生神经营养因子，对神经元起调控作用。

考点：神经纤维传导兴奋的特征

二、神经元之间的信息传递

神经系统由大量的神经元构成，这些神经元之间在结构上并没有原生质相连，仅互相接触，其接触的部位称为突触（synapse），从而实现相互间的功能联系。

（一）突触的基本结构与功能

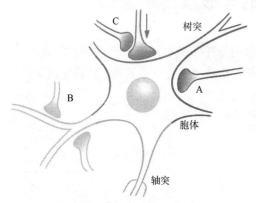

图 10-2　突触类型示意图
A. 轴-体突触；B. 轴-树突触；C. 轴-轴突触

根据神经元相互接触的部位不同，突触主要可分为三类（图 10-2）：轴突-胞体突触（轴-体突触）、轴突-树突突触（轴-树突触）、轴突-轴突突触（轴-轴突触），其中轴-树突触最为常见。根据突触对下一级神经元活动的影响，可以把突触分为兴奋性突触和抑制性突触；根据信息传递媒介物性质的不同，突触可分为化学性突触（包括经典突触和非定向突触）和电突触。化学性突触的信息媒介物是神经递质，电突触则是局部电流。通常所说的突触是指化学性突触。以下着重讨论经典突触传递过程。

一个经典突触的结构由突触前膜、突触间隙和突触后膜三部分组成（图 10-3）。突触前膜是突触前神经元轴突末端突触小体的膜，而与此相对应的突触后神经元树突、胞体或轴突膜称为突触后膜，两膜之间存在的间隙称为突触间隙。前膜和后膜的厚度约为 7nm，间隙为 20nm 左右。在靠近前膜的轴浆内，含有线粒体和突触小泡（synaptic vesicle），小泡的直径为 30～60nm，含高浓度的神经递质。突触后膜是受体密集的部位，它能与前膜释放的递质结合，在突触后神经元上发挥生理效应。

（二）突触传递

1. 突触传递的过程　由突触前神经元向突触后神经元信息传递的过程称突触传递（synaptic transmission）。当动作电位传导到达突触前神经元轴突末梢时，刺激突触前膜上 Ca^{2+} 通道开放，Ca^{2+} 顺电-化学梯度流入膜内。进入膜内的 Ca^{2+} 一方面降低轴浆的黏度，有利于囊泡的移动，另一方面可抵消突触前膜内表面的负电荷，促进囊泡与突触前膜接触、融合、破裂，释放神经递质出胞。神经递质经突触间隙扩散到突触后膜，与突触后膜上的特异性受体结

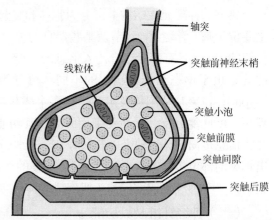

图 10-3　突触结构模式图

（图中标注：轴突、突触前神经末梢、线粒体、突触小泡、突触前膜、突触间隙、突触后膜）

合，使突触后膜的通透性发生改变，导致跨膜离子流动，进而产生膜电位的改变，即突触后电位（postsynaptic potential）。

2. 突触后电位 根据突触后电位发生的是去极化或超极化，突触后电位分为兴奋性突触后电位和抑制性突触后电位。若引起突触后膜主要对 Na^+ 的通透性增大，Na^+ 内流大于 K^+ 外流，使突触后膜去极化，则产生兴奋性突触后电位（excitatory postsynaptic potential，EPSP）；若突触后膜主要对 Cl^- 的通透性增大，Cl^- 内流和 K^+ 外流使突触后膜超极化，则产生抑制性突触后电位（inhibitory postsynaptic potential，IPSP）。

3. 突触传递的影响因素 ①进入突触前神经元轴突末梢的 Ca^{2+} 量决定神经递质的释放量，如果细胞外 Ca^{2+} 浓度升高可使递质释放增多；②已释放的递质能否及时被突触前末梢摄取或被酶解代谢而清除；③突触后膜受体的密度及与递质结合亲和力的变化，会影响突触后膜的反应性。

考点：突触传递的过程及其影响因素

 学习小贴士 兴奋传递与神经肌肉电刺激疗法

临床上常用低频脉冲电流刺激运动神经元或肌肉引起肌肉收缩，以恢复其运动功能，防治失用性肌萎缩。这和我们生理学中神经-肌肉接头处的兴奋传递过程是相对应的：当低频电刺激神经时引起运动神经元兴奋，通过神经-肌肉接头完成了运动神经元向肌纤维传递信号的过程，从而引起肌肉收缩。

三、神经递质和受体

（一）神经递质

神经递质（neurotransmitter）是指由突触前神经元合成、释放，能特异性地作用于突触后神经元或效应器细胞上的受体，使突触后神经元或效应器细胞产生一定效应的信息传递物质，在突触传递过程中起到了关键性的作用。根据存在和释放的部位不同，神经递质分为中枢神经递质和外周神经递质。外周神经递质主要有乙酰胆碱、去甲肾上腺素、血管活性肽等。中枢神经递质主要包括乙酰胆碱、多巴胺、去甲肾上腺素、5-羟色胺、γ-氨基丁酸、某些肽类等。

（二）受体

受体（receptor）是指位于细胞膜上或细胞内能与某些化学物质（如递质、调质、激素等）特异结合并诱发特定生物学效应的特殊生物分子。目前已经确定的受体有 30 多种，根据受体存在的标准，受体可大致分为三类：细胞膜受体（如胆碱能受体、肾上腺素能受体）、胞质受体（如肾上腺皮质激素受体、性激素受体）、胞核受体（如甲状腺素受体）。目前所知，每一种受体都有多种亚型（subtype）。例如，胆碱能受体可分为毒蕈碱受体（M 受体）和烟碱受体（N 受体），N 受体可再分为 N_1 和 N_2 受体亚型；肾上腺素能受体则可分为 α 受体和 β 受体，α 受体和 β 受体又可分别再分为 $α_1$、$α_2$ 受体亚型和 $β_1$、$β_2$、$β_3$ 受体亚型。受体亚型的存在，表明一种递质能选择性地作用于多种效应器细胞而产生多种多样的生物学效应。胆碱能受体和肾上腺素能受体的类型、分布和效应见表 10-1。

表 10-1 胆碱能受体和肾上腺素能受体的类型、分布和效应

类型			分布	效应
胆碱能受体	M		节后胆碱能神经所支配的效应器细胞膜上	心脏抑制（心率减慢、传导减慢、收缩减弱）、血管扩张、一般平滑肌收缩、腺体分泌增加、瞳孔缩小等
	N	N_1	自主神经节和肾上腺髓质	自主神经节兴奋、肾上腺髓质分泌
		N_2	神经-肌肉接头	骨骼肌收缩
肾上腺素能受体	α	$α_1$	血管平滑肌、虹膜辐射状肌	皮肤、黏膜和内脏血管收缩，瞳孔扩大等
		$α_2$	去甲肾上腺素能神经的突触前膜上	负反馈（抑制去甲肾上腺素的释放）
	β	$β_1$	心脏、肾小球旁细胞	心脏兴奋（心率加快、传导加快、收缩加强）、肾素分泌增加

续表

类型		分布	效应
肾上腺素能受体	β	β₂ 平滑肌、骨骼肌、肝、去甲肾上腺素能神经的突触前膜上	血管扩张、平滑肌舒张、正反馈等
		β₃ 脂肪组织	脂肪分解

链　接　神经递质的发现

德国科学家奥托·勒维（Otto Loewi）1921 年设计了非常巧妙的双蛙心灌流试验，刺激蛙心标本上的心迷走神经，引起心跳减慢，将蛙心灌流液转移给另一个蛙心，另一个蛙心心跳也减慢了。这一结果证明神经与效应器之间通过某种化学物质传递信息。他将该物质称为"迷走素"。1926 年，"迷走素"被确认为乙酰胆碱（ACh）。同年，英国生理学家亨利·戴尔（Henry H. Dale）等直接从器官中分离出了 ACh，并证明"迷走素"就是 ACh。二人因此共同获得了 1936 年诺贝尔生理学或医学奖。

四、反射活动的一般规律

神经调节的基本方式是反射，反射及反射弧的概念已在绪论中述及，以下主要介绍反射活动的一般规律。

（一）非条件反射与条件反射

1. 非条件反射（unconditioned reflex）　是指机体在进化过程中形成的、由遗传因素决定的、出生后便存在的反射性活动，其反射弧和反射活动较为固定，数量有限，反射中枢位于大脑皮质下各级中枢，是一种初级的神经活动，多与维持生命的本能活动有关。如吸吮反射、防御反射、性反射、降压反射等。

2. 条件反射（conditioned reflex）　是指后天获得的，是人和动物在非条件反射的基础上结合个体生活经历而建立起来的反射。如望梅止渴、谈虎色变等。巴甫洛夫用"暂时性联系接通假说"解释条件反射的建立机制。条件反射的中枢在大脑皮质，是高级神经活动。由于条件反射建立的数量理论上讲是无限的，加之条件反射可以消退、重建、分化或改造，具有极大的可塑性。因而，条件反射的形成大大增强了机体活动的预见性、灵活性、精确性，提高了机体适应复杂环境的能力。

（二）中枢神经元的联系方式

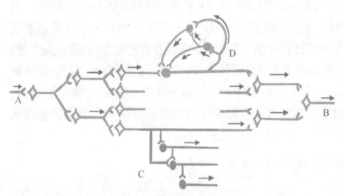

图 10-4　中枢神经元的联系方式
A. 辐散式；B. 聚合式；C. 链锁式；D. 环式

人体中枢神经系统的传出神经元有数十万个，传入神经元较传出神经元多 1～3 倍，而中间神经元的数量最大，具有重要的生理作用，单大脑皮质就有约 140 亿个。神经元的联系方式多种多样，一对一的单线式联系很少见，主要有辐散式、聚合式、环式、链锁式等联系方式（图 10-4）。

1. 辐散式　一个神经元的轴突可以通过分支与许多神经元建立突触联系，称为辐散原则，这种联系常见于传入路径，可以使一个神经元的兴奋引起许多神经元的同时兴奋或抑制。

2. 聚合式　同一神经元的胞体与树突可接受许多不同轴突来源的突触联系，称为聚合原则，这种联系常见于传出路径，可以使许多神经元的作用都引起同一神经元的兴奋而发生总和，也可以使来自不同神经元的兴奋和抑制在同一神经元上发生整合。如各级中枢就是将调控信息聚合到脊髓前角 α 运动神经元，整合后的指令通过运动神经纤维（称为最后公路）完成对躯体骨骼肌的支配。

3. 链锁式和环式 两个或两个以上的神经元可通过侧支连接成链锁式或环式回路。通过链锁式联系，可以在空间上扩大作用范围。兴奋冲动通过环式联系，借助于兴奋型或抑制型中间神经元引起后放或"及时终止"的调节，即正反馈或负反馈效应。

考点：中枢神经元的联系方式及其意义

（三）中枢兴奋传播的特征

反射弧中枢部分的功能完成，必须经过一次以上的突触接替和联系。兴奋在中枢传播过程中的特征主要取决于突触传递的特征。通过中间神经元之间的复杂联系，以及中枢兴奋、抑制传布的特征，实现中枢活动的协调。

1. 单向传播 兴奋在神经纤维上的传导可以是双向性的，但兴奋通过突触时只能由突触前膜向突触后膜传递。这是因为递质是由突触前膜释放的，因而兴奋不能逆向传递。但近来研究发现，突触后的细胞也能释放一些物质（如 NO 等），通过逆向传递，改变突触前神经元的递质释放过程。

2. 中枢延搁 兴奋通过中枢的突触时，要经历递质的释放、扩散、与后膜受体结合、产生突触后电位等一系列过程，因而耗时较长，这种现象称为中枢延搁（central delay）。据测定，兴奋通过 1 个突触需要 $0.3\sim0.5$ms。所以在反射活动中，通过的突触数目越多，反射时间（reflex time）越长。

3. 兴奋的总和 在反射活动中，单根神经纤维的单个传入冲动一般不能使中枢发出传出效应，需要若干神经纤维的传入冲动同时或几乎同时到达同一中枢，通过总和效应激发传出冲动。

4. 兴奋节律的改变 在反射活动中，传出神经发出的冲动频率通常和传入神经上的频率不同。这是因为传出神经的兴奋节律不仅取决于传入神经冲动的频率，还取决于反射中枢的功能状态。

5. 后发放与反馈 在反射活动中，当对传入神经的刺激停止后，传出神经仍继续发放冲动，使反射活动仍持续一段时间，这种现象称为后发放（又称后放、后放电）。神经元之间的环式联系及中间神经元的作用是后发放的主要原因。反射从感受器接受刺激至产生效应似乎为一开环通路，但实际上效应器所引起的变化可再次作为刺激因素被感受器感受并引起反射效应，从而形成反馈控制。

6. 对内环境变化敏感和易疲劳性 在反射诸环节中，突触最易受内环境变化的影响，如碱中毒时神经元兴奋性明显增强，导致神经支配的肌肉痉挛；酸中毒时，神经元活动明显抑制。缺 O_2、CO_2 过多、麻醉剂及某些药物等均可改变突触传递的能力。此外，与神经纤维传导冲动相比，突触部位是反射弧中最易发生疲劳的环节，其原因可能与长时间兴奋使突触前末梢递质耗竭有关。

考点：中枢兴奋传播的特征

（四）中枢活动的协调与中枢抑制

1. 中枢活动的协调 反射中枢（reflex center）是指在中枢神经系统内对机体某一功能活动具有调节作用的神经元相对集中的部位。它们接受来自各种感受器的传入冲动，经过分析、整合后，传出冲动支配效应器，引起相应的活动变化。在各反射中枢间存在复杂的神经纤维联系，实现中枢活动的协调。例如，前文提到的聚合、辐散、后放、最后公路原则，此外还包括交互抑制、反馈、优势现象等。优势原则（优势现象）指当某一反射中枢因受较强的刺激而兴奋时，它就在中枢神经系统中处于优势地位，形成一个较强的兴奋灶，抑制、吸引其他反射中枢活动，保证优先完成较重要的反射活动。例如，有人专注于某件事情时的"视而不见""听而不闻"现象。

从作用机制上看，中枢活动的整体协调是由于中枢内部的兴奋和抑制过程存在着有规律的相互影响和相互制约的原因。反射协调的障碍或被破坏都将影响机体的适应性。

2. 中枢抑制 在中枢神经系统的活动中，突触后神经元除了可以表现为兴奋外，还可以表现为抑制。根据产生抑制的机制发生在突触后膜还是突触前膜，可将中枢抑制分为突触后抑制和突触前抑制两类。

（1）突触后抑制 所有的突触后抑制都是通过抑制性中间神经元实现的。由于抑制性中间神经元释放抑制性递质，使突触后膜产生 IPSP，从而使突触后神经元发生抑制。突触后抑制又分为侧支性抑制和回返性抑制两种类型（图 10-5）。

1）侧支性抑制：指神经纤维在兴奋一个中枢神经元的同时，又经侧支兴奋另一个抑制性中间神经元，然后通过后者释放抑制性递质，转而使另一中枢神经元抑制，这种抑制称传入侧支性抑制，又称交互抑制（reciprocal inhibition）。例如，引起屈肌反射的传入纤维进入脊髓后，一方面兴奋支配屈肌的运动神经元，另一方面通过侧支兴奋抑制性中间神经元，使支配同侧伸肌的神经元抑制，从而使屈肌收缩、伸肌舒张，以完成屈肌反射（图 10-5A）。这种抑制在中枢神经系统内普遍存在，通常位于传入路径。

2）回返性抑制：指某一中枢神经元兴奋时，其传出冲动沿轴突下行，同时又经轴突侧支兴奋一个抑制性中间神经元，反过来抑制原先发放兴奋的神经元及同一中枢的其他神经元，这种抑制称回返性抑制。例如，脊髓前角运动神经元轴突传出冲动到达骨骼肌，发动运动，同时轴突侧支兴奋脊髓内的闰绍细胞。闰绍细胞是抑制性中间神经元，其末梢释放抑制性递质甘氨酸，返回作用于脊髓前角的运动神经元，抑制原先发放冲动的神经元和其他神经元的活动。回返性抑制的意义在于使神经元的活动及时终止，也促使同一中枢内许多神经元之间的活动步调一致（图 10-5B）。

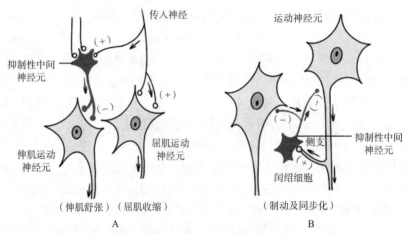

图 10-5 两类突触后抑制示意图
A. 传入侧支性抑制；B. 回返性抑制；（＋）代表兴奋；（－）代表抑制

（2）突触前抑制 结构基础是轴-轴突触。由第三个神经元的轴突通过提前使突触前膜去极化，减少兴奋性递质的释放，而使突触后膜去极化幅度减小，突触后神经元不易或不能产生兴奋的现象。因为调节发生在突触前膜，故称为突触前抑制。突触前抑制广泛存在于中枢神经系统，尤其多见于感觉传入途径。它的生理意义是控制从外周传入中枢的感觉信息，使感觉更加清晰和集中，故对感觉传入的调节具有重要作用。

以上介绍的是有关神经元、突触及反射的基本活动规律，是神经系统生理中共性的内容。在此基础上再进一步系统地讨论神经系统的感觉功能、神经系统对躯体运动的调控、对内脏功能的调节以及高级神经活动。

第 2 节　神经系统的感觉功能

人和动物的感受器受到特异性刺激时，可将刺激能量变为传入神经冲动而传入中枢神经系统，产生特异性感觉，同时引起各种反射活动。因此，感受器感受到刺激并形成传入冲动，是产生感觉的第一步，这些传入冲动由第一级感觉纤维传入中枢神经系统，通过相应的感觉投射通路上传，最后到达大脑皮质而产生各种感觉。

一、脊髓和脑干的感觉传导功能

脊髓是四肢、躯干及内脏器官的感觉信号传入高级中枢的必经之路。躯体感觉分为浅感觉和深感觉。浅感觉传导路径主要传导皮肤的粗略触压觉、温度觉和痛觉。深感觉传导路径主要传导肌肉、肌腱和关节的运动觉、位置觉和精细触压觉。来自各种感受器的传入神经冲动，大部分经脊神经后根进入脊髓，分别通过这两类传导通路传至大脑皮质而产生各种感觉。躯体感觉的传入通路一般由三级神经元接替（图 10-6）。浅感觉的传导路径是先交叉后上行，而深感觉的传导路径是先上行后交叉。因此，在脊髓半离断时，患者本体感觉和精细触压觉的障碍发生在离断同侧的断面以下肢体，而痛觉、温度觉和粗略触压觉等浅感觉的传导障碍发生在离断对侧的断面以下肢体。

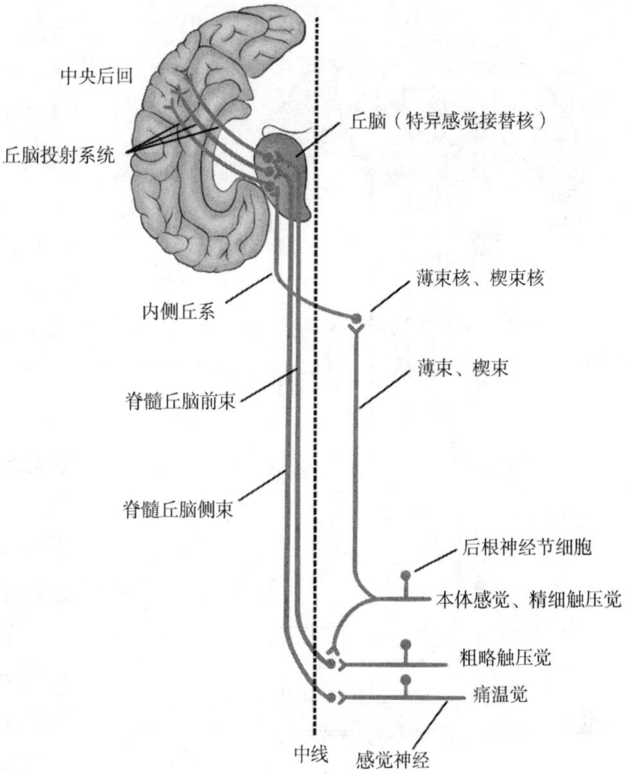

二、丘脑的感觉投射系统

丘脑是感觉的换元接替站，只进行感觉的粗糙分析与综合。丘脑与下丘脑和纹状体之间有复杂的纤维联系，三者一起成为许多复杂的非条件反射的皮质下中枢。

图 10-6 躯体感觉传导通路示意图

（一）丘脑的核团

1. 感觉接替核 接受除嗅觉以外的各种感觉投射纤维，换元后投射到大脑皮质感觉运动区。主要有腹后核的内侧部分与外侧部分、内侧膝状体、外侧膝状体等。

2. 联络核 不直接接受感觉传入的投射纤维，而接受感觉接替核和其他皮质下中枢传来的纤维，换元后发出纤维投射到大脑皮质某一特定区域，参与大脑皮质对内脏和躯体运动的调节以及各种感觉间的联系和协调。主要有丘脑前核、腹外侧核、丘脑枕等。

3. 非特异性投射核 包括内髓板内的中央中核、束旁核、中央对侧核等。它们主要接受脑干网状结构、脊髓及小脑的传入纤维，然后弥散地投射到大脑皮质的广泛区域及皮质下边缘结构。

（二）丘脑的感觉投射系统

丘脑向大脑皮质的感觉投射系统有两类：即特异性投射系统（specific projection system）与非特异性投射系统（nonspecific projection system）。

1. 特异性投射系统及其功能 经典的感觉传导路，如皮肤浅感觉、深感觉、听觉、视觉、味觉（嗅觉除外）的传导和神经元序列是固定的，它们经脊髓或脑干，上行到丘脑感觉接替核，再投射到大脑皮质的特定感觉区，主要终止于皮质的第四层细胞。每一种感觉的传导投射途径都是专一的，具有点对点的投射关系，故称为特异性投射系统。其主要功能是引起特定的感觉，并激发大脑皮质发出神经冲动。丘脑的联络核在结构上也与大脑皮质有特定的投射关系，所以也属于特异性投射系统，但它不引起特定感觉，主要起联络和协调的作用（图 10-7）。

2. 非特异性投射系统及其功能 起源于脑干。上述经典感觉传导通路的纤维经过脑干时，发出许多侧支，与脑干网状结构的神经元发生突触联系，经多次换元，抵达丘脑的髓板内核群，由此发出纤维，弥散地投射到大脑皮质的广泛区域，这一投射途径称为非特异性投射系统。其纤维进入大脑皮质后反复

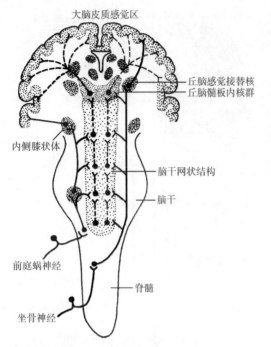

大脑皮质感觉区

丘脑感觉接替核
丘脑髓板内核群

内侧膝状体

脑干网状结构

脑干

前庭蜗神经

脊髓

坐骨神经

图 10-7　感觉投射系统示意图
实线代表特异性投射系统，虚线代表非特异性投射系统

分支，广泛终止于各层细胞。它不具有点对点的投射关系，失去了原先具有的专一特异传导功能，所以是不同感觉的共同上传途径。非特异性投射系统的主要功能是维持与改变大脑皮质的兴奋状态，是特异性投射系统产生特定感觉的基础。脑干网状结构内还存在有上行起唤醒作用的功能系统。如用电流刺激此处，可唤醒动物。因此也将这一系统称为脑干网状结构上行激活系统（ascending reticular activating system）。现在认为这种上行激活作用主要是通过丘脑非特异性投射系统来完成的。当这一系统的上行冲动减少时，大脑皮质就由兴奋状态转入抑制状态，这时动物表现为安静或睡眠；如果这一系统受损伤，可发生昏睡。上行激活系统易受药物影响而发生传导阻滞。巴比妥类镇静催眠药的作用，就是阻断上行激活系统的传导而实现的。

正常情况下，由于有特异性投射系统和非特异性投射系统两个感觉投射系统的存在，以及它们之间的作用和配合，才使大脑既能处于觉醒状态，又能产生各种特定的感觉。当任何一个系统损伤时都不能执行完整感觉功能。

考点：特异性投射系统和非特异性投射系统的功能

三、大脑皮质的感觉分析功能

各种感觉传入冲动最后到达大脑皮质，通过分析和综合，产生感觉。因此，大脑皮质是产生感觉的最高级中枢。皮质的不同区域在功能上具有不同的作用，这就是大脑皮质的功能定位。不同性质的感觉在大脑皮质有不同的代表区。

（一）体表感觉区

体表感觉区位于中央后回，称为第一体表感觉区。其投射规律有：①投射纤维左右交叉，但头面部感觉投向双侧皮质；②投射区域的空间安排是倒置的，即下肢的感觉区在皮质的顶部，上肢感觉区在中间，头面部感觉区在底部，但头面部的内部安排仍是正立的；③投射区在皮质占位的大小，与不同体表部位的感觉灵敏程度有关，感觉灵敏度高的拇指、示指、唇的代表区大，而感觉迟钝的躯干部代表区小。

人和高等动物还存在第二体表感觉区，位于中央前回和岛叶之间。体表感觉在第二体表感觉区的投射是双侧性的，空间安排是正立而不倒置，感觉功能定位较差。该区只能对感觉作粗糙的分析，但与痛觉尤其是慢痛有密切的关系。第二体表感觉区的切除或损伤，在人类并不产生明显的感觉功能障碍。

考点：第一体表感觉区的位置

（二）本体感觉区

本体感觉是指肌肉、关节等的运动觉。本体感觉区位于中央前回，接受肌肉本体感觉的投射，刺激人脑的中央前回，可引起机体企图发动肢体运动的主观感觉。

（三）视觉区

视觉代表区在枕叶距状裂的上下缘。左眼颞侧和右眼鼻侧视网膜的传入纤维投射到左侧枕叶皮质，而右眼颞侧和左眼鼻侧视网膜的传入纤维投射到右侧枕叶皮质。另外，视网膜的上半部投射到距状裂的上缘，下半部投射到它的下缘，视网膜中央的黄斑区投射到距状裂的后部。

（四）听觉区

听觉皮质代表区位于颞叶的颞横回和颞上回。听觉的投射是双侧性的，即一侧皮质代表区接受双侧耳蜗听觉感受器传来的冲动。

（五）嗅觉区和味觉区

嗅觉皮质投射区位于边缘叶的前底部（包括梨状区皮质的前部、杏仁核的一部分）。味觉代表区在中央后回头面部感觉区的下侧。

四、痛 觉

痛觉是人体受到伤害性刺激时产生的一种不愉快感觉，通常伴有情绪变化和防卫反应。作为机体受损害时的一种报警系统，痛觉具有保护性作用。许多疾病都表现有疼痛，因此，认识痛觉的产生及其规律具有重要的临床意义。

（一）痛觉感受器及其刺激

一般认为，痛觉感受器是游离神经末梢。游离神经末梢分布十分广泛，它们位于组织细胞之间，直接与体液接触，感受其中化学物质的刺激。

各种刺激达到一定的强度，造成组织损伤时，都能引起痛觉。各种伤害性刺激以不同的能量形式刺激细胞，由细胞释放出一些致痛的化学物质，如 K^+、H^+、组胺、5-羟色胺、缓激肽等，它们可引起神经末梢去极化，从而产生动作电位。

（二）躯体疼痛

1. 体表疼痛 当伤害性刺激作用于体表时，可先后引起两种不同性质的痛觉，通常先出现快痛，再出现慢痛。快痛是受到刺激后立即出现的尖锐性刺痛，特点是产生和消失迅速，感觉清楚，定位明确，还可引起逃避性反射动作。慢痛一般在刺激后约 1s 出现，特点是定位不太准确，持续时间较长，为强烈的烧灼痛。慢痛常难以忍受，伴有心率加快、血压升高、呼吸改变及情绪变化等。

2. 深部疼痛 发生在躯体深部，如骨、关节、骨膜、肌腱、韧带和肌肉等处的痛感称为深部痛。深部痛一般表现为慢痛，其特点是定位不明确，可伴有恶心、出汗和血压改变等内脏反应。出现深部痛时，可反射性引起邻近骨骼肌收缩而导致局部组织缺血，而缺血又使疼痛进一步加剧。

（三）内脏痛与牵涉痛

内脏痛是内脏疾病，或内脏疾病引起邻近体腔壁浆膜受刺激而产生的疼痛。内脏痛的特点是：①定位不准确，这是内脏痛最为主要的特点。②发生缓慢，持续时间较长。③对炎症、缺氧、缺血、牵拉、痉挛等刺激十分敏感，而对切割、烧灼等通常易引起皮肤痛的刺激不敏感。④能引起不愉快的情绪活动，并伴有恶心、呕吐和心血管及呼吸活动改变。

某些内脏疾病通常引起体表特定部位发生疼痛或痛觉过敏，这种现象称为牵涉痛（referred pain）。如心肌梗死或心绞痛时，可出现心前区、左肩和左上臂尺侧疼痛；患胆囊炎、胆结石时，可出现右肩胛部疼痛；患阑尾炎时可出现脐周围或上腹部疼痛。牵涉痛是导致临床误诊的常见原因之一，了解其部位对于诊断某些内脏疾病具有一定的意义。

考点：内脏痛的特点

第 3 节 神经系统对躯体运动的调控

运动是人和动物最基本的功能活动之一。人类在生活和劳动过程中所进行的各种形式的躯体运动，包括反射活动、随意运动和节律性运动，都是在中枢神经系统的控制下进行的。中枢运动调控系统由 3

级水平的神经结构组成：大脑皮质联络区、基底神经节和皮质小脑居于最高水平，负责运动的总体策划；运动皮质和脊髓小脑居于中间水平，负责运动的协调、组织和实施；而脑干和脊髓则处于最低水平，负责运动的执行。3 个水平结构通过串行和平行联系，对运动实行灵活多样的控制，并且对神经系统受损后的恢复和代偿具有重要意义。

一、脊髓对机体躯体运动调控

（一）脊髓的躯体运动神经元与运动单位

脊髓是躯体运动的最基本反射中枢，脊髓灰质前角有大量的运动神经元，可分为 α 运动神经元和 γ 运动神经元两类，它们的轴突经前根离开脊髓到达所支配的肌肉。

α 运动神经元发出 α 纤维，支配梭外肌。γ 运动神经元轴突构成 γ 纤维，支配梭内肌，并调节肌梭对牵拉刺激的敏感性。α 运动神经元的轴突末梢有许多分支，每一分支支配一个肌细胞。一个 α 运动神经元兴奋时，可引起它支配的所有肌细胞同时兴奋收缩。一个 α 运动神经元及其所支配的全部肌纤维组成了一个功能单位，称运动单位（motor unit）。运动单位有大有小，如一个支配四肢肌的 α 运动神经元可支配 2 000 多条肌纤维，兴奋时可产生巨大张力；而一个支配眼外肌的 α 运动神经元只支配 6~12 条肌纤维，兴奋时肌肉收缩活动精细灵活。

（二）脊髓反射

在脊髓动物可以完成骨骼肌的牵张反射、屈肌反射、对侧伸肌反射、搔扒反射等一些简单的反射活动，这些反射活动是正常机体复杂的躯体运动的基础。

1. 屈肌反射和对侧伸肌反射　脊髓动物一侧肢体的皮肤遭受伤害性刺激时，同侧肢体的屈肌收缩、伸肌舒张，肢体出现屈曲反应，称为屈肌反射。屈肌反射的意义在于躲避伤害，自我保护。当引起屈肌反射的刺激达一定强度时，除引起同侧肢体屈曲外，还出现对侧肢体伸肌收缩、屈肌舒张的现象，称为对侧伸肌反射。该反射有维持姿势和平衡身体的作用。

2. 牵张反射　骨骼肌受到外力牵拉而伸长时，可反射性引起受牵拉的肌肉收缩，称为牵张反射（stretch reflex）。牵张反射有腱反射和肌紧张两种类型。

（1）腱反射（tendon reflex）　是指快速牵拉肌腱时发生的牵张反射。它表现为被牵拉肌肉快速而明显地缩短，如膝跳反射和跟腱反射。叩击膝部髌骨下方的股四头肌肌腱，可使股四头肌因受牵拉而发生快速的反射性收缩，称为膝跳反射。腱反射是单突触反射，它的反射时很短，肌肉的收缩几乎是一次同步性收缩。临床上常采用检查腱反射的方法，来了解神经系统的某些功能状态。

（2）肌紧张（muscle tone）　是缓慢而持续地牵拉肌腱时所引起的牵张反射。它表现为被牵拉的肌肉轻度而持续地收缩，以阻止被拉长。肌紧张的反射弧与腱反射相似，但它为多突触反射，而且不是同步性收缩，是肌肉中的肌纤维交替性收缩产生的，所以不易发生疲劳。肌紧张是维持躯体姿势最基本的反射活动，是姿势反射的基础。

考点：骨骼肌牵张反射的概念及其类型

（三）脊休克

当脊髓与高位脑中枢突然离断后，断面以下的脊髓会暂时丧失反射活动能力而进入无反应的状态，这种现象称为脊休克（spinal shock）。脊休克是暂时现象，其持续时间长短与动物进化水平和个体发育有关，如蛙仅持续数分钟，犬持续数日，人类则需数周至数月。脊休克的产生，不是因脊髓损伤引起，而是由于离断面以下的脊髓突然失去高位中枢的调控，于是出现一定时间内的无反应状态。恢复反应能力的脊髓动物是研究神经系统调控躯体运动的常用模型。

考点：脊休克的定义、表现及产生原因

二、脑干对肌紧张和姿势的调控

脊髓的低级运动中枢经常受到高位中枢的调控，其中脑干在肌紧张的调节中起着重要作用。用电刺激动物脑干网状结构的不同区域，发现其中有加强肌紧张的区域，称为易化区；也有抑制肌紧张的区域，称为抑制区（图 10-8）。脑干易化区范围较大，其活动既有自发的，又受高级中枢的下行性影响，主要作用是使肌梭的敏感性提高而加强肌紧张和肌运动。抑制区较小，作用相反。

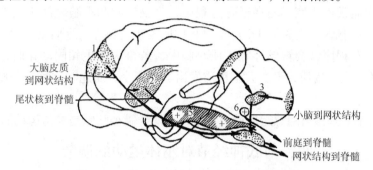

图 10-8 猫脑肌紧张易化区和抑制区及其路径
1. 大脑皮质；2. 尾状核；3. 小脑；4. 网状结构抑制区；5. 网状结构易化区；6. 延髓前庭核；+表示易化区；-表示抑制区

通常情况下，脑干及高位中枢易化区的活动较强，抑制区的活动较弱，因此在肌紧张的平衡调节中，易化区的活动略占优势，从而维持正常的肌紧张。当两者失衡时，则会出现肌紧张亢进或减弱。如在动物中脑上、下丘之间切断脑干，则易化区活动占优势，使伸肌紧张性亢进，动物会出现四肢伸直、头尾昂起、脊柱挺硬等伸肌过度紧张的现象，称为去大脑僵直。人类也可以出现头后仰、上下肢僵硬伸直等类似动物去大脑僵直的现象，这是脑干严重损伤的信号。

三、小脑对躯体运动的调节

根据小脑的传入、传出纤维联系，将小脑分为前庭小脑、脊髓小脑和皮质小脑三个功能部分。

考点：小脑的功能

（一）前庭小脑

前庭小脑主要由绒球小结叶构成，它与前庭神经核有密切联系，其主要功能是维持身体平衡。前庭小脑也接受视觉传入信息，并通过调节眼外肌的活动控制眼球运动，从而协调头部运动时眼的凝视运动。人或动物前庭小脑受损，会出现站立不稳、步基宽、步态蹒跚、易跌倒等身体失衡症状，但其他随意运动的协调不变。

（二）脊髓小脑

脊髓小脑由小脑前叶和后叶的中间带区（包括蚓部和半球中间部）组成，主要功能是协调随意运动和调节肌紧张。

1. 协调随意运动 该部分小脑接受从脊髓和大脑皮质传来的信息，并比较两方面信息，加以整合，觉察运动执行和运动指令之间的偏移，一方面通过上行纤维向大脑皮质发出矫正信号，修正运动皮质的活动，使其符合当时运动的实际情况；另一方面通过脑干脊髓下行途径，调节肌肉活动，纠正运动的偏差，使运动按预定的目标和轨道准确进行。若脊髓小脑受损，可表现为随意运动的力量、方向及限度紊乱。例如患者无法完成精细动作，在动作进行中肌肉抖动且不能把握方向，尤其在精细动作的终末会出现震颤，称为意向性震颤。当患者走路时会出现跨步过大而身体落后，以致容易倾倒或身体摇晃，步态蹒跚，无法沿直线行走，另外还不能进行拮抗肌轮替快复动作。动作越迅速，协调障碍就越明显，但静止时肌肉则无异常运动，这些动作协调障碍统称为小脑共济失调。

2. 调节肌紧张　小脑对肌紧张的调节有易化和抑制双重作用。在人类进化过程中，小脑抑制肌紧张作用逐渐减弱，而易化作用逐渐增强。故当人脊髓小脑损伤后，主要表现为肌张力减弱和四肢乏力。

（三）皮质小脑

皮质小脑是指半球的外侧部，其主要功能是参与随意运动的设计和程序的编制。在学习某种精巧运动的初期，动作通常不协调。而在学习过程中，大脑皮质和小脑之间不断地发生往返联系，使感觉传入信息不断输入小脑，并逐步纠正运动过程中所发生的偏差，进而动作会逐步协调起来。当精巧动作完善后，这一套程序就会被储存在皮质小脑中，若再次发生相同动作时，皮质小脑便会提取出这个程序，并输送至大脑皮质，再由大脑皮质发出运动指令，而此时这种运动则可以不假思索地协调完成。

由此可知，皮质小脑是参与随意运动的设计过程，而脊髓小脑则是参与运动的执行过程。

四、基底神经节对躯体运动的调节

（一）基底神经节的构成

基底神经节是皮质下一些核团的总称，核团之间有着密切的联系。它包括纹状体、丘脑底核和黑质。纹状体包括尾状核和豆状核，豆状核分为壳核和苍白球两个部分。其中苍白球较古老称为旧纹状体，尾状核和壳核进化较新，称为新纹状体。

（二）基底神经节的运动调节功能

基底神经节参与运动的设计和程序的编制，它不仅与随意动作的产生、稳定和肌紧张等姿势的调节有关，还担负一些本能的反射性的运动，如走路时两臂自然摆动、表情动作、防御反应和饮食动作等。

基底神经节损伤的临床表现主要有两大类：一类表现为肌紧张增强，动作过少，如帕金森病；另一类表现为肌紧张降低，动作过多，如舞蹈症。

> **链　接**　帕金森病和舞蹈症
>
> 帕金森病是由中脑黑质多巴胺神经元退化或损伤导致的。60 岁以上人群好发，男性略多于女性，临床表现为全身肌紧张增强、肌肉强直、随意动作减少、动作缓慢、表情呆滞、手部常有静止性震颤等，又称震颤麻痹，左旋多巴或 M 受体阻断剂苯海索对帕金森病有一定的治疗作用。
>
> 舞蹈症是由于双侧新纹状体病变易化大脑皮质的运动发起作用，从而导致动作过多、肌紧张降低等症状。多见于儿童和青少年，尤以 5～15 岁女性多见。临床表现为肢体及头面部迅速、不规则、无节律地不自主运动，如转颈、耸肩、摆手、伸臂等舞蹈样动作，步态不稳或不规则，可有扮鬼脸动作，肢体肌张力降低。利血平可使多巴胺耗竭，缓解其症状。

五、大脑皮质对躯体运动的调控

大脑皮质是调节躯体运动的最高级中枢。它策划和发起随意运动。

（一）大脑皮质运动区

大脑皮质控制躯体运动的主要区域在中央前回和运动前区。功能特征如下。

1. 呈交叉性支配　即一侧运动皮质支配对侧躯体运动。头面部除下部面肌和舌肌是对侧支配，其余头面部分都是双侧支配，如咀嚼肌、喉肌等。故一侧内囊损伤时，将引起对侧躯体肌肉、脸下部肌肉及舌肌麻痹。

2. 功能定位精细　运动代表区功能定位总体分布是倒置的，即下肢的代表区在皮质顶部，膝关节以下肌肉的代表区在半球内侧面；上肢肌肉的代表区在中间部；而头面部肌肉的代表区在底部，但头面部代表区的内部安排仍然是正立的。

3. 运动区域的大小与运动的精细程度有关 代表区越大，运动越精细复杂，如手的代表区面积较躯干代表区大很多。

（二）大脑皮质下行传导通路及其功能

由大脑皮质发出的下行传导通路主要是皮质脊髓束（包括皮质脊髓前束和皮质脊髓侧束）和皮质脑干束。

1. 皮质脊髓束 指由皮质发出，经内囊、脑干下行，到达脊髓前角运动神经元的传导束。皮质脊髓前束支配躯干和四肢近端肌肉的活动，参与姿势和粗略运动的调节；皮质脊髓侧束控制四肢远端肌肉的活动，调节肌肉精细、技巧性运动。

2. 皮质脑干束 由皮质发出，经内囊到达脑干内各脑神经运动神经元的传导束，称为皮质脑干束。主要调节头面部有关肌群的活动。

第 4 节 神经系统对内脏活动的调节

神经系统对内脏活动的调节在一定程度上不受意识的控制，不具有随意性，故常被称为自主神经系统。自主神经系统包括交感神经系统和副交感神经系统，分布于内脏、心血管和腺体，并对这些器官起到调节作用。

一、自主神经系统

（一）自主神经的结构与功能特征

自主神经从低级中枢到达所支配的器官需要两个神经元，即节前神经元和节后神经元。前者胞体位于中枢，发出的神经纤维称为节前纤维；节前纤维抵达效应器之前进入神经节内换元后，再发出节后纤维支配效应器。交感神经节位于椎旁和椎前神经节中，距效应器较远，因此节前纤维短而节后纤维长；副交感神经节通常位于效应器壁内，故节前纤维长而节后纤维短。

交感神经起自胸腰段脊髓灰质的侧角，兴奋时产生的效应较为广泛；而副交感神经起自脑干的脑神经核和骶段脊髓灰质相当于侧角的部位，兴奋时的效应相对局限。自主神经的功能特征有：①双重支配。许多器官都接受交感和副交感神经的双重支配，两者通常相互拮抗，如心交感神经和心迷走神经，但交感和副交感神经都有促进唾液分泌的作用。②紧张性作用。安静状态下，自主神经常常发放低频冲动，使所支配的器官处于一定的紧张性活动状态。③支配作用与效应器的功能状态有关。例如，刺激交感神经，可使有孕动物的子宫平滑肌收缩增强，而对于未孕的子宫则起到抑制作用。④参与整体生理功能调节。当机体所处环境发生剧烈变化时，交感神经系统活动增强；当机体在安静状态时，副交感神经系统活动加强。

（二）自主神经的主要功能

自主神经的主要功能是调节心肌、平滑肌和腺体的功能活动，其主要功能见表 10-2。

表 10-2 自主神经的主要功能

支配系统或器官	交感神经	副交感神经
循环系统	心率加快，心肌收缩力加强；腹腔内脏血管、皮肤血管收缩；骨骼肌血管收缩（肾上腺素能）或舒张（胆碱能）	心率减慢、心肌收缩力减弱、局部血管舒张
呼吸系统	支气管平滑肌舒张	支气管平滑肌收缩；促进呼吸道黏膜腺体分泌

支配系统或器官	交感神经	副交感神经
消化系统	抑制胃肠运动和胆囊活动；促进括约肌收缩；促进黏稠的唾液分泌	促进胃肠运动和胆囊活动；促进括约肌舒张；促进分泌稀薄唾液，促进胃液、胰液分泌
泌尿生殖系统	尿道内括约肌收缩、逼尿肌舒张，抑制排尿；已孕子宫平滑肌收缩，未孕子宫平滑肌舒张	膀胱逼尿肌收缩，尿道内括约肌舒张，促进排尿
眼	虹膜辐射状肌收缩，瞳孔扩大	虹膜环形肌收缩，瞳孔缩小，促进泪腺分泌
皮肤	促进汗腺分泌、竖毛肌收缩	—
内分泌系统和代谢器官	促进肾上腺髓质分泌；促进肝糖原分解	促进胰岛素分泌

由此可见，交感神经系统可以调动机体许多器官的潜在能力以适应环境的急剧变化，表现为心率加速、皮肤与腹腔内脏的血管收缩、血液储存库排出血液使循环血量增加、红细胞计数增加、支气管扩张、肝糖原分解加速及血糖浓度升高、肾上腺素分泌增加等，这一反应称为应急反应（见第 11 章）。而副交感神经的意义在于促进消化吸收、排泄和生殖功能，积蓄能量，减少能耗，保护机体，促进休整恢复等。因此机体表现为心脏活动减弱、瞳孔缩小、消化和吸收功能增强，胰岛素分泌增加，促进营养物质的储存和能量的补充等。两者既密切联系又相互制约，使全身内脏器官保持功能活动的平衡，以适应整个机体的需求。

二、中枢对内脏活动的调节

在中枢神经系统各级水平中都有调节内脏活动的中枢，但作用不同。较为简单的内脏反射活动通过脊髓即可完成，复杂的内脏反射活动则需延髓以上的中枢参与。

（一）脊髓

脊髓是内脏反射活动的初级中枢。在发生脊休克后，血管张力反射、排尿反射、排便反射和发汗反射、勃起反射等逐渐恢复，这表明脊髓对内脏活动是有一定调节能力的，但因失去了高位中枢的控制，这些反射不能完全恢复并适应正常生理功能需要。例如，患者虽排尿反射得到恢复，但因失去大脑皮质的控制而会出现尿失禁的现象。

（二）脑干

许多内脏活动的反射中枢位于脑干。心血管运动和呼吸运动基本反射中枢都位于延髓，延髓有生命中枢之称。一旦受到损伤，呼吸、心跳将会停止，生命活动无法进行。同时延髓也是吞咽、咳嗽、喷嚏、呕吐等反射活动的整合中枢。此外，中脑内存在瞳孔对光反射中枢。

（三）下丘脑

下丘脑是调节内脏活动的较高级中枢，尤其是它可以将内脏活动与躯体活动、内分泌活动联系起来，并加以整合，从而实现对体温、水平衡、摄食行为、生物节律及情绪反应等生理过程进行调节。

1. 对摄食行为的调节 通过动物实验了解到，刺激下丘脑外侧区可引起动物多食；若破坏此区域，动物拒绝摄食，表明该区存在摄食中枢。若刺激下丘脑腹内侧核，动物拒食；若损坏此区，动物摄食量增加且会逐渐肥胖，表明此区存在饱中枢。常态下摄食中枢和饱中枢之间交互抑制，是否摄食取决于这两个中枢活动的平衡。

2. 对水平衡的调节 下丘脑的摄食中枢附近存在饮水中枢，刺激此区域时，动物饮水量增多。下丘脑内存在着渗透压感受器，可根据血浆渗透压的变化来调节抗利尿激素的分泌，从而实现对排水功能的调节。

3. 对体温的调节 若切断哺乳动物间脑以上水平的大脑，体温没有明显的变化；而当切断下丘脑以下部位的脑干，该动物则无法维持自身的正常体温，说明下丘脑对体温有调节作用。

4. 对情绪反应的影响 人们的情绪反应如喜、怒、哀、乐等，常伴有一系列生理变化。下丘脑在情绪反应方面起着重要的调节作用。当猫部分大脑（间脑水平以上）被切除时，便会出现一系列交感神经活动亢奋的现象，如张牙舞爪、毛发竖起、血压升高、心跳和呼吸加速等，如发怒一般，故称为假怒。若伤及整个下丘脑，假怒不再出现。临床上，下丘脑疾病患者常出现异常的情绪反应。

5. 对内分泌功能的调节 下丘脑神经内分泌细胞能够合成与分泌多种多肽，可以调节腺垂体功能，从而对机体的内分泌功能活动进行调节。

6. 对生物节律的控制 生物节律是指机体的功能活动呈周期性变化的规律。如体温的日周期节律变化、女性的月经周期等。

人类很多生理功能以日为周期发生变化，称为日节律，如睡眠与觉醒、体温等。控制机体昼夜节律活动的中枢主要在下丘脑视交叉上核，此处被认为是控制日节律的中心。

（四）大脑皮质

大脑半球内侧面皮质与脑干连接部和胼胝体旁的周围结构称为边缘叶，连同大脑皮质的岛叶、颞极、眶回，以及皮质下的杏仁核、隔区、下丘脑前核等皮质下结构统称为边缘系统。该系统对内脏活动的调节作用复杂而多变。如刺激扣带回前部可引起呼吸抑制或加速、血压下降或上升、心率减慢、胃运动抑制、瞳孔扩大或缩小。大脑皮质中除边缘系统皮质以外的进化程度最新的部分称为新皮质，其对内脏活动也有一定的调节作用。电刺激动物的新皮质，既能引起躯体运动，也能引起内脏活动的改变。

第 5 节　脑的高级功能

人的大脑不仅具有感觉、运动功能，还具有更高级、更复杂的学习、记忆、思维、语言等功能。这些功能的实现基于大脑皮质神经元的电活动。

一、大脑皮质的电活动

大脑皮质的神经元电活动有两种形式，即自发脑电活动和皮质诱发电位。前者是指在无明显刺激情况下，大脑皮质自发产生节律性的电位变化；后者是指当刺激到达感觉传入系统或脑的某一部位时，在大脑皮质某一区域引出的电位变化。用脑电图仪器在头皮表面上，所记录下来的自发脑电活动，称为脑电图（electroencephalogram，EEG）。

正常的脑电图分为 4 种基本波形，分别是 α 波、β 波、θ 波和 δ 波（图 10-9）。成人安静状态下，清醒闭目时出现 α 波，在枕叶皮质最明显；睁开眼睛或接受其他刺激的时候会出现 β 波，在额、顶叶比较明显。当人从清醒、安静、闭眼状态转换为睁开眼睛或接受其他刺激的过程中，α 波会立即消失转为 β 波，这种现象称为 α 波阻断。当成人困倦时可出现 θ 波；成人睡眠时，以及极度疲劳或麻醉状态时出现 δ 波，但是成人在清醒期间不会出现 δ 波。

通常认为脑电波随大脑皮质处于不同的状态而发生变化，当皮质许多神经元的电活动趋于一致时，出现低频率、高振幅的脑电变化，称为同步化脑电活动；反之，当皮质许多神经元的电活动不一致时，出现高频率、低振幅的脑电变化，称为去同步化脑电活动。临床上，脑电图对某些疾病有一定的诊断意义，如癫痫或脑部占位病变患者的脑电图可出现典型异常波形。

二、睡眠和觉醒

睡眠与觉醒是人类和哺乳动物节律性最明显的生理现象，两者昼夜交替呈睡眠-觉醒周期。人在觉醒状态下进行各种体力和脑力活动；在睡眠过程中人的体力和精力得到休息和恢复，同时还可以提高免疫力、促进生长和发育、增强记忆力等。

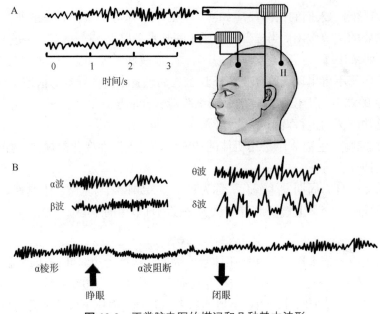

图 10-9　正常脑电图的描记和几种基本波形

（一）睡眠

根据睡眠过程中脑电波等变化的不同,将睡眠分为非快速眼动睡眠(慢波睡眠)和快速眼动睡眠(快波睡眠)两个时相。

1. 非快速眼动睡眠　表现为一般熟知的睡眠状态。其特征为：①EEG 呈同步化慢波。②嗅、视、听、触觉等感觉功能暂时减退。③骨骼肌反射及肌紧张减弱。④伴有一系列自主神经活动减退,如血压下降、心率减慢、尿量减少、呼吸变慢、体温下降、发汗增多、胃液分泌增多而唾液分泌减少等。⑤生长激素分泌增加,有利于促进生长和体力恢复。

2. 快速眼动睡眠　即异相睡眠,全称快速眼球运动睡眠,其特征为：①EEG 呈去同步化快波。②各种感觉功能进一步减退。③骨骼肌肌张力进一步减弱,几乎完全松弛。④间断阵发性出现眼球快速运动、呼吸急促、血压升高、心率加快和躯体抽动。⑤做梦多在此时相发生。快速眼动睡眠期间脑血流量增加、脑蛋白质合成增加,新突触形成增加,有利于幼儿神经系统的发育,促进学习、记忆和精力的恢复,但该睡眠期间与某些疾病的发作有关,如心绞痛、哮喘和阻塞性肺气肿缺氧的夜间发作。

成年人睡眠过程中,首先进入非快速眼动睡眠,非快速眼动睡眠持续 80~120min 后转入快速眼动睡眠;快速眼动睡眠持续 20~30min 后又转入非快速眼动睡眠,接着非快速眼动睡眠与快速眼动睡眠交替出现。整个睡眠期间,这种反复转化 4~5 次,越接近睡眠后期,快速眼动睡眠持续时间越长。

（二）觉醒

觉醒状态的维持可能与脑干网状结构上行激动系统的作用有关。觉醒分为脑电觉醒和行为觉醒两种状态。前者指脑电图波形由睡眠时的同步化慢波变为觉醒时的去同步化快波,而行为上不一定呈觉醒状态;行为觉醒状态指动物出现觉醒时的各种行为表现。

三、学习和记忆

学习和记忆是人类大脑的重要功能,两者相互联系。学习是指人和动物从环境获取新信息的过程;记忆是指大脑将获取的信息进行编码、储存和提取的过程。学习是记忆的前提,记忆是学习的结果。

（一）学习的形式

1. 非联合型学习　又称简单学习,是一种在刺激和反应之间不需要形成某种明确联系的学习形式,包括习惯化和敏感化两种学习类型。习惯化是指重复给予较温和的刺激时,突触对刺激的反应逐渐减弱甚至消失；敏感化是指重复性刺激（尤其是伤害性刺激），使突触对原有刺激的反应增强延长，传递效率提高的现象。

2. 联合型学习　指 2 个或以上事件在时间上很靠近地重复发生，在脑内逐渐形成某种联系。联合型学习过程其实是条件反射建立和消退的过程。

（二）记忆的过程

根据信息在脑中储存和回忆的方式，记忆被分为陈述性记忆和非陈述性记忆两类。陈述性记忆储存的信息是事件或事实，非陈述性记忆储存的是操作技能的信息，两种记忆形式相互转化，相互促进。记忆又可按记忆保留的时间划分如下。①短时程记忆：记忆保留数秒至几分钟，如打电话时，拨号后电话号码的记忆随即消失；②中时程记忆：记忆保留几分钟至几天，如考试前的突击记忆；③长时程记忆：记忆保留数天至数年，有些信息如自己的名字，可终生保持记忆。人类的记忆过程包含感觉性记忆、第一级记忆、第二级记忆和第三级记忆 4 个连续阶段。前两个阶段相当于短时记忆，后两个阶段相当于长时记忆。短时记忆是学习与形成长时记忆的基础。

任何记忆都是从感觉性记忆开始的，记忆时间很短，一般在 1s 以内，若未经处理很快会丢失。如果信息经过加工处理，把记忆片段整合成新的连续印象时，就会转入第一级记忆。但是，第一级记忆中的信息仍不牢固，平均停留几秒钟时间。如果进入第一级记忆中的信息得到反复循环运用，就可延长其停留时间，信息就容易转入第二级记忆。第二级记忆是一个大而持久的储存系统，但其信息也会由于各种干扰而被遗忘。有的信息通过长年累月地应用，将长期保留，而不易被遗忘，这种记忆就属于第三级记忆（图 10-10）。

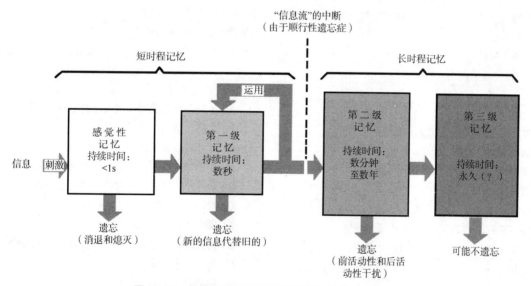

图 10-10　从感觉性记忆至第三级记忆的信息流图解

遗忘是指部分或完全失去回忆和再认的能力，是一种正常的生理现象。遗忘在学习后即已开始，最初遗忘速度很快，以后逐渐减慢。遗忘不等于记忆的消失，因为复习已经遗忘的知识比学习新知识要容易得多。遗忘的原因，一是条件刺激长期不予以强化、久不复习所引起的消退抑制；二是后来信息的干扰。临床上将疾病情况下发生的遗忘称为遗忘症。

四、大脑皮质的语言功能

人类相互交流思想和信息的主要手段就是语言，语言的形成是通过人脑学习、思维活动的过程和结果，而在人的大脑皮质中存在着与语言形成、书写和表达功能有关的语言中枢（图 10-11）。若这些区域受损，则会出现语言功能障碍。

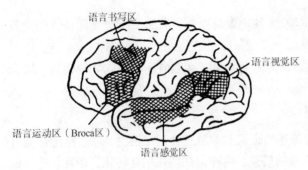

语言书写区

语言视觉区

语言运动区（Broca区）

语言感觉区

图 10-11 大脑皮质与语言功能有关的主要区域

人的大脑左右半球具有不同的高级功能，左侧大脑半球的皮质中有许多部位涉及语言功能，是语言活动功能的优势半球。右侧半球为非语言认知功能的优势半球，这反映了人类两侧大脑半球的功能是不对称的。左侧中央前回底部前方布罗卡（Broca）区是语言运动区，该区损伤后可导致运动性失语症，患者能看懂文字和听懂别人说话，而自己不会说话，与发音有关的肌肉并无运动障碍。大脑额中回后部，接近主要运动区的手部代表区是语言书写区，如若该区受损，患者能听懂别人说话，看懂文字，自己也会说话，但不会书写，而患者手部的其他运动正常，此称为失写症；颞上回后部是语言感觉区，该区如果受到伤害，患者表现为可以说话、能够认字和写字，但却无法理解别人谈话的意思，患者听觉功能正常，此称为发生感觉性失语症；角回的语言视觉区损伤，患者视觉功能正常但却不能看懂文字含义，此为失读症。

自 测 题

一、单选题

1. 神经干中各条纤维上传导的兴奋基本上互不干扰，这称为（　　）
   A. 生理完整性　　　　B. 传导的双向性
   C. 相对不疲劳性　　　D. 绝缘性
   E. 解剖完整性

2. 关于突触传递的叙述，正确的是（　　）
   A. 双向传递　　　　　B. 不易疲劳
   C. 突触延搁　　　　　D. 不能总和
   E. 刺激停止后，传出冲动立即停止

3. 突触后电位和终板电位均属于（　　）
   A. 静息电位　　　　　B. 动作电位
   C. 阈电位　　　　　　D. 后电位
   E. 局部电位

4. 下列哪种特征不属于中枢兴奋传递的特征（　　）
   A. 单向传递　　　　　B. 中枢延搁
   C. 总和　　　　　　　D. 兴奋节律的改变
   E. 不易疲劳

5. 特异性投射系统的特点是（　　）
   A. 弥散地投射到大脑皮质广泛区域
   B. 点对点地投射到大脑皮质特定区域
   C. 上行激活系统是通过特异性投射系统发挥作用的
   D. 其主要功能是改变大脑皮质的兴奋性
   E. 对镇静催眠药、麻醉药敏感

6. 非特异性投射系统的特点是（　　）
   A. 经典的感觉传导道是由三个神经元接替完成的
   B. 点对点投射到大脑皮质特定区域

C. 其纤维终止于大脑皮质第四层
   D. 反复换元弥散地投射到大脑皮质广泛区域，维持和改变大脑皮质的兴奋状态
   E. 可引起特定感觉

7. 维持躯体姿势的最基本反射是（　　）
   A. 翻正反射　　　　B. 肌紧张　　　C. 腱反射
   D. 屈肌反射　　　　E. 搔扒反射

8. 关于自主神经功能的叙述，错误的是（　　）
   A. 多数器官受交感、副交感神经双重支配
   B. 交感、副交感神经二者作用往往是拮抗的
   C. 对外周器官的作用，具有持久、紧张性作用
   D. 交感神经作用广泛，副交感神经活动较局限
   E. 交感神经兴奋时，常伴有胰岛素分泌

9. 快速眼动睡眠的生理意义是（　　）
   A. 促进生长和体力恢复
   B. 促进记忆、学习、精力的恢复和幼儿神经系统成熟
   C. 促进食欲和消化
   D. 促进脑电图同步化
   E. 以上均不正确

10. 下述不是小脑的功能的是（　　）
    A. 管理平衡　　　　　　　　B. 调节肌紧张
    C. 发动随意运动　　　　　　D. 协调随意运动
    E. 使随意运动更准确

二、问答题

1. 简述特异性投射系统与非特异性投射系统的概念、特点及功能。
2. 简述牵张反射的概念及类型。

（余　娟　王士珍）

同学们，本章学习内分泌生理！希望大家能够领悟内分泌系统在人体功能调节中的重要作用，逐步培养临床逻辑思维能力，养成细心仔细、善于观察、认真负责的职业素养。

本章大家要掌握生长激素、甲状腺激素和糖皮质激素的生理作用、甲状腺激素分泌的调节、糖皮质激素分泌的调节；理解激素作用的一般特性、盐皮质激素的生理作用、胰岛素的生理作用及分泌调节；了解激素作用的机制、催乳素、缩宫素的生理作用、调节钙磷代谢的激素。

同学们要学会运用本章所学知识，解释一些内分泌系统疾病的表现及产生的原因；能对甲状腺疾病、糖尿病等疾病进行健康指导。

第1节 概 述

内分泌系统由内分泌腺、内分泌组织和散在的内分泌细胞构成。人体主要内分泌腺有垂体、甲状腺、甲状旁腺、肾上腺、胸腺、松果体等；内分泌组织分散于其他器官内，如胰腺内的胰岛、睾丸内的间质细胞、卵巢内的卵泡和黄体等；还有一些内分泌细胞，散在分布于其他的组织或器官内，如中枢、胃肠道黏膜、心、肺、肾等处均有内分泌细胞分布。散在的内分泌细胞总数远超过任何一个独立的内分泌器官。内分泌系统主要功能是通过分泌的物质（通常称为激素）对人体功能进行调节，属于体液调节。内分泌（endocrine）是相对于外分泌而言的，指内分泌细胞产生的激素直接进入血液或其他体液，并以体液为媒介对靶细胞产生效应的分泌形式。内分泌系统与神经系统密切联系，相辅相成，共同调节人体的功能活动，使机体能更好地适应内外环境的变化。

一、激素的概述和分类

（一）激素的概述

1. 激素的概念 激素（hormone）是由内分泌腺或器官组织的内分泌细胞所合成和分泌的高效能生物活性物质，经体液运输到各器官、组织、细胞而发挥调节作用。激素作用的器官、组织、细胞分别称为靶器官、靶组织和靶细胞。

考点：激素的概念

2. 激素的信息传递方式 激素的调节作用主要体现在细胞之间递送信息的作用。激素在体内细胞之间传递信息可通过多种方式：大多数激素经血液运输到远距离的靶组织或靶细胞而发挥作用，称为远距分泌；某些激素经组织液扩散作用于邻近细胞而发挥作用，称为旁分泌；有的激素分泌出来后又返回作用于分泌该激素的细胞，称为自分泌；神经激素由神经细胞合成，沿神经细胞轴突借轴浆运输到末梢而释放，通过体液途径作用于靶组织，称为神经内分泌（图11-1）。

3. 激素的生理作用 激素的生理作用广泛而复杂，其对机体整体的调节作用可归纳为以下几方面：①维持机体稳态：激素参与调节水、电解质和酸碱平衡以及维持体温和血压相对稳定等过程，还直接参与应激等，与神经系统、免疫系统协调、互补，全面调节机体功能，适应环境变化。②调节新陈代谢：

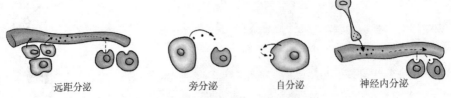

远距分泌　　　　旁分泌　　　　自分泌　　　　神经内分泌

图 11-1　激素的信息传递方式

多数激素都参与调节组织细胞的物质代谢和能量代谢，维持机体的营养和能量平衡，为机体的各种生命活动奠定基础。③促进生长发育：促进全身组织细胞的生长、增殖和分化，参与细胞凋亡过程等，调节各系统器官的正常生长发育和功能活动。④调节生殖过程：促进生殖器官的正常发育成熟和生殖的全过程，维持生殖细胞的生成直到妊娠和哺乳过程，以保证个体生命的绵延和种系的繁衍。

4. 激素分泌的调节　许多激素的分泌具有生物节律性。如腺垂体一些激素表现为脉冲式分泌，糖皮质激素等表现为昼夜节律性分泌，女性性激素表现为月周期性分泌，甲状腺激素则存在季节性周期波动。激素分泌的这种节律性受机体生物钟的控制。激素分泌活动还可因机体的需要适时受到神经体液的调节，在激素分泌稳态调节中起着重要作用的有三个调节轴，分别是下丘脑-腺垂体-甲状腺轴、下丘脑-腺垂体-肾上腺皮质轴、下丘脑-腺垂体-性腺轴，统称为下丘脑-腺垂体-靶腺轴。下丘脑-腺垂体-靶腺轴调节的一般规律是人体外周腺体分泌激素受下丘脑-腺垂体的调节，同时外周腺体分泌激素又负反馈调节下丘脑-腺垂体的分泌活动（图 11-2）。

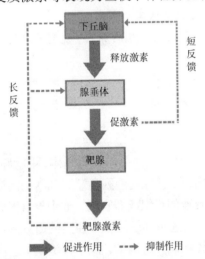

图 11-2　下丘脑-腺垂体-靶腺轴调节示意图

（二）激素的分类

机体的激素种类繁多，来源和性质各异，作用途径及范围也各不相同。通常按其化学性质，分为含氮类激素和脂类激素两大类。

1. 含氮类激素　包括蛋白质激素（如胰岛素、甲状旁腺激素、多种腺垂体激素等）、肽类激素（如下丘脑调节肽、神经垂体激素、降钙素、胃肠激素等）、胺类激素（即氨基酸衍生物，如肾上腺素、去甲肾上腺素、甲状腺激素等）。

2. 脂类激素　指以脂质为原料合成的激素，主要为类固醇激素和作为脂肪酸衍生物的前列腺素族。类固醇激素主要包括肾上腺皮质激素和性激素，如糖皮质激素、醛固酮、雄激素、雌激素、孕激素等。

体内多数激素属于含氮类激素，容易被胃肠道消化酶分解而破坏（甲状腺激素例外），故不宜口服，一般须注射给药；而类固醇激素不易被消化酶破坏，可口服给药。

考点：激素的分类

二、激素作用的一般特征

各种激素对靶细胞所产生的调节效应不尽相同，但可表现出一些共同的作用特征。

（一）相对特异性

激素虽然被血液运送到全身各部位，但是它们只选择性地作用于靶细胞、靶组织和靶器官，这种选择性作用称为激素作用的特异性。各种激素的作用范围存在很大差异，有些激素仅局限作用于较少的特定目标，如腺垂体促激素主要作用于相应的靶腺；也有些激素作用范围遍及全身，如生长激素、甲状腺激素和胰岛素等，这完全取决于这些激素受体的分布。激素作用的特异性并非绝对，有些激素可与多个受体结合，只是与不同受体的亲和力有所差异。如胰岛素既可与其受体结合也可与胰岛素样生长因子的受体结合。

（二）信息传递作用

激素所起的作用是传递信息，犹如"信使"的角色。内分泌细胞发布的调节信息以分泌激素的形式传递给靶细胞，其作用在于启动靶细胞固有的、内在的一系列生物效应，而不直接参与细胞代谢的具体环节。在激素发挥作用过程中，对靶细胞既不添加新功能，也不提供能量。在完成信息传递后，激素即被分解灭活。

（三）高效能生物放大作用

生理状态下，血中激素含量甚微，一般在纳摩尔（nmol/L），甚至皮摩尔（pmol/L）浓度水平，但其作用明显。如 1mg 的甲状腺激素可使机体增加产热量约 4200kJ。原因一是激素分泌的轴系调节系统的逐级放大，二是激素与受体结合后，在细胞内发生一系列酶促放大作用，形成一个效能极高的生物放大系统。如果某内分泌腺分泌的激素稍有过量或不足，便可引起机体的代谢或功能异常，分别称为该内分泌腺功能亢进或减退。

（四）激素间的相互作用

各种激素间往往存在相互影响，主要表现在以下 4 个方面。

1. 协同作用　如生长激素、肾上腺素、胰高血糖素、糖皮质激素等，通过作用于代谢的不同环节，均可升高血糖，它们在升糖效应上有协同作用，即共同作用远大于各激素单独作用所产生效应的总和。

2. 拮抗作用　如胰岛素能降低血糖，这与胰高血糖素等的升糖作用相拮抗。

3. 允许作用　指某些激素本身并不能直接对某器官、组织或细胞发生作用，但它的存在却是另一种激素产生效应的必要条件，如糖皮质激素本身对心肌和血管平滑肌并无直接增强收缩的作用，但只有当它存在时，儿茶酚胺类激素才能充分发挥调节心血管活动的作用。

4. 竞争作用　化学结构相似的激素可竞争同一受体位点，其竞争能力的大小取决于该激素与受体的亲和性和激素的浓度，如孕酮与醛固酮受体的亲和性很小，但当孕酮浓度升高时则与醛固酮竞争同一受体而减弱醛固酮的生理作用。

考点：激素作用的一般特征

三、激素的作用机制

激素与靶细胞受体结合后，引起细胞内发生一系列复杂的反应，然后把调节信息传递到靶细胞内，最终使靶细胞产生生物效应。由于激素的化学结构和性质不同，作用机制也不相同。下面简要介绍含氮类激素和类固醇激素的作用机制。

（一）含氮类激素的作用机制——第二信使学说

该学说认为含氮类激素是第一信使，经体液运输到靶细胞，与细胞膜上的特异性受体结合后，可激活膜上的鸟苷酸结合蛋白（简称 G 蛋白），继而激活位于膜内侧面的腺苷酸环化酶（AC）等膜内效应器酶，在 Mg^{2+} 参与下，促使胞质内 ATP 转变为环磷酸腺苷（cAMP）。cAMP 可被磷酸二酯酶降解灭活。cAMP 作为第二信使，再激活细胞内的蛋白激酶（PK）系统，激活后的蛋白激酶催化细胞内多种蛋白质的磷酸化反应，从而引起靶细胞的各种生理效应（图 11-3）。

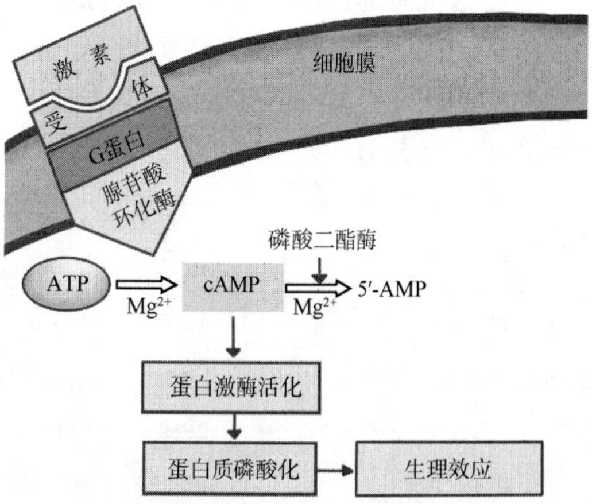

图 11-3　含氮类激素的作用机制示意图
⇒ 变化；→ 催化

（二）类固醇激素的作用机制——基因表达学说

类固醇激素是脂溶性的小分子物质，可透过靶细胞膜进入细胞内，与胞质受体结合（如糖皮质

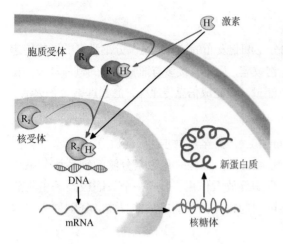

图 11-4 类固醇激素的作用机制示意图

激素受体、盐皮质激素受体），形成激素-胞质受体复合物，同时获得穿过核膜的能力，进入核内与核受体结合，形成激素-核受体复合物。激素-核受体复合物再与染色质的非组蛋白的特异位点结合，启动或抑制 DNA 的转录过程，促进或抑制 mRNA 的形成，诱导或减少蛋白质的合成，加强或减弱细胞原有的生理效应（图 11-4）。

上述含氮类激素与类固醇激素作用机制并不是绝对分开的。例如，胰岛素除可以作用于细胞膜受体外，也能进入细胞内发挥作用。属于含氮类激素的甲状腺激素可以通过改变膜的通透性而进入细胞核内，通过调节蛋白质合成中的转录过程而发挥作用。

第 2 节　下丘脑与垂体内分泌

下丘脑与垂体在结构与功能上密切联系，共同组成下丘脑-垂体系统（图 11-5）。垂体按其结构与功能可分为腺垂体和神经垂体（大致对应解剖学中的垂体前叶和垂体后叶）。因此，下丘脑-垂体系统也分为下丘脑-腺垂体系统和下丘脑-神经垂体系统。

一、下丘脑的内分泌功能

下丘脑视上核、室旁核神经元主要合成抗利尿激素和缩宫素，随下丘脑-垂体束纤维的轴浆运输到神经垂体贮存并释放入血。

下丘脑促垂体区小细胞神经元合成和分泌调节腺垂体功能的肽类激素，称为下丘脑调节肽（hypothalamic regulatory peptide，HRP），经垂体门脉运送到腺垂体，调节腺垂体的内分泌活动（见表 11-1），已确认结构的是前 5 种。

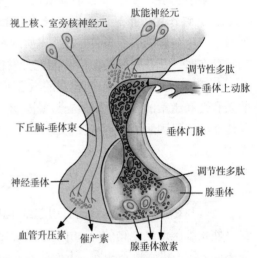

图 11-5 下丘脑-垂体系统示意图

表 11-1　下丘脑调节肽的化学本质及主要作用

名称	英文缩写	化学结构	主要作用
促甲状腺激素释放激素	TRH	3 肽	促进促甲状腺激素（TSH）、催乳素（PRL）的分泌
促性腺激素释放激素	GnRH	10 肽	促进黄体生成素（LH）、卵泡刺激素（FSH）的分泌（以 LH 为主）
促肾上腺皮质激素释放激素	CRH	41 肽	促进促肾上腺皮质激素（ACTH）的分泌
生长激素释放激素	GHRH	44 肽	促进生长激素（GH）的分泌
生长抑素	SS	14 肽	抑制 GH 以及 LH、FSH、TSH、PRL、ACTH 的分泌
催乳素释放因子	PRF	肽	促进 PRL 的分泌
催乳素释放抑制因子	PIF	多巴胺	抑制 PRL 的分泌

二、腺垂体激素

腺垂体是体内重要的内分泌腺,能分泌多种激素,其中生长激素和催乳素直接作用于靶组织和靶细胞;而促甲状腺激素(thyroid stimulating hormone,TSH)、促肾上腺皮质激素(adrenocorticotropic hormone,ACTH)、卵泡刺激素(follicle stimulating hormone,FSH)和黄体生成素(luteinizing hormone,LH)分别作用于各自的靶腺(target gland),刺激靶腺组织增生发育,并促进其激素的合成和分泌,统称为促激素。

考点:腺垂体分泌的主要激素

(一)生长激素

人生长激素(growth hormone,GH)是含191个氨基酸残基的蛋白质,半衰期为6~20min。利用DNA重组技术已能人工合成生长激素,并应用于临床。

1. 生长激素的生理作用

(1)促进生长 GH的主要作用是促进机体生长发育,主要通过促进骨、软骨、肌肉和其他组织细胞的分裂增殖和蛋白质合成,从而加速骨骼和肌肉的生长发育,但对脑组织的生长发育并无影响。此外,GH能诱导肝产生胰岛素样生长因子(也称生长介素)间接促进生长发育。在幼年时GH分泌不足,可引起生长发育迟缓,身材矮小,但智力正常,称侏儒症;若分泌过多,可引起长骨过度生长,身材高大,称巨人症;成年人如GH分泌过多,因骨骺已钙化闭合,长骨不再增长,但可刺激肢端短骨和面骨及软组织增生,表现为手足粗大、鼻大唇厚,下颌突出等症状,称为肢端肥大症。

(2)调节物质代谢 GH对物质代谢具有广泛作用。GH促进蛋白质代谢,总效应是合成大于分解,特别是促进肝外组织的蛋白质合成;GH可激活对激素敏感的脂肪酶,促进脂肪分解,增强脂肪酸的氧化分解,提供能量,并使组织特别是肢体的脂肪量减少。生理水平的GH可刺激胰岛素的分泌,加强糖的利用。GH还可抑制外周组织摄取和利用葡萄糖,减少葡萄糖的消耗,升高血糖水平。GH分泌过多时,可因血糖升高而引起糖尿,造成垂体性糖尿。GH可使机体的能量来源由糖代谢向脂肪代谢转移,有助于促进生长发育和组织修复。

2. 生长激素分泌的调节及影响因素 GH的分泌主要受下丘脑所分泌的GHRH和SS的双重调节,在整体条件下,GHRH的作用占优势。一般认为,GHRH是GH分泌的经常性调节者,而SS则在应急情况下,GH分泌过多时,才会明显抑制GH的分泌。GH分泌还受年龄、性别、睡眠、营养物质、体育锻炼等多种因素的影响。人的一生中,青年期GH分泌率最高,随着年龄的增长,分泌量逐渐减少。青年女性GH的连续分泌比青年男性明显,其机制可能与性激素水平有关。入睡后GH分泌明显增加,约60min达到高峰,以后逐渐降低。营养物质可改变GH的分泌,血中氨基酸水平的升高和葡萄糖水平的降低都可促进GH分泌,其中,低血糖是最有效的刺激。剧烈运动可引起GH明显升高,所以在临床上快速爬楼梯运动已作为筛选儿童GH缺乏症的标准试验(GH兴奋试验)。

考点:生长激素的生理作用

(二)催乳素

人催乳素(prolactin,PRL)是含199个氨基酸残基的蛋白质激素,半衰期约为20min。

1. 催乳素的生理作用

(1)对乳腺的作用 PRL的主要作用是促进乳腺生长发育,引起并维持乳腺泌乳。但在女性一生的不同时期,其作用有所不同。在女性青春期,PRL与GH、雌激素、孕激素、糖皮质激素、甲状腺激素等有促进乳腺发育的协同作用;在妊娠期,随着PRL、雌激素和孕激素分泌增多,使乳腺组织进一步发育,但此时血中雌激素和孕激素水平很高,可抑制PRL的泌乳作用,故乳腺已具备泌乳能力但不泌乳;分娩后,血中雌激素和孕激素水平明显降低,PRL才发挥其始动和维持泌乳的作用。

（2）对性腺的作用　PRL 对性腺有一定作用。小剂量 PRL 可促进女性排卵和黄体的生成，促进雌激素和孕激素的合成和分泌，大剂量时则有抑制作用。PRL 可以促进男性前列腺和精囊的生长，促进睾酮的合成，对生精过程有调节作用。

（3）参与应激反应　在应激状态下，血中 PRL 浓度升高，并常与 ACTH 和 GH 浓度的升高同时出现，于刺激停止后数小时恢复正常，很可能是应激反应中的主要激素之一。

此外，PRL 也参与免疫功能、生长发育和物质代谢的调节。

2. 催乳素分泌的调节　PRL 的分泌受下丘脑释放的催乳素释放因子（PRF）和催乳素释放抑制因子（PIF）的双重调节，平时以 PIF 的抑制作用为主。授乳时，婴儿吸吮乳头，可反射性地促进催乳素的大量分泌。

三、神经垂体激素

神经垂体是下丘脑的延伸结构，不含腺细胞，下丘脑视上核和室旁核等部位大细胞神经元轴突延伸终止于神经垂体，形成下丘脑-垂体束。下丘脑视上核和室旁核等处合成的血管升压素（vasopressin，VP）和缩宫素（催产素，oxytocin，OT）经长轴突运输终止于神经垂体的末梢内并储存。当下丘脑有神经冲动经下丘脑-垂体束到达神经垂体时，储存的激素释放入血，发挥生理作用。

（一）血管升压素

VP 是含有 9 个氨基酸残基的环状多肽激素。生理剂量的血管升压素并没有升压作用，只有抗利尿作用。因此，血管升压素一般称为抗利尿激素（见第 8 章）。在大量失血的情况下，血中 ADH 浓度明显升高时，才表现出缩血管作用，这对维持血压有一定的意义。此外，ADH 还具有增强记忆、加强镇痛等作用。

（二）缩宫素

OT 也是一种含 9 个氨基酸残基的环状多肽激素。其主要作用是促进乳汁排出和刺激子宫收缩。

1. 对乳腺的作用　促进乳腺腺泡周围的肌上皮细胞收缩，使具有泌乳功能的乳腺排乳。哺乳时，婴儿吸吮乳头使母体产生的感觉信息经传入神经传至下丘脑，可反射性地引起神经垂体储存的 OT 释放入血，促进排乳，称为射乳反射。射乳反射是典型的神经-内分泌反射，在此基础上极易建立条件反射，如母亲看见婴儿或听见婴儿的哭声，可引起射乳反射。而焦虑、恐惧等情绪变化可抑制 OT 分泌，使射乳减少或停止。

2. 对子宫的作用　促进子宫平滑肌收缩，但非孕子宫对 OT 敏感度很低，妊娠晚期的子宫对 OT 的敏感性明显提高。在分娩过程中，胎儿对子宫、宫颈和阴道的扩张性刺激可反射性地引起 OT 分泌增加，促使子宫收缩加强，有利于分娩。OT 在临床上的应用，主要是诱导分娩（催产）及防止产后出血。

第 3 节　甲状腺内分泌和调节钙磷代谢的激素

案例 11-1

患者，女性，28 岁。近段时间怕热多汗，食欲亢进，但是身形消瘦明显，常述心跳急快，因体重减轻来院诊治。体格检查：体温 37℃，脉搏 99 次/分，眼球突出，双侧甲状腺弥漫性对称性肿大。

请思考：如果检测患者血液中 T_3、T_4 和 TSH 激素水平，可能会出现何种变化？为什么？

一、甲状腺激素

甲状腺是人体内最大的内分泌腺，重20g左右。甲状腺的主要结构是腺泡（也称滤泡），腺泡上皮细胞是甲状腺激素合成和释放的部位，腺泡腔是激素的储存库。甲状腺激素（thyroid hormone，TH）主要有两种：一种是甲状腺素（又称四碘甲腺原氨酸，T_4），另一种是三碘甲腺原氨酸（T_3）。T_4与T_3都具有生物活性，在血液中T_4含量占绝大多数，但T_3的生物活性约为T_4的5倍。临床上可通过测定血液中T_3、T_4的含量了解甲状腺的功能。正常人血清T_4浓度为51～142nmol/L，半衰期约为7天，T_3浓度为1.3～3.4nmol/L，半衰期约为1.5天。

（一）甲状腺激素的合成与分泌

1. 甲状腺激素的合成 碘是合成甲状腺激素不可缺少的原料，主要来源于食物，人每天从食物中摄取碘100～200μg，其中约1/3被甲状腺摄取。碘与甲状腺疾病关系密切，不论碘缺乏还是碘过剩均可导致甲状腺疾病。碘缺乏可引起单纯性甲状腺肿、甲状腺结节等；碘过剩则可引起甲状腺炎、格雷夫斯病（Graves病）等。甲状腺激素的合成过程包括3个步骤（图11-6）。

（1）腺泡聚碘 甲状腺内I^-浓度比血液中高20～25倍，且甲状腺上皮细胞静息电位为−50mV，因此甲状腺对碘的摄取是逆电-化学梯度的继发性主动转运过程，是由腺泡上皮细胞膜上的钠-碘同向转运体转运的。临床上常采用测定甲状腺摄取放射性碘的能力来检查与判断甲状腺功能。

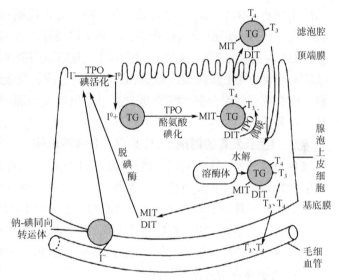

图11-6 甲状腺激素的合成和分泌示意图

（2）I^-的活化 在H_2O_2存在的条件下，摄入到腺泡上皮细胞内聚集的无机碘（I^-）在甲状腺过氧化物酶（thyroid peroxidase，TPO）的催化下，被活化为有机碘（I^0）。活化的部位在腺泡上皮细胞顶端细胞膜与腺泡腔交界处。只有活化的碘才能与酪氨酸结合。

（3）酪氨酸碘化与甲状腺激素的合成 由腺泡上皮细胞合成的甲状腺球蛋白（thyroglobulin，TG）含有酪氨酸残基。活化的碘取代酪氨酸残基上氢原子的过程称为酪氨酸碘化。碘化后的酪氨酸先生成一碘酪氨酸残基（MIT）和二碘酪氨酸残基（DIT），2分子的DIT耦联（也称缩合）生成T_4，1分子的MIT和1分子的DIT耦联生成T_3和少量无活性的rT_3。

在TH的合成过程中，甲状腺腺泡上皮细胞生成的TPO起着关键性作用，可以促使I^-的活化、酪氨酸碘化以及碘化酪氨酸的耦联等。硫脲类药物可抑制TPO的活性，是临床上用于治疗甲状腺功能亢进（甲亢）的常用药物。

2. 甲状腺激素的分泌 合成的T_3、T_4以甲状腺球蛋白的形式储存于腺泡腔内。当机体受到适宜刺激时，腺泡上皮细胞通过入胞将甲状腺球蛋白吞入细胞内，在溶酶体蛋白水解酶的作用下，将TH从甲状腺球蛋白分子中水解下来，并迅速进入血液。TH释放入血后，99%以蛋白质结合形式存在，1%呈游离状态，两者之间可以相互转换，维持动态平衡。但只有游离的TH可被细胞摄取而发挥其生理作用。

（二）甲状腺激素的生理作用

TH作用广泛，几乎对全身各组织细胞均有影响。其主要作用是调节物质代谢与能量代谢，促进机体的生长发育。

1. 对新陈代谢的影响

（1）能量代谢　TH 能明显地促进能量代谢，提高大多数组织细胞的耗氧量，使产热增加，基础代谢率升高。故测定基础代谢率，有助于了解甲状腺的功能。甲状腺功能亢进（甲亢）患者 TH 分泌过多，产热量明显增加，出现怕热多汗症状；甲状腺功能减退症（甲减）患者 TH 分泌过少，产热量减少，出现喜热怕冷症状。

（2）物质代谢　TH 对三大营养物质的合成与分解代谢均有影响，但可因血液中浓度不同而表现为双向作用。①蛋白质代谢：生理浓度的 TH 可促进蛋白质合成，但大剂量的 TH 则促进蛋白质分解，特别是骨骼肌蛋白质。故甲亢时以骨骼肌为主的外周组织蛋白质分解增加，可出现消瘦和肌无力；甲减时蛋白质合成减少，但组织间隙的黏蛋白增多，可结合大量的正离子和水分子，在皮下形成一种特殊的指压不凹陷的水肿，称为黏液性水肿。②糖代谢：生理浓度的 TH 一方面促进小肠黏膜对糖的吸收，促进糖原分解而使血糖升高；同时又增强外周组织对糖的利用，使血糖降低。因此，在正常情况下，TH 对血糖浓度影响不大。甲亢时，升糖作用强于降糖作用，使患者血糖升高，甚至出现糖尿。③脂肪代谢：TH 既能促进脂肪和胆固醇的合成，又能加速脂肪的动员、分解，促进肝外胆固醇的降解，但总的效应是分解大于合成。故甲亢患者血中胆固醇常低于正常，而甲减者高于正常，易引起动脉粥样硬化。

2. 对生长发育的影响　TH 是促进和维持机体生长发育不可缺少的激素，尤其是对婴儿脑和骨的生长发育影响最大。胚胎期因缺碘而导致 TH 合成不足或出生后甲减的婴幼儿，脑的发育有明显障碍，且出生后数周出现生长发育停滞，表现为智力低下，身材矮小，称为呆小症（即克汀病）。胎儿在 12 周之前的甲状腺不具备聚碘和合成 TH 的能力，这一阶段胎儿的生长发育所需要的 TH 须由母体提供。所以，在缺碘地区的孕妇，应注意适当补充碘，以预防呆小症的发生；如果在出生后发现有甲状腺功能低下的表现，应尽早治疗，最迟应在出生后 3～4 个月补充甲状腺激素，过迟则难以奏效。

3. 对机体其他方面的影响

（1）神经系统　TH 不仅能促进神经系统的发育、成熟，而且对已分化成熟的中枢神经系统也能提高其兴奋性。因此，甲亢患者常出现烦躁不安、多言多动、喜怒无常、睡眠不好、注意力不易集中等症状；甲减患者则出现言行迟钝，记忆减退、表情淡漠、少动嗜睡等症状。

（2）心血管系统　TH 可使心跳加快加强，心输出量及心肌耗氧量增加。故甲亢患者常出现心动过速、心肌肥大，甚至因心肌过度劳累而导致心力衰竭。

（3）消化和生殖功能　TH 可促进消化道的运动和消化腺的分泌；可维持正常性欲和性腺功能。

考点：甲状腺激素的生理作用

（三）甲状腺激素分泌的调节

TH 的分泌主要受下丘脑-腺垂体-甲状腺功能轴调节。此外，还可进行一定程度的自身调节和神经调节。

1. 下丘脑-腺垂体-甲状腺功能轴调节　在下丘脑-腺垂体-甲状腺轴调节系统中，下丘脑释放的 TRH 通过垂体门脉系统刺激腺垂体分泌 TSH，SS 具有抑制 TSH 分泌的作用，TSH 刺激甲状腺滤泡增生、甲状腺激素合成与分泌；当血液中游离的 T_3 和 T_4 达到一定水平又产生负反馈效应，抑制 TSH 和 TRH 的分泌，如此形成 TRH-TSH-TH 分泌的

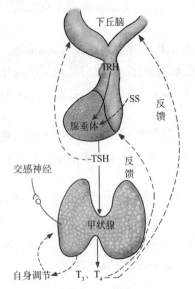

图 11-7　下丘脑-腺垂体-甲状腺功能轴调节示意图

──▶促进作用；┄┄▶抑制作用

负反馈自动控制环路（图 11-7）。这种负反馈调节是体内 T_3、T_4 浓度维持动态平衡的重要机制。下丘脑分泌的 TRH 受环境因素的影响，如寒冷刺激的信息到达中枢后，通过一定的神经联系使 TRH 分泌增多，继而通过 TSH 的作用促进 TH 的分泌，最终产热量增加，有利于御寒。

考点：下丘脑-腺垂体-甲状腺功能轴的调节

2. 甲状腺的自身调节 甲状腺可根据碘供应的变化而调节自身对碘的摄取及合成 TH 的能力，称为甲状腺的自身调节。这是一种有一定限度的缓慢的调节机制。当碘供应不足时，甲状腺的聚碘作用增强，使 TH 的合成与分泌不致因碘供应不足而减少。反之，碘供应过多时，甲状腺对碘的摄取减少，TH 的合成亦不致过多。

3. 自主神经对甲状腺活动的调节 甲状腺受自主神经的支配。交感神经兴奋时可促使 TH 合成与分泌增加；副交感神经兴奋时则使 TH 的分泌减少。

> **链 接** 核污染与甲状腺癌
>
> 如果环境被核污染，人体会受到一些放射性元素的辐射，容易导致白血病和甲状腺癌的发生。被核污染了的食物、水或者空气中的 ^{131}I 进入人体，很容易被甲状腺组织摄取，在甲状腺组织聚集起来，可能引起甲状腺细胞的基因突变，有害突变的累积可能会导致甲状腺癌。如切尔诺贝利核电站发生核泄漏后，数以千计的青少年因遭受核辐射患甲状腺癌。

二、降 钙 素

降钙素（calcitonin，CT）是甲状腺腺泡旁细胞（C 细胞）分泌的 32 肽激素。CT 的主要作用是降低血钙和血磷。CT 抑制骨细胞及破骨细胞的骨溶解作用，增加成骨细胞的活性而使钙磷沉积于骨；CT 也可以抑制肾小管对钙、磷、钠、氯的重吸收，使尿钙、尿磷增加。CT 的分泌主要受血钙浓度的调节。血钙升高，CT 分泌增多，反之则分泌减少。

三、甲状旁腺激素

甲状旁腺激素（parathyroid hormone，PTH）是由甲状旁腺主细胞合成和分泌的 84 肽蛋白质。正常人血浆中的 PTH 浓度呈昼夜节律，PTH 的半衰期约 4min，主要在肝灭活，经肾排出。

（一）甲状旁腺激素的生理作用

PTH 是调节血钙浓度的最重要激素，它有升高血钙和降低血磷的作用。如外科手术时不慎将甲状旁腺切除，可引起严重的低血钙性抽搐，应用 PTH 和钙盐可暂时缓解症状。

1. 对骨的作用 PTH 可动员骨钙入血，使血钙浓度升高。此作用分为快速效应和延缓效应 2 个时相。

（1）快速效应 在 PTH 作用数分钟后发生，通过提高骨细胞膜对 Ca^{2+} 的通透性，使骨液中的 Ca^{2+} 进入骨细胞，使 Ca^{2+} 泵的活动增强，Ca^{2+} 经主动转运至细胞外液中，使血钙升高。

（2）延缓效应 在 PTH 作用后 12～14h 出现，主要通过刺激破骨细胞的活动，加速骨组织的溶解，使钙、磷释放入血。因此，PTH 分泌过多可导致骨质疏松。

2. 对肾的作用 PTH 促进肾远曲小管和集合管对 Ca^{2+} 的重吸收，减少尿钙排出，使血钙升高；同时，PTH 可抑制近曲小管对 PO_4^{3-} 的重吸收，促进尿磷排出，使血磷降低。

3. 对小肠的作用 PTH 可激活肾的 1,25-羟化酶的活性，使维生素 D_3 转变成有活性的 1,25-二羟维生素 D_3（钙三醇），后者促进小肠对钙的吸收，使血钙升高。

（二）甲状旁腺激素分泌的调节

PTH 的分泌主要受血钙浓度的负反馈调控。血钙浓度降低时，PTH 的分泌增多，持续低血钙可导致甲状旁腺增生；反之，血钙浓度升高时，则 PTH 分泌减少，长时间高血钙可使甲状旁腺萎缩。这种负反馈调控是机体甲状旁腺激素分泌和血钙浓度维持相对稳定的重要机制。

四、维生素 D_3

维生素 D_3 是胆固醇的衍生物，也称胆钙化醇，在肝、乳、鱼肝油等食物中含量丰富。体内的维生素 D_3 主要由皮肤中的 7-脱氢胆固醇经日光中的紫外线照射转化而来。维生素 D_3 无生物活性，它需在肝内经 25-羟化酶羟化为 25-羟维生素 D_3，再在肾内进一步羟化成具有活性的 1,25-二羟维生素 D_3（钙三醇）。1,25-二羟维生素 D_3 可促进小肠上皮细胞对钙的吸收，使血钙升高；动员骨钙入血和钙在骨中的沉积，是促使骨更新重建的重要因素。若机体缺乏维生素 D_3 或长期缺乏阳光照射，会导致骨质钙化不足使骨骼生长不良，儿童可引起佝偻病，成人可引起骨软化症。

降钙素、甲状旁腺激素和 1,25-二羟维生素 D_3 是共同调节人体钙、磷代谢的主要激素，称为钙调节激素。此外，雌激素、生长激素、胰岛素和甲状腺激素等也参与钙、磷代谢的调节。

考点：三种主要调节钙磷代谢激素的生理作用

第4节　肾上腺内分泌

肾上腺实质包括周围的皮质和中央的髓质两部分，它们合成、分泌的激素种类不同。因此，从功能上和胚胎发生上看，肾上腺皮质和髓质实际上是两个独立的内分泌腺。

一、肾上腺皮质激素

肾上腺皮质由外向内大致可分3层，即球状带、束状带和网状带。球状带细胞合成和分泌盐皮质激素（以醛固酮为代表）；束状带细胞分泌糖皮质激素（以皮质醇为代表）；网状带细胞分泌少量性激素，如脱氢表雄酮。切除动物的双侧肾上腺后，如处理不适当，1～2 周内动物即会死去。若仅切除肾上腺髓质，则动物可以存活较长时间。说明肾上腺皮质分泌的激素是维持生命所必需的。醛固酮和性激素的生理作用在相关章节里介绍，本节主要介绍糖皮质激素。

（一）糖皮质激素的生理作用

糖皮质激素是调节糖代谢的重要激素之一，因其能显著升高血糖而得名。它的作用广泛而复杂。

1. 对物质代谢的影响

（1）糖代谢　糖皮质激素具有抗胰岛素样的作用，抑制周围组织对糖的摄取和利用（心脏和脑组织除外）；同时还有促进糖异生的作用。因此，糖皮质激素分泌过多（或服用此类激素药物过多），可使血糖升高，甚至出现糖尿，称肾上腺糖尿病。

（2）蛋白质代谢　糖皮质激素促进肝外组织，特别是肌肉组织的蛋白质分解，以提供氨基酸给肝作为糖异生的原料。糖皮质激素分泌过多时，蛋白质分解增强，可出现肌肉消瘦、骨质疏松、皮肤变薄、创口愈合延迟等现象。

（3）脂肪代谢　糖皮质激素促进脂肪分解，增强脂肪酸在肝内的氧化过程，有利于糖异生。但全身不同部位的脂肪组织对糖皮质激素的敏感度不同。四肢对糖皮质激素的敏感度较高；面部、肩、颈和躯干部位对糖皮质激素的敏感性较低，却对胰岛素（促进合成脂肪）的敏感度较高。因此，长期大剂量使用糖皮质激素或肾上腺皮质功能亢进的患者，可使机体的脂肪重新分布，四肢脂肪组织减少，而面部和躯干部脂肪增多，呈现水牛背、圆月脸等向心性肥胖的特殊体征。

（4）水盐代谢　糖皮质激素具有较弱的保钠排钾作用，还可通过降低肾小球入球小动脉的阻力增加肾小球血浆流量，促进水的排出。肾上腺皮质功能减退的患者常发生水排出障碍，严重时可出现水中毒。

2. 参与应激反应 当机体受到创伤、寒冷、饥饿、疼痛、感染、紧张、惊恐等伤害刺激时，腺垂体释放 ACTH 增加，导致糖皮质激素的分泌也明显增加，引起一系列的适应性反应，增强机体对伤害性刺激的耐受性和抵抗力，称为应激反应（stress reaction）。

3. 对其他器官组织的影响

（1）血液系统 糖皮质激素可刺激骨髓造血，使红细胞和血小板增多；可促使附着在小血管壁的粒细胞进入血液，使中性粒细胞增多；能抑制淋巴细胞的 DNA 合成过程，使淋巴细胞减少；促进单核-巨噬细胞系统吞噬和分解嗜酸性粒细胞，使嗜酸性粒细胞减少。

（2）心血管系统 糖皮质激素能增强血管平滑肌对儿茶酚胺的敏感性，使儿茶酚胺的缩血管作用表现出来（允许作用），有利于提高血管的张力和维持血压。此外，糖皮质激素可降低毛细血管壁的通透性，减少血浆的滤出，有利于维持血容量。

（3）消化系统 糖皮质激素能增加胃酸和胃蛋白酶原的分泌，使胃黏膜的保护和修复功能减弱。因此，长期大量使用糖皮质激素，可诱发或加剧溃疡病，故消化性溃疡病患者不宜服用此类激素。

（4）中枢神经系统 糖皮质激素有提高中枢神经系统兴奋性的作用。小剂量可引起欣快感，大剂量（如肾上腺皮质功能亢进时）则引起思维不能集中、烦躁不安和失眠等现象。

考点：糖皮质激素的主要生理作用

（二）糖皮质激素分泌的调节

糖皮质激素的分泌包括基础分泌和应激分泌两种形式，其分泌主要受下丘脑-腺垂体-肾上腺皮质功能轴的调节，维持血中糖皮质激素的相对稳定和机体在不同状态下的生理需求。

下丘脑-腺垂体-肾上腺皮质功能轴的调节：下丘脑肽能神经元合成和释放的 CRH，通过垂体门脉系统被运送到腺垂体，促使腺垂体合成和分泌 ACTH，ACTH 可促进肾上腺皮质合成和分泌糖皮质激素。在下丘脑 CRH 节律性分泌控制下，ACTH 和糖皮质激素分泌表现为日周期节律波动。一般在清晨觉醒前达到分泌高峰，随后减少，白天维持较低水平，夜间入睡到午夜降至最低，凌晨又逐渐升高。糖皮质激素浓度升高时可通过长反馈作用于下丘脑和腺垂体，抑制 CRH 和 ACTH 的分泌，以维持糖皮质激素分泌的平衡。腺垂体分泌的 ACTH 在血中的浓度达到一定水平时，通过短反馈作用于下丘脑，抑制 CRH 的释放。但在应激状态下，可能因为下丘脑和腺垂体对反馈刺激的敏感度降低，使这些负反馈作用暂时失效，糖皮质激素的分泌明显增加。临床使用此类药物应注意用药时间，一般选择在早晨给药，以提高疗效，降低不良反应。

长期大量应用外源性糖皮质激素时，通过长反馈抑制 ACTH 的合成和分泌，引起肾上腺皮质功能不足，甚至萎缩。如果突然停药，可因体内糖皮质激素突然减少而出现急性肾上腺皮质功能减退的严重后果，甚至危及生命。因此，在停药前应逐渐减量，使肾上腺皮质功能逐渐恢复，或用药期间间断给予 ACTH，以防止肾上腺皮质萎缩。

考点：下丘脑-腺垂体-肾上腺皮质功能轴的调节

二、肾上腺髓质激素

肾上腺髓质嗜铬细胞合成和分泌儿茶酚胺类激素，主要为肾上腺素（E）和去甲肾上腺素（NE），还有少量多巴胺。其中 E 约占 80%，NE 约占 20%。血中的 E 主要来自肾上腺髓质，而 NE 除由肾上腺髓质分泌外，还来自肾上腺素能神经纤维末梢。

（一）肾上腺髓质激素的生理作用

E 与 NE 的生理作用广泛而多样，其主要生理作用已在相关章节中分别介绍，现列简表予以总结（表 11-2）。另外，肾上腺髓质激素能促进糖原分解，使血糖升高；激活脂肪酶，加速脂肪分解；还能增加组织的耗氧量，增强机体产热过程。E 和 NE 都能提高中枢神经系统的兴奋性，使机体处于警觉状态，并增加反射活动的敏感性，利于机体应对紧急情况。当人体遇到紧急情况时，如恐惧、焦虑、剧痛、失血等，交感神经-肾上腺髓质系统的活动明显增强，E 和 NE 分泌极大增加，动员心血管、呼吸功能等产生适应性反应，提高机体的警觉性和应变力，称为应急反应（emergency reaction）。应急反应与应激反应两者既有区别又有联系，前者在于动员机体潜在能力，提高机体对环境突变的应变能力，后者则是增强机体对伤害性刺激的耐受能力。两者相辅相成，共同提高机体抵御有害刺激的能力。

考点： 肾上腺髓质激素的生理作用

表 11-2　肾上腺素与去甲肾上腺素的主要生理作用比较

靶器官	肾上腺素	去甲肾上腺素
心脏	心率加快，收缩力增强，心输出量增加	离体心脏的心率加快；在体心脏的心率减慢（降压反射的效应）
血管	皮肤、胃肠、肾等血管收缩，冠状动脉、骨骼肌血管舒张	全身血管广泛收缩
血压	升高（主要因心输出量增加）	明显升高（主要因外周阻力增大）
支气管平滑肌	舒张	稍舒张
妊娠子宫平滑肌	舒张	收缩
代谢	增加	稍增加

（二）肾上腺髓质激素分泌的调节

肾上腺髓质受交感神经节前纤维的支配，交感神经兴奋时，其神经末梢释放乙酰胆碱，作用于髓质嗜铬细胞上的 N_1 受体，肾上腺髓质激素分泌增加。实验表明，ACTH 可通过糖皮质激素间接刺激肾上腺髓质，也可直接刺激肾上腺髓质，使髓质激素合成增加。当嗜铬细胞中儿茶酚胺的浓度增加到一定量时，又可负反馈抑制儿茶酚胺的某些合成酶的活性，使儿茶酚胺合成减少，浓度下降。

第 5 节　胰岛内分泌

胰岛是散在于胰腺腺泡之间大小不等的内分泌细胞团，像海洋中的一个个小岛，故称胰岛。人胰岛内分泌细胞主要有胰岛 α（A）细胞、胰岛 β（B）细胞、胰岛 δ（D）细胞、胰岛 D_1（H）细胞和胰岛 F（PP）细胞，它们分别产生胰高血糖素（glucagon）、胰岛素（insulin）、生长抑素、血管活性肠肽（VIP）和胰多肽（图 11-8）。生长抑素通过旁分泌作用，抑制胰岛 α 细胞、胰岛 β 细胞的分泌。本节主要介绍胰岛素和胰高血糖素。

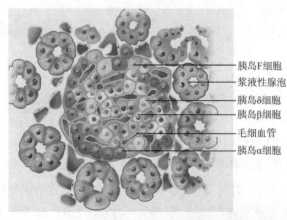

胰岛F细胞
浆液性腺泡
胰岛δ细胞
胰岛β细胞
毛细血管
胰岛α细胞

图 11-8　胰岛内的内分泌细胞示意图

一、胰 岛 素

胰岛素是含 51 个氨基酸残基的小分子蛋白质，正常成年人空腹时血清浓度约 10μU/ml（或 40ng/100ml），半衰期仅 5～6min，主要在肝灭活，少量在肌肉和肾被灭活。1965 年，中国科学院上海生物化学研究所等单位的科学家首先成功地用人工方法合成了具有全生物活性的结晶牛胰岛素，为糖尿病患者带来了福音。

（一）胰岛素的生理作用

胰岛素是促进合成代谢、维持血糖浓度稳定的主要激素，对脂肪、蛋白质的代谢有明显的影响。另外，对 K^+ 在细胞内外移动也有影响。

1. 糖代谢 胰岛素一方面促进全身组织对葡萄糖的摄取和利用，加速肝糖原和肌糖原的合成；另一方面抑制糖原分解和糖异生，从而降低血糖。胰岛素是降低血糖的唯一激素，胰岛素分泌不足和（或）靶细胞对其敏感性降低时，可使血糖升高，引起糖尿病。糖尿病患者使用适量胰岛素，可使血糖维持正常浓度，但如使用过量，则可引起低血糖，甚至低血糖性休克。

2. 脂肪代谢 胰岛素促进脂肪的合成与储存，同时抑制脂肪的分解，使血中游离脂肪酸减少。胰岛素分泌不足时，可出现脂肪代谢紊乱，脂肪分解增强产生大量脂肪酸，在肝内氧化生成大量酮体，严重时可引起酮症酸中毒。

3. 蛋白质代谢 胰岛素一方面促进细胞对氨基酸的摄取和蛋白质合成，另一方面抑制蛋白质分解，故对机体的生长发育有促进作用，但需与 GH 共同作用时才能发挥明显的协同效应。当胰岛素缺乏时，蛋白质的分解增加而合成减少，造成机体的抵抗力降低，伤口长时间不易愈合，易于并发感染。

4. 降低血钾 胰岛素还能促进 K^+ 进入细胞，使血钾降低。

（二）胰岛素分泌的调节

1. 血糖的作用 血糖浓度是反馈调控胰岛素分泌的最重要因素。它可直接影响胰岛 β 细胞的分泌活动。当血糖浓度升高时，胰岛素分泌增加，从而使血糖减少；反之，血糖浓度降低时则抑制胰岛素的分泌，使血糖增加，从而维持血糖水平的相对稳定。此外，血中脂肪酸、酮体和氨基酸浓度升高也可促进胰岛素分泌。

2. 激素的作用 胰高血糖素可直接作用于相邻的胰岛 β 细胞，刺激其分泌胰岛素，也可通过升高血糖浓度而间接刺激胰岛素分泌。胃肠激素（如促胃液素、促胰液素、缩胆囊素和抑胃肽等）对胰岛素的分泌也有一定的促进作用。GH、糖皮质激素、TH 可通过升高血糖浓度而间接促进胰岛素的分泌，E 和 NE 则抑制其分泌。

3. 神经调节 胰岛受迷走神经和交感神经双重支配。迷走神经兴奋时，既可直接促进胰岛素分泌，又可通过刺激胃肠激素的分泌而间接促进胰岛素分泌；交感神经兴奋则抑制其分泌。

考点：胰岛素的生理作用及分泌调节

学习小贴士 胰岛素与糖尿病

胰岛素是促进合成代谢的主要激素，更是人体内唯一降低血糖的激素。如果胰岛素不能正常发挥作用，人体的功能代谢将会受到很大影响。糖尿病就是由于胰岛素分泌和（或）利用缺陷所引起，以慢性高血糖为特征的代谢性疾病。长期的糖、蛋白质和脂肪代谢紊乱可引起眼、肾、神经、心脏、血管等多系统损害。糖尿病管理要遵从早期和长期、积极而理性、综合治疗和全面达标、治疗措施个性化等原则。糖尿病健康教育是最重要的基础管理措施，是决定糖尿病管理成败的关键。我们作为新时代的医学生，要努力学习专业知识，做健康知识的传播者，向自己的亲人朋友进行健康宣教，提倡合理膳食、经常运动，预防肥胖，做好糖尿病健康指导。

二、胰高血糖素

胰高血糖素是 29 肽激素，半衰期为 5～10min，主要在肝内灭活。

胰高血糖素具有很强的促进糖原分解和糖异生的作用，使血糖明显升高。胰高血糖素还可激活脂肪酶，促进脂肪分解，同时又能加强脂肪酸氧化，使血中酮体生成增多。此外，胰高血糖素还能促进蛋白质分解，抑制其合成。

血糖浓度是调节胰高血糖素分泌最重要的因素。血糖浓度降低时，胰高血糖素分泌增加；反之则分泌减少。饥饿可促进胰高血糖素的分泌，这对于维持血糖水平，保证脑的代谢和能量供应具有重要意义。氨基酸可促进胰高血糖素的分泌，这对防止由氨基酸引起的胰岛素分泌所致的低血糖有一定的生理意义。胰岛素可直接作用于胰岛 α 细胞，抑制胰高血糖素的分泌，也可通过降低血糖浓度间接刺激其分泌。此外，胰高血糖素的分泌还受交感神经和迷走神经的调节，前者促进其分泌，后者则抑制其分泌。

自　测　题

一、单选题

1. 激素在血中的浓度很低，但生理效应十分明显的原因是（　　）
   A. 激素的特异性强
   B. 激素的半衰期长
   C. 激素有高效能生物放大作用
   D. 激素间有协同作用
   E. 激素间有允许作用

2. 第二信使学说中作为"第二信使"的物质是（　　）
   A. 激素　　　　　B. AMP　　　　　C. ATP
   D. Mg^{2+}　　　　E. cAMP

3. "垂体性糖尿病"的产生是由于（　　）
   A. 胰岛素分泌过少
   B. 生长激素分泌过多
   C. 促激素分泌过多
   D. 生长激素分泌过少
   E. 进食了大量的高糖饮食

4. 下列引起射乳反射的激素是（　　）
   A. 雌激素　　　B. 雄激素　　　C. 孕激素
   D. 缩宫素　　　E. 催乳素

5. 对脑和长骨的发育最为重要的激素是（　　）

A. 生长激素　　　B. 性激素　　　C. 甲状腺激素
D. 促甲状腺激素　E. 胰岛素

6. 关于甲状腺激素的生理作用的叙述，错误的是（　　）
   A. 促进糖和脂肪的分解，提高产热量
   B. 生理剂量甲状腺激素促进蛋白质分解，过量则促进蛋白质合成
   C. 维持机体生长发育
   D. 提高中枢神经系统的兴奋性
   E. 可使心跳加快加强，心输出量增大

7. 糖皮质激素本身没有缩血管效应，但能加强 NE 的缩血管作用，这称为激素的（　　）
   A. 协同作用　　　B. 拮抗作用　　　C. 允许作用
   D. 辅助作用　　　E. 致敏作用

8. 体内唯一能降低血糖浓度的激素是（　　）
   A. 胰岛素　　　　　　B. 肾上腺素
   C. 去甲肾上腺素　　　D. 雄激素
   E. 雌激素

二、问答题

1. 何谓应急反应？
2. 有哪些激素参与了机体生长发育的调控？是如何发挥作用的？

（江增宏）

第**12**章 生　殖

同学们，本章将进行生殖生理的学习！希望同学们通过对生殖生理知识的学习，能够认识到生殖健康的重要性，树立敬佑生命、大爱无疆的职业素养。

本章大家要掌握睾丸的生精功能、卵巢的生卵功能、雄激素的生理作用、月经周期、雌激素与孕激素的生理作用；理解睾丸功能的调节、卵巢功能的调节；了解人绒毛膜促性腺激素的作用、受精着床的概念、避孕的措施。

同学们要学会分析各种激素对生殖功能影响的机制，养成良好的个人卫生习惯，加强自我保护的意识。

第 1 节　男 性 生 殖

一、睾丸的功能

男性生殖系统的主性器官是睾丸，附属性器官包括附睾、输精管、附属腺（精囊腺、前列腺和尿道球腺）及外生殖器等。男性的生殖功能主要包括睾丸的生精功能和内分泌功能。

（一）睾丸的生精功能

精子（sperm）的生成是发生在曲细精管的连续过程，曲细精管由生精细胞和支持细胞构成。原始的生精细胞为精原细胞，紧贴在曲细精管的基膜上，从青春期开始，精原细胞首先进行有丝分裂，一个细胞分裂为 2 个细胞，其中一个作为干细胞贮存并继续保持生殖活性；另一个经过多次有丝分裂，产生多个精原细胞，并随即开始减数分裂，依次经过初级精母细胞、次级精母细胞、圆形精子细胞并最终分化为精子。曲细精管的管壁中，各种不同发育阶段的生精细胞排列有序，由基膜至管腔分别为精原细胞→初级精母细胞→次级精母细胞→精子细胞，变态为精子（图 12-1）。

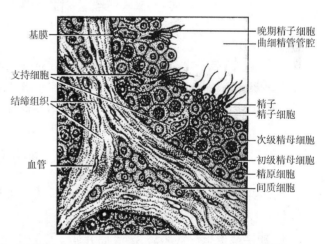

图 12-1　曲细精管各级生精细胞、支持细胞及间质细胞

（二）睾丸的内分泌功能

1. 雄激素　睾丸间质细胞分泌雄激素（androgen），主要是睾酮（testosterone，T）。睾酮进入血液后，98%与血浆蛋白结合，只有 2%处于游离状态，游离状态的睾酮具有生物活性。

睾酮的主要生理作用有：①维持生精作用；②刺激男性附性器官的发育，并维持其成熟状态；③刺激第二性征的出现并维持其正常状态，如喉结突出、嗓音变粗、胡须以及毛发分布的特点；④维持正常性欲和性行为；⑤促进蛋白质的合成，特别是肌肉和生殖器官的蛋白质合成，同时还能促进骨骼生长和红细胞生成等。

考点：雄激素的生理作用

2. 抑制素　睾丸支持细胞分泌抑制素（inhibin）。抑制素是一种能特异性地抑制腺垂体合成和释放卵泡刺激素（FSH）的糖蛋白激素。

二、睾丸功能的调节

睾丸的生精功能与内分泌功能均受下丘脑和腺垂体的调节,睾丸分泌的激素又能负反馈作用于下丘脑和腺垂体。下丘脑、腺垂体、睾丸在功能上密切联系,构成下丘脑-腺垂体-睾丸轴。

（一）下丘脑-腺垂体对睾丸活动的调节

下丘脑分泌的促性腺激素释放激素（GnRH）经垂体门静脉系统到达腺垂体,促进腺垂体合成和分泌 FSH 与黄体生成素（LH）。睾丸生精过程受 FSH 和 LH 的双重调节。FSH 主要调节睾丸的生精作用,促进精子的形成;FSH 对生精过程有启动作用,LH 对于支持细胞和间质细胞的活动发挥重要调控作用,通过刺激睾丸间质细胞分泌睾酮而间接促进生精作用,具有维持生精的效应。

（二）睾丸激素对下丘脑-腺垂体的反馈调节

睾丸分泌的雄激素和抑制素在血液中的浓度变化,可通过负反馈机制调节下丘脑和腺垂体促性腺激素释放激素（GnRH）、FSH 和 LH 的分泌。在下丘脑和腺垂体均有雄激素受体存在,当血中睾酮达到一定浓度后,可通过负反馈机制抑制下丘脑 GnRH 和腺垂体 LH 的分泌,间接抑制腺垂体 FSH 的分泌。FSH 能刺激睾丸支持细胞分泌抑制素,而抑制素对腺垂体 FSH 的合成和分泌有负反馈调节作用。

（三）睾丸内的局部调节

在睾丸局部内的生精细胞、支持细胞、间质细胞彼此之间还存在着错综复杂的局部调节机制。如支持细胞内存在芳香化酶,可促使睾酮转变为雌二醇。雌二醇可与间质细胞中的雌二醇受体结合,抑制睾酮的合成。

第2节　女 性 生 殖

案例 12-1

患者,女性,32 岁。结婚 8 年未受孕。该女性月经周期不规则（22～36 天）,外生殖器形态正常,盆腔超声检查示子宫和卵巢大小均正常。其丈夫精子数量、活力和形态均正常。

请思考：从生理学角度考虑,该妇女不孕的可能原因有哪些?

一、卵巢的功能

女性生殖系统的主性器官是卵巢,具有产生卵子和内分泌的功能。

（一）卵巢的生卵功能

1. 卵子的发生　从胎龄 5～6 周开始,原始生殖细胞通过有丝分裂发育为卵原细胞,从 8～9 周开始陆续进行减数分裂分化为初级卵母细胞,到出生后 6 个月时这一分化过程完成。初级卵母细胞的减数分裂启动后长期停留在减数分裂前期,直到青春期后在排卵前 LH 分泌高峰的作用下恢复并完成第一次减数分裂,排出第一极体,成为次级卵母细胞并启动第二次减数分裂,但随即停留在分裂中期。如发生受精,卵母细胞完成第二次减数分裂并排出第二极体,成为卵子。如没有受精,则卵母细胞凋亡。

2. 卵泡的发育　女性性成熟后,两侧卵巢中有 30 万～40 万个原始卵泡（内含卵原细胞）。在垂体促性腺激素作用下,卵泡开始生长发育,根据其形态和功能的特征,通常可将卵泡分为原始卵泡→生长卵泡（内含初级卵母细胞）→成熟卵泡（内含次级卵母细胞）3 个阶段（图 12-2）。自青春期始,在垂体

FSH 的作用下，原始卵泡开始生长发育。一般每个月有 10~20 个卵泡开始生长发育，但通常只有一个被"优选"并发育成熟。其余的在发育不同阶段先后退化为闭锁卵泡。成熟卵泡壁发生破裂，次级卵母细胞连同放射冠、透明带随卵泡液冲出卵巢，进入腹膜腔的过程称为排卵（ovulation）。育龄女性一般每个月只排出 1 个次级卵母细胞，并且左右卵巢交替排卵。

（二）卵巢的内分泌功能

卵巢分泌的雌激素主要为雌二醇（estradiol，E_2），它是由卵泡的颗粒细胞和泡膜细胞分泌。孕激素主要为孕酮（progesterone，P），由黄体细胞分泌。卵巢也分泌少量雄激素和抑制素等其他激素。

1. 雌激素的生理作用

（1）对生殖器官的作用　促进卵泡的发育和排卵；促进输卵管的分泌与运动，有利于精子和卵子的运行；促进子宫平滑肌的收缩，提高子宫平滑肌对缩宫素的敏感性；促进子宫发育、内膜发生增生期的变化，使子宫颈分泌大量清亮、稀薄的黏液，有利于精子穿行；使阴道黏膜上皮细胞增生、角化并合成大量糖原，增加阴道的抵抗力。

（2）对乳腺和第二性征的作用　促进乳腺导管发育与维持女性第二性征的出现，如全身脂肪和毛发分布具有女性特征，音调较高，骨盆宽大，臀部肥厚。

（3）对代谢的作用　促进蛋白质合成；加速骨的生长，促进骨骺软骨的愈合；降低血浆低密度脂蛋白而增加高密度脂蛋白的含量，有一定抗动脉粥样硬化的作用；高浓度雌激素可因使醛固酮分泌增多而导致水钠潴留，某些妇女在月经前水肿，可能与此有关。

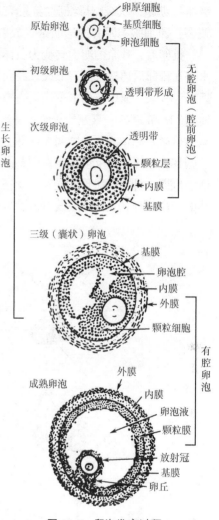

图 12-2　卵泡发育过程

考点：雌激素的生理作用

2. 孕激素的生理作用

（1）对生殖器官的作用　在雌激素作用的基础上进一步使子宫内膜增厚，并发生分泌期的变化，为受精卵的着床提供良好的条件；抑制子宫和输卵管平滑肌的收缩，具有安宫保胎作用；使宫颈黏液减少而变稠，使精子难以通过，防止再孕。

（2）对乳腺的作用　在雌激素作用的基础上促进乳腺腺泡发育，为分娩后的哺乳做好准备。

（3）产热作用　女性基础体温在排卵前先出现短暂降低，而在排卵后升高 0.2~0.5℃。

考点：孕激素的生理作用

3. 雄激素和抑制素的生理作用　女性体内有少量雄激素，主要由泡膜细胞和肾上腺皮质网状带细胞分泌。适量的雄激素配合雌激素可刺激女性阴毛和腋毛的生长，促进阴蒂的发育并提高其敏感性，能增强女性的性欲，维持性快感。卵泡抑制素可通过促进泡膜细胞分泌雄激素、抑制颗粒细胞分泌孕激素等多种方式，调控卵泡的生长发育。

二、卵巢功能的调节

在 LH 峰出现之前，虽然卵母细胞已基本发育成熟，但是由于初级卵母细胞周围的颗粒细胞分泌卵母细胞成熟抑制物（oocyte maturation inhibitor，OMI），卵母细胞停止分裂而处在初级卵母细胞阶段。当出现 LH 峰时，高浓度的 LH 可消除 OMI 的抑制作用，使停止分裂的初级卵母细胞恢复分裂成为次级卵母细胞，次级卵母细胞经过第二次减数分裂，最后发育为卵子。另外，LH 峰还可促进卵泡膜溶解破裂，卵细胞与附着的透明带、放射冠一起从卵巢排出。LH 峰是控制排卵发生的关键因素。

　　排卵后，残余的卵泡转变为黄体。在 LH 的作用下，黄体细胞分泌大量孕激素和雌激素。血中雌激素水平在排卵后再次升高，形成月经周期中雌激素分泌的第二次高峰。雌激素能促进黄体分泌孕酮，在排卵后 5～10 天，血中孕酮水平达到高峰。由于高浓度的雌激素和孕酮可抑制下丘脑和腺垂体的分泌，所以黄体期 LH 和 FSH 一直处于较低水平。排出的卵子若未受精，黄体的寿命为 12～15 天，随后黄体开始萎缩，血中雌激素和孕激素浓度明显降低。由于血中雌激素和孕激素浓度明显降低，解除了雌激素和孕激素对下丘脑和腺垂体的负反馈抑制作用，腺垂体又开始逐步增加 FSH 和 LH 的合成与分泌，于是卵巢进入下一个活动周期。排出的卵子若受精，受精卵的滋养叶细胞便开始分泌人绒毛膜促性腺激素（hCG），hCG 使黄体的寿命延长，黄体继续发育成为妊娠黄体。此后不再出现卵巢和子宫的周期性变化，直至分娩。

三、月　经　周　期

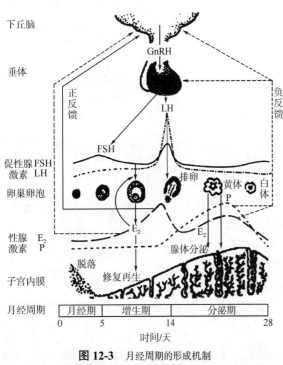

图 12-3　月经周期的形成机制
E_2. 雌二醇；P. 孕激素

　　女性从青春期开始，性激素的分泌和生殖器官都出现明显的周期性变化。其中最明显的标志是每月一次的子宫内膜剥落和出血的周期性变化称为月经周期（menstrual cycle），即一次月经开始到下一次月经开始的整个时期。月经周期平均 28 天，在 21～35 天范围内均属正常。女子 12～15 岁第一次来月经，称为初潮（menarche）；50 岁左右停止，称为绝经（menopause）。从卵巢功能开始衰退至完全丧失后一年的时期称为围绝经期（peri-menopaual period，曾称更年期）。根据子宫内膜的变化，可将月经周期分为 3 期（图 12-3）。

　　1. 月经期　一般为月经周期的第 1～4 天。由于血中孕激素和雌激素水平降到最低，使子宫内膜螺旋动脉痉挛性收缩，导致子宫内膜缺血、缺氧，子宫内膜的功能层失去营养而剥脱、出血，经阴道流出，即月经来潮。从子宫内膜开始剥脱出血到结束，一般持续 3～5 天。月经血量一般为 20～100ml。

　　2. 增生期（排卵前期、卵泡期）　一般为月经周期的第 5～14 天，与月经期的末期有重叠。此期在卵泡分泌雌激素的作用下，子宫内膜增厚，血管及腺体上皮增生，但腺体无分泌功能。此时，优势卵泡发育成熟，即将排卵。

　　3. 分泌期（排卵后期、黄体期）　一般为月经周期的第 15～28 天。此期排卵后形成的黄体分泌大量孕激素和雌激素，使子宫内膜明显增生，同时分泌大量黏液，为受精卵的着床和发育做好准备。若排出的卵子没有受精，黄体退化，孕激素和雌激素分泌急剧减少，又进入下一个月经周期。

　　考点：卵巢和子宫内膜的周期性变化的特点

第 3 节　妊娠、分娩与避孕

一、妊娠与分娩

　　妊娠（pregnancy）是新个体产生和孕育的过程，包括受精与着床（图 12-4）、妊娠的维持和胎儿发育，妊娠的终点是分娩。

（一）受精

受精（fertilization）是指成熟精子与卵母细胞在输卵管壶腹部相遇并结合形成受精卵的过程。受精一般发生在卵子排出后的 24h 之内。主要包括精子运行、精子获能、顶体反应和受精卵形成 4 个过程。

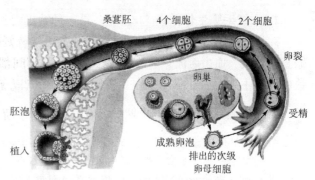

图 12-4 从排卵到植入示意图

1. 精子运行　除依靠其本身的运动外，子宫颈、子宫体和输卵管对精子的运动都起到一定的作用。虽然射精时进入阴道的精子多达 $(2\sim5)\times10^{8}$ 个，但一般最终只有一个精子可使卵子受精。

2. 精子获能　精子必须在子宫或输卵管中停留几个小时后，才能获得使卵子受精的能力，称为精子获能。

3. 顶体反应　精子与卵子相遇后，精子顶体外膜与精子头部细胞膜融合、破裂，形成许多小孔，释放出顶体酶，溶解卵子外围的放射冠及透明带，这一过程称为顶体反应。

4. 受精卵形成　进入卵细胞的精子尾部迅速退化、细胞核膨大形成雄性原核。雄性原核随即与雌性原核融合，形成一个具有 46 条染色体的受精卵。

自然受精主要在输卵管内进行。随着科学的进步，除了自然受精外，辅助生殖技术的发展为广大生殖障碍夫妇实现了妊娠生子的愿望。

链　接　辅助生殖技术

辅助生殖技术是指运用医学技术和方法对精子、卵子、受精卵或胚胎进行人工操作，使不育不孕夫妇达到受孕目的的技术，包括人工授精和体外受精-胚胎移植及其衍生技术两大类。人工授精是指用人工方式将精液或体外分离后的精子悬液注入女性生殖道使其妊娠的一种方法。体外受精-胚胎移植技术及其衍生技术是指将获取的精子与卵母细胞在体外人工控制的培养环境中结合形成受精卵，继续培养，直到形成早期胚胎，再转移到子宫内，使其着床，发育成胎儿直至分娩的技术。体外受精-胚胎移植及其衍生技术主要包括体外受精-胚胎移植、配子或合子输卵管内移植、卵胞浆内单精子显微注射、胚胎冻融及植入前胚胎遗传学诊断等。

党的二十大提出，扩大社会保险覆盖面，健全基本养老、基本医疗保险筹资和待遇调整机制，国家医保局提出将逐步把适宜的生育支持药物及分娩镇痛和辅助生殖技术项目纳入基金支付范围，努力减轻不孕不育患者医疗负担，提高医疗保障水平。

（二）着床

受精卵在输卵管的蠕动和纤毛运动的作用下，逐渐向子宫腔移动，受精卵边移动边进行卵裂，在受精后的 72h，形成桑葚胚并进入子宫腔。在子宫腔内，桑葚胚继续发育成胚泡。胚泡植入子宫内膜的过程称为着床（nidation）。

（三）妊娠的维持及激素的调节

胎盘是妊娠期重要的内分泌器官，可分泌多种激素，对妊娠的维持起关键作用。

1. 人绒毛膜促性腺激素（hCG）　由滋养层细胞分泌的一种糖蛋白激素。受精后第 6 天左右血中开始出现 hCG，随后浓度逐渐增高，妊娠 8～10 周达到高峰后逐渐降低，在妊娠 20 周左右降至较低水平，并一直维持到妊娠末期。因为 hCG 在妊娠早期即出现，所以检测母体血中或尿中的 hCG，可作为妊娠早期诊断的准确指标。

2. 人绒毛膜生长激素（hCS） 是一种糖蛋白，作用与生长激素相似，可促进胎儿生长。

3. 类固醇激素 妊娠 3 个月后，胎盘可代替妊娠黄体功能，分泌大量的雌激素和孕激素，维持妊娠直至分娩。血中雌激素、孕激素在整个妊娠期间都保持高水平，对下丘脑-腺垂体反馈抑制作用较强，致使卵泡不发育，卵巢不排卵。故妊娠期间通常既无月经，也不受孕。

 学习小贴士　hCG 与早期异位妊娠的鉴别诊断

凡受精卵在子宫体腔以外的任何部位着床者，统称为异位妊娠，习称为宫外孕。异位妊娠的早期症状隐匿，大多数患者多在突然发生剧烈腹痛时才引起警惕，临床误诊病例屡见不鲜。生理学中所讲的妊娠期激素 hCG 是妊娠早期诊断的准确指标，同样可以利用 hCG 水平的变化对异位妊娠进行鉴别。因异位妊娠时着床部位血供不良，血 β-hCG 一般较正常宫内妊娠低，临床上可以通过血 β-hCG 动态测定对早期异位妊娠进行鉴定。正常早期宫内孕时血 β-hCG 倍增时间为 1.4～2.2 天，而异位妊娠时可达 3～8 天。

（四）分娩

成熟的胎儿及其附属物从母体子宫产出体外的过程，称为分娩（parturition）。子宫节律性收缩是将胎儿及其附属物从子宫内娩出的主要力量。缩宫素、E_2 及前列腺素等是调节子宫肌收缩的重要因素。另外，由妊娠黄体分泌的松弛素引起骨盆韧带松弛、子宫颈松软，有利于分娩进行。

二、避　孕

人们采用避孕的方法，原理上不外乎抑制精子和卵子产生，阻止精卵结合，使女性生殖道不利于精子获能、生存以及避免受精卵着床和发育。雌激素和孕激素类避孕药，可抑制下丘脑-腺垂体对 GnRH、FSH 和 LH 的释放，从而抑制排卵；排卵前后各 5 天内避免性交，即安全期避孕法，但可靠性差；孕激素类避孕药，可增加宫颈黏液黏度，以阻碍精子穿过，并抑制精子获能；使用避孕套、阴道隔膜、结扎输精管或输卵管均可阻断精卵相遇；宫内节育器可抗着床，效果较好。性交后服用大量雌激素，使胚泡和子宫内膜发育失同步也可达到避孕效果；前列腺素抗早孕，当它与抗孕激素药物联合使用，可引起流产；人工流产术可作为避孕失败后的一种补救措施，但不良反应较大。

自　测　题

一、单选题

1. 精子产生的部位是（　　）
 A. 曲细精管　　B. 间质细胞　　C. 附睾
 D. 输精管　　E. 精囊

2. 睾丸间质细胞的功能是（　　）
 A. 营养和支持生殖细胞　　B. 分泌雄激素
 C. 产生精子　　D. 起血-睾屏障作用
 E. 分泌抑制素

3. 可诊断早孕的激素是（　　）
 A. 雌激素　　B. 孕激素
 C. 人绒毛膜促性腺激素　　D. 人绒毛膜生长激素
 E. 缩宫素

4. 排卵后基础体温升高的主要原因可能是血中的（　　）
 A. 催乳素增多　　B. 黄体生成素增多
 C. 卵泡刺激素增多　　D. 雌激素增多
 E. 孕激素增多

5. 卵巢分泌的雌激素中，量最大、活性最强的是（　　）
 A. 雌酮　　B. 雌二醇　　C. 雌三醇
 D. 己烯雌酚　　E. 炔雌醇

二、问答题

1. 简述睾酮的生理作用。
2. 试述月经周期中子宫内膜的周期性变化及其与激素的关系。

（于泊洋）

第13章
生长发育与衰老

生长发育和衰老是生命的客观规律。通过本章的学习，希望同学们能懂得健康生活的重要性，能关注社会老龄化状况和老年人的健康和生活，树立科学的发展观。

本章大家要掌握生长发育的概念、发育年表、衰老的概念；理解青春期生长发育的特点；了解衰老的表现、原因及延缓衰老的方法。

同学们要充分理解人生长发育与衰老死亡是一般自然规律，具有认识生长发育与衰老异常的能力。

人出生后，经历了生长发育、成熟、衰老，直至死亡的过程，这是生命现象不可逆转的客观规律。在这个连续的生长发育过程中，人体各个系统器官组织逐渐长大，功能也渐趋成熟，人的心理活动也会出现相应的改变。对医护人员来说，了解人生各阶段的生长发育、生理特点、心理特点及衰老的规律等知识具有非常重要的意义，可对预防、诊断、治疗疾病，维护和促进患者健康及生命教育加以指导。

第1节 生长发育

一、人体生长发育的一般规律

（一）生长发育的概念

生长（growth）是指体格增长和器官形态增大，表现为量变的过程；发育（development）是指细胞组织结构的成熟和生理功能的完善，表现为质变的过程；生长与发育两者关系密切，不能截然分开，故一般统称为生长发育。医学上所说的生长发育通常上是狭义的概念，即个体的发育，由受精卵发展为成熟个体的过程；生物学上广义的生长发育则包括生命的诞生至自然死亡的全过程，即除了机体的生长发育外，还包括心理、智力、情感发育等。

生长发育受遗传因素和环境因素的影响，基因突变、染色体异常、食物的质和量、激素的调节作用发生异常等都可能导致生长发育异常，如儿童在生长发育过程中甲状腺激素分泌不足将导致呆小症。

（二）发育年表

1. 人体一般规律性发育年表　根据各发育阶段特点及生长环境的不同，可把人的生长发育过程划分为以下几个阶段。

（1）胎儿期　指从受精卵形成到胎儿娩出前为止，共40周。妊娠期的前8周为胚胎期，从受精卵开始分化，形成内、中、外3个胚层，各系统的器官发育非常迅速，各重要器官的发育已见雏形。妊娠的第8周开始至胎儿娩出，组织和器官的迅速生长和功能逐渐趋于成熟。

（2）新生儿期　从胎儿娩出至出生后28天这一时期，胎儿从子宫内娩出，要熟悉宫外环境，机体的器官、系统功能进一步成熟。在此期间，小儿脱离母体而独立生存，所处的内外环境发生根本的变化，但其适应能力尚不完善。

（3）婴儿期　出生满月至1周岁。这阶段小儿以乳汁为主要食品，故又称为乳儿期。这是小儿出生后生长发育最迅速的时期。由于生长发育快，对能量和蛋白质的需求特别高。若能量和蛋白质供给不足，就容易发生营养不良和发育落后。虽然热量和蛋白质需求高、进食多，但由于消化和吸收功能都未发育完善，所以易发生消化不良和营养紊乱。这段时期小儿从母体得到的免疫力逐渐消失，而自身后天获得的免疫力很弱，因此易患感染性疾病。

（4）幼儿期　1~3 岁。此期机体生长速度放慢，但智能发育迅速，活动范围增大，语言、行动与表达能力增强。

（5）学龄前期　自 3 岁至 6~7 岁。相当于幼儿园阶段，生长发育变缓，智能发育更加迅速。动作、语言能力明显提高，能跳跃、攀登、画画，并逐渐开始识字，好奇心增强。

（6）学龄期　自 6~7 岁至青春期。此期脑的形态结构基本完成，智力发育更加成熟，能较好地进行综合分析。此期身高增长速度远大于体重的增长速度，一般表现为骨增长较快，软骨成分较多，骨组织内水分和有机物（骨胶原）多，无机盐（磷酸钙、碳酸钙）多，骨密质较差，使骨骼具有弹性，但坚固性能差。肌肉的增长主要表现在长度上，肌纤维细长，肌内水分较多，蛋白质和无机盐减少，收缩功能弱，造成肌肉的力量和耐力较差，容易疲劳。此期要保证足够的营养及加强体育锻炼。

（7）青春期　这一时期全身发育，由于下丘脑与垂体分泌的促性腺激素量增加及作用加强，使性腺发育和性激素分泌逐渐增加，内、外生殖器进一步发育。女孩一般从 11~12 岁到 17~18 岁，男孩从 13~14 岁到 18~20 岁，但个体差异较大，也有种族的差异。在此阶段，由于性激素的作用使生长发育速度明显加快，性别差异明显。

（8）青壮年期　人生是一个连续渐进演变的过程，很难将青年期和壮年期截然分开，一般把 19~44 岁这一年龄段统称为成人期。或以人体大多数生理功能开始衰退为青年与壮年的分界线，即一般以 19~24 岁定为青年期，25~44 岁定为壮年期（post adolescence）。

一般将 45~59 岁定为中年期，60~74 岁定为准老年期（老年前期），75~89 岁定为老年期，90 岁以上为长寿期。

考点：生长发育过程的阶段

2. 人体生长发育的特征

（1）连续性和阶段性　人体在生长发育过程中，身体形态、功能和运动素质的发展速度是不均衡的，时而快时而慢，呈波浪式增长，是一个既有阶段性变化，也有连续性递增的相互作用的过程。例如，第 1 年为出生后体重和身长的第一个生长高峰；青春期出现第二个生长高峰。

（2）存在个体差异　机体发育虽然按照一定规律进行，但在一定范围内受个体遗传、环境、性别、营养、疾病等的影响，存在相当大的个体差异。如青春发育突增期，乡村男女孩比城市男女孩晚 1 年。

（3）各系统器官发育快慢不等　儿童的心、肝等器官发育基本上和体重的增加平行；脑的发育先快后慢，出生后的两年脑的发育最快，到 5 岁时基本上达到成人的脑容量；淋巴系统在儿童期生长发育迅速，到青春期达到顶峰，以后逐渐下降；生殖系统发育较晚，青春期性器官迅速发育成熟；到达青壮年期，机体的结构和功能基本上发育成熟，达到稳定的水平。

（4）生长发育的头尾规律　胎儿及婴幼儿时期，头的生长速度比躯干的生长速度快，婴儿期头的比例占身长的 1/4；婴儿以后时期，躯干的生长速度远大于头的生长速度，到成人时期头的长度只占到身高的 1/8（图 13-1）。

二、青春期生长发育的特点

进入青春期后身体迅速生长发育，出现了生长、发育的第二个高峰阶段。突出表现在运动系统、生殖系统的发育和心智的发展等方面，是生长发育的最后阶段，也是决定人一生体格、素质、行为、性格和智力水平的关键时期。

（一）内分泌的变化

青春期发育的种种变化是以下丘脑-腺垂体-性腺轴为中心的，内分泌系统变化使儿童身体各部分、

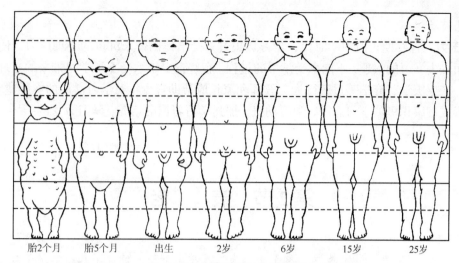

胎2个月　　胎5个月　　出生　　　2岁　　　6岁　　　15岁　　　25岁

图 13-1　人体不同时期头的长度与身高的比例变化

各器官出现青春期变化，同时卵巢、睾丸、肾上腺、甲状腺也加速成长，并分泌相应的激素。卵巢主要分泌雌激素、孕激素和少量雄激素。睾丸主要分泌雄激素和少量雌激素。雄激素和雌激素在儿童时期的分泌量都很少，青春发育开始时猛增。雄激素有很强的促进蛋白质合成的作用，能促进生长，加速骨发育；它和生长激素协同作用，促成青春期生长突增；对于女性来讲，卵巢分泌的雄激素很少，所以肾上腺皮质雄激素显得格外重要。它是促成女性生长突增的主要动力。雄激素还能促进肌肉增长和红细胞增多。雌激素主要促进女性性器官发育，加速骨生长并促进骨骺愈合，促进月经周期的形成，并影响脂肪的沉积。

（二）形态发育

通常使用身高、坐高、肩宽、盆宽、头围、胸围、体重等指标变化描述身体的迅速增长。

（三）性发育

性发育是青春期发育最重要的特征，它包括生殖器官的形态发育、功能发育和第二性征发育。这一时期，男性开始出现遗精，女性开始出现月经。第二性征开始出现，主要包括男性出现阴毛、腋毛、胡须、喉结以及变音等；女性的乳房开始发育，阴毛、腋毛出现以及骨盆宽大等。

 学习小贴士　性发育与性早熟

性发育包括生殖器官的形态发育、功能发育和第二性征发育。提前出现第二性征的异常发育现象称为性早熟。即女孩在 8 周岁前，男孩在 9 周岁前出现第二性征者。可分为真性（又称中枢性、完全性）和假性（又称周围性、不完全性）两类。真性性早熟是由下丘脑-腺垂体-性腺轴功能不适当地过早启动，使青春期发育提前出现，其表现与正常的发育期相同，第二性征与遗传性别一致，能产生精子或卵子，有生育能力。假性性早熟是由性腺轴以外的因素引起性激素增多所致，表现为只有第二性征发育，而无生殖细胞同步成熟，故无生育能力。

（四）青春期心理特征

1. 逆反心理　处于青春期的青少年，其生理激素发生的变化使他们对待事物总是持一种逆反心理，表现为对抗、不服从或有意违抗长辈或教师的说服和命令，对这一现象父母和教师应加以引导，使他们能顺利度过青春期。

2. 渴望人际交往　青春期的青少年独立意识增强，与社会的交往越来越广泛。他们渴望进行社会交往，有自己的亲密伙伴。但由于青春期独特的心理特点，易产生自卑，过分在意他人评价，易受伤害，虚荣心强使他们感到压抑孤独，出现人际交往障碍。因此，家长、教师要善于疏导帮助青少年改变不恰当的认知态度，学会接纳自己，宽容自己的缺点，不苛求自己，在社会交往的行动和实践中增强自信心，培养人际交往技巧。

3. 学习压力　青春期正值中学时代，学习负担过重会给他们带来沉重的心理压力，使他们过分注重成绩结果而丧失学习的兴趣，不能享受学习的过程。有些青少年承受不了学习带来的心理压力甚至出现反抗情绪，产生厌学、弃学等过激行为。教师和家长应帮助青少年对学习活动的本质建立科学认知，培养青少年形成健康积极的学习态度、学习动机，加强学习习惯的培养，学习方法的指导，从而缓解心理压力。

考点：青春期生长发育的特点

第2节 衰　老

案例 13-1

患者，女性，78 岁，退休教师。近 3 年尿失禁，步态不稳，自行穿衣困难，在家她总是不停地从一个房间到另一个房间来回走，生活日夜颠倒，在小区走失 2 次。家人将其送医院就诊，CT 提示老年脑改变，余未见异常。否认特殊疾病及外伤史。

请思考：该患者可能的临床诊断是什么？应怎样治疗？

老年是健康人生命历程的必然阶段，健康长寿是亘古不变的愿望。老年人口系数是老年人口在某个国家或某个地区的总人口构成中所占的比例，是反映人口老龄化的重要指标，按照联合国提出的判断老龄化社会标准，对于发展中国家，60 岁以上老年人口占总人口的 10%，即为老龄化社会。据第七次全国人口普查数据，我国 60 岁以上人口占总人口的 18.7%。国家卫生健康委员会指出，2035 年左右，中国 60 岁及以上老年人口将突破 4 亿人，在总人口中的占比将超过 30%，进入重度老龄化阶段，2050 年前后我国老年人口规模将达峰值。所以，了解老年人生命活动的规律、探讨老年人的身心健康、提高老年人的生活质量是现代医护工作的重要内容。

一、衰老的概念

从生物学上讲，衰老（senescence）也称老化（aging）是生物随着时间的推移而表现为结构和功能减退、衰弱，适应性和抵抗力减退，直至死亡的过程。衰老是不以人的意志为转移的一个必然的生物学过程，是一种自然规律，这属于生理性衰老。此外，由于疾病、营养不良或环境因素等促使老化的出现和加速称为病理性衰老。人体的衰老通常是这两种衰老的综合。

考点：衰老的概念

衰老具有渐进性、必然性、保守性、内生性和危害性的特点。内在表现为机体水分（特别是细胞内含水量）的减少和脂肪的增多；新陈代谢活动逐渐减慢；各种器官细胞数量减少，器官重量减轻、功能下降，体重减轻。

二、衰老的表现

进入中年期以后，人体的生理功能开始缓慢地衰退，进入老年期通常更加明显。衰老在各个方面都有具体表现。

（一）形体变化

外貌变化是人们最易发现的衰老征象。主要表现为牙齿脱落、身高下降，脊柱弯曲，皮肤失去弹性，颜面皱褶增多，局部皮肤（特别是脸、手等处）可见色素沉着，呈大小不等的褐色斑点，称为老年斑。汗腺、皮脂腺分泌减少使皮肤干燥，缺乏光泽。须发灰白，脱发甚至秃顶。眼睑下垂，角膜外周常出现整环或半环白色狭带，称为老年环。

（二）代谢变化

老年期代谢呈现老化性，其特点是退行性、异化性和分解性，三大代谢平衡失调。主要表现为糖代谢功能下降，有患糖尿病的倾向；不饱和脂肪酸形成的脂质过氧化物易积聚，随年龄的增长血中脂质明显增加，易患高脂血症、动脉粥样硬化、高血压及脑血管病；蛋白质代谢呈衰老变化，分解大于合成，消化、吸收功能减退。随年龄的增长，各种蛋白质的量和质降低。蛋白质轻度缺乏时，可出现易疲劳、体重减轻、抵抗力降低等症状，严重缺乏时可致营养不良性水肿、低蛋白血症等。

（三）循环系统

老年人心脏细胞老化，导致心肌顺应性降低、心肌收缩功能降低、心输出量减少、窦房结功能减退。血管随年龄增长，动脉内膜增厚，中层胶原纤维增加，老年人大动脉管壁硬化、弹性减退，对血压的缓冲作用减弱，引起收缩压升高、舒张压降低。由于心收缩时的后负荷增大，可引起心肌肥大、心室扩大，心肌的兴奋性、自律性、传导性均降低。此外，老年人静脉管壁弹性减弱，血流缓慢，易发生静脉淤血。

（四）呼吸系统

老年人的呼吸功能随年龄的增长而明显下降。由于骨骼、呼吸肌和韧带的萎缩、硬化，胸廓前后径增大，部分老年人呈现桶状胸。肺和气管弹性下降，呼吸功能降低，肺活量、补呼气量和补吸气量下降。据国家国民体质监测中心发布的《第五次国民体质监测公报》数据，肺活量随年龄增长逐渐降低，20～24 岁男性肺活量为 3751ml，女性为 2557ml，而 60～64 岁男性肺活量为 2509ml，女性为 1785ml。气管、支气管黏膜萎缩，管腔扩大，肺泡融合，可导致肺气肿。由于呼吸膜总面积减小和毛细血管数目减少，肺泡气体交换效率降低。此外，老年人咳嗽反射及纤毛运动功能退化，使滞留在肺的分泌物和异物增多，易发生呼吸道感染。

（五）消化系统

随着年龄增长，消化系统出现退化。表现为舌的味蕾减少，味觉减弱或消失。胃肠平滑肌纤维及腺体萎缩，胃肠黏膜变薄，各种消化酶分泌减少，消化力减弱。结肠及胃扩张，血管硬化影响小肠对脂肪、钙、铁、维生素 D、维生素 E 和维生素 B_{12} 的吸收。消化道蠕动减弱，食物在大肠停留时间过长，容易产生便秘。衰老还可导致肝细胞数量、血流量减少，营养物质合成和分解代谢减退，易发生脂质代谢紊乱、蛋白质和维生素缺乏等疾病。老年人胆囊壁、胆管壁变薄，胆囊变小，弹性降低，胆汁浓缩并含有大量胆固醇和胆红素，容易沉积形成胆石，甚至引发胆囊炎。

（六）泌尿系统

人体每个肾含有 80 万～100 万个肾单位。40 岁后，功能性肾单位的数量每 10 年减少约 10%，80～90 岁老年人的肾单位数量减少 40%～50%。老年人肾体积逐渐缩小，重量减轻，皮质变薄，肾单位数量减少，肾血浆流量，肾小球滤过率下降，肾浓缩稀释功能、酸化功能和转运功能均下降，导致清除废物和重吸收的功能降低。尿里常可见到微量蛋白质、红细胞，有时还会出现尿糖、尿比重偏低等情况。膀胱肌肉萎缩，纤维组织增生，膀胱容量减小，括约肌萎缩，尿道纤维化而变硬，神经调控功能改变，膀胱常发生不自主收缩，易引起尿频、尿失禁等现象。男性常有因前列腺增大增生导致尿潴留。此外，老年人肾 α-羟化酶活性下降导致 1, 25-$(OH)_2D_3$ 生成明显减少，钙吸收减少，可致骨质疏松、代谢性骨病及病理性骨折。

（七）感觉器官

感觉器官结构萎缩退变，感觉功能减退，如听力下降（老年性耳聋）、视力减退（老视）、视野变小、嗅觉不灵、感觉迟钝。味觉、温度觉、运动位置觉、痛觉都有不同程度的减退。

（八）运动系统

运动系统变化明显，如骨的无机物含量高，骨骼的弹性、韧性差，骨组织疏松变脆，容易发生骨折、骨裂；可出现不同程度的骨质增生，骨的修复与再生能力减退，创伤愈合比年轻时缓慢。关节腔变窄，关节活动能力下降，易患关节炎。椎间盘萎缩变薄，脊柱变短易弯曲，故老年人身高降低。老年人肌重与体重之比下降。肌腱僵硬、弹性降低，肌肉收缩力减弱。

（九）内分泌生殖系统

随年龄增长，内分泌腺出现退行性改变，其中以性腺的老化最为明显，性腺萎缩，功能退化，附性器官和第二性征逐渐退变。男性精子生成减少，精子活力降低。女性 40～50 岁卵巢功能开始衰退，卵巢排卵不规则，月经不调，直至排卵停止，闭经，失去生育能力。对我国女性来说，围绝经期大多在44～54 岁；对男性来说，更年期是指 50～60 岁这一阶段。在更年期，由于性腺功能减退，内分泌平衡紊乱，自主神经功能失调，会引起一系列生理功能的改变，如记忆力减退、焦虑、易激动、血压波动、肥胖、关节肌肉酸痛等表现。更年期表现有很大的个体差异，一般以女性更为明显。

随着年龄增长，下丘脑和垂体逐渐老化，其他内分泌腺如甲状腺、胸腺、肾上腺皮质等在结构上也都有不同程度的萎缩，功能上降低，对有害刺激的抵抗力与耐受力降低。血中胰岛素活性差且细胞膜胰岛素受体减少，导致老年人的代谢率降低，易患糖尿病。

（十）神经系统

脑组织萎缩，脑细胞数减少，脑室扩大，脑膜增厚，脑动脉硬化，脑供血减少，严重影响脑细胞的正常功能。老年人脑多种神经递质的能力下降，导致健忘、智力减退、注意力不集中、动作迟缓、痴呆等。脑神经突触数量减少，神经传导速度减慢，导致老年人对外界事物反应迟钝，动作协调能力下降。一般在 40～50 岁以后，随着年龄的增长，神经细胞的丧失造成人脑重量减轻，90 岁时人脑重较 20 岁时减轻 10%～20%。

（十一）免疫系统

免疫能力随年龄而下降，对外来抗原的反应减弱，但自身免疫反应增强，自身抗体增加。由于细胞免疫力下降，免疫系统对已知抗原不产生反应，不能识别新抗原，失去保护机体能力；免疫防卫和免疫监督能力的下降，致使病原体入侵和癌细胞增殖，使感染概率增加，肿瘤发生率增高。

三、衰老的原因

衰老的原因至今还未完全清楚，自 19 世纪末应用实验方法研究衰老以来，先后提出的学说不下 20 余种，有些学说已被否定（如大肠中毒说），随着科学技术的飞速发展，对衰老的发生原因和机制也有一些新认识，但仍未彻底阐明。现代老年医学关于衰老的机制可概括为以下几大学说。

1. 程序衰老学说　认为动物种属最高寿限是由某种遗传程序规定的，机体衰老现象也是按这种程序先后表现出来的，即在同一种属内不同个体的寿限，在一定程度上也由遗传程序决定。因此，可通过育种建立有一定寿限的品系。老幼不同代培养细胞以核或质互换后，杂交细胞寿限与供核细胞的寿限一致，证明控制代龄极限的因素（可称之为衰老钟）位于细胞核内。

2. 端粒缩短致衰老假说　端粒（telomere）是存在于真核细胞线状染色体末端的一小段 DNA-蛋白质复合体，端粒重复序列与端粒结合蛋白一起构成了特殊的"帽子"结构，其作用是保持染色体的完整性和控制细胞分裂周期。检测不同年龄人群血液白细胞的端粒长度，老年人的端粒明显缩短。通过对人染色体整体扫描研究发现：端粒缩短过程中引起 DNA 损伤反应，活性氧自由基明显升高，导致基因组不平衡而启动细胞衰老的过程。端粒缩短致衰老的假说认为真核生物染色体末端的端粒长度与机体衰老密切相关，衰老是由于端粒 DNA 随细胞分裂次数增加而不断缩短而引起的。

3. 蛋白质差错成灾学说　随着年龄的增长，在从 DNA 转录为 mRNA 及以 mRNA 作为模板合成蛋白质的过程中，可能出现差误，从而生成结构有差误、功能缺陷的 mRNA 和蛋白质。有缺陷的功能蛋白质引起代谢的差误和紊乱，从而导致细胞衰老和死亡。

4. 自由基学说　在生物代谢过程中，不断产生各种自由基，这些自由基可对自身组织产生毒性作用，对细胞造成不可逆的损伤，如脂类的过氧化与大分子的交联，其后果是使细胞内酶失活，损害生物膜，像脂褐质一类的惰性物质在细胞内沉积。此外，自由基还可使 DNA 发生改变、从而导致突变，诱发肿瘤形成。

5. 密码子限制学说　认为可能由于转运 RNA（tRNA）合成酶的改变或组蛋白对基因的抑制，tRNA 的功能受到干扰，翻译作用丧失了精确性，从而引起衰老。

6. DNA 修复缺陷学说　基因的损伤不能及时有效地修复会导致衰老。根据实验得知，哺乳类中长寿动物的 DNA 修复系统确实比短寿动物的更为有效。这也反映了寿命的进化。

除此之外，还有免疫学说、交联学说、基因调节学说、神经内分泌学说、应激学说、代谢失调学说等。但目前还没有哪一种学说能令人满意地解释与衰老有关的全部生理现象。可见衰老是一个多因素、综合复杂的生理变化过程。

四、延缓衰老

（一）积极合理地用脑，健康规律地生活

神经细胞只有在不断的适宜刺激下才能保证其形态和功能的完整性。积极合理地用脑，可以促进大脑的血液循环，促进脑细胞代谢，延缓大脑衰老。老年人应保持对新生事物的好奇心和学习愿望，经常看书读报，注意科学用脑，使大脑保持张弛有效、正常运转。

老年人退休后，容易从规律性的生活和工作方式进入相对松散的生活方式，而这种心理节奏感的失调，很易导致各系统功能紊乱，产生很多疾病。日常生活仍要按一定规律进行，使各种器官生理功能正常地运行。要保持乐观而稳定的情绪，积极向上的人生态度能够使老年人有广阔的胸怀，正确认识和对待周围的人和事。正确的人生观、生命观能够使老年人有坚强的意志。老年人要学会自我情绪调节，保持心理平衡，提高心理健康水平。

（二）合理的体力活动

合理的体力活动有助于调动机体的循环系统、呼吸系统、神经系统的活动；有利于解除精神紧张、焦虑，有助于睡眠；能使肌肉延缓萎缩，减慢骨质疏松、骨质增生和关节的退行性变；预防并延缓老年性疾病的发生。

（三）科学的饮食调养

老年人由于消化器官的结构和功能衰退，消化和吸收能力减弱，宜食用易消化的平衡膳食。老年人的代谢也比较慢，食物中含糖量应该比成年人有所减少，并控制食盐的摄入。因老年人易缺乏钙、铁、碘等元素，所以应该在日常饮食中多吃些含此类元素丰富的食物。维生素 A、维生素 C、维生素 E 有一定的抗衰老作用，可以常加补充；维生素 D 有利于钙的吸收，维生素 B 是保证人体正常代谢所必不可少的。老年人应该多食用水果、蔬菜等，以保证足够的维生素和膳食纤维的摄入。

（四）正确对待疾病

疾病是影响人类寿命最重要的因素。老年人应定期体检，积极防治疾病，做到无病早防，有病早治，促进康复，增进健康。

需要强调的是，衰老不是老年人的"专利"，其实在生命力最旺盛的青春期后衰老已经开始。所以，青年大学生要增强自律，形成并保持积极向上的人生观和健康生活方式，形成健康的生活习惯，提高整体生命质量。

考点：延缓衰老的方法

> **链 接** 联合国老年人保健原则
>
> 1991 年 12 月 16 日联合国大会通过《联合国老年人保健原则》。该原则强调老年人的独立、参与、照顾、自我充实和尊严。其中，"独立"包括老年人应享有足够的生活和保健条件等；"参与"包括老年人应始终融入社会等；"照顾"包括老年人应享有家庭和社区的照顾等；"自我充实"包括老年人应充分发挥自己的潜力等；"尊严"包括老年人应受尊重和公平对待等。
>
> 尊老、敬老、爱老是中华民族的传统美德，也是全社会义不容辞的责任。医学生更要弘扬敬老文化，掌握老年人生理和心理变化的特征，用专业知识尊重、帮助和爱护老年人。

五、死亡与面对死亡

死亡（death）是指生物体一切生命特征的丧失且永久性的终止。死亡是一切生命的终点，也是生物的基本特征。根据死亡原因，可分为生理性死亡（或称自然死亡）、病理死亡和意外死亡。死亡的过程通常分为临床死亡和生物学死亡两个阶段。

考点：死亡的概念

一般来讲，心死亡的标准是心脏停止跳动、自主呼吸消失、血压为 0。但随着科学技术的发展，患者的心跳、呼吸、血压等生命体征都可以通过一系列药物和先进设备加以逆转或长期维持。脑死亡标准是更科学的死亡标准，是现代医学知识不断进步的结果。2019 年国家卫生健康委员会推出《中国成人脑死亡判定标准与操作规范（第二版）》，其指出脑死亡是包括脑干在内的全脑功能不可逆转的丧失，即死亡。判断脑死亡基本步骤为：在满足脑死亡判定先决条件的前提下（昏迷原因明确；排除了各种原因的可逆性昏迷），3 项临床判定（深昏迷、脑干反射消失、无自主呼吸）和 2 项确认试验（脑电图、短潜伏期体感诱发电位、经颅多普勒，3 项中至少符合 2 项）完整无疑，并均符合脑死亡判定标准，即可判定为脑死亡。如果临床判定缺项或有疑问，再增加一项确认试验项目，并在首次判定脑死亡 6h 后再次判定（至少完成一次自主呼吸激发试验并证实无自主呼吸），复判结果符合脑死亡判定标准，即可确认为脑死亡。

死亡话题是每个人特别是医护工作者必须面对的问题。应该在尊重生命、尊重科学、尊重本人意愿、尊重传统的原则下，坦然面对，活得有质量，死得有尊严。相应的，医院和社会应积极开展临终关怀（hospice care）、安宁疗护（palliative care）方面的研究和实践。

自 测 题

一、单选题

1. 有关生长发育规律的说法正确的是（　　）
   A. 人的一生中生长发育的速度是不变的
   B. 人的一生中生长发育没有规律
   C. 人的生长发育过程是有一定规律可循的
   D. 不同个体之间的发育规律完全相同
   E. 人的一生中生长发育规律没有性别差异
2. 青春期男性的第二性征不包括（　　）
   A. 阴毛　　　　　B. 腋毛
   C. 胡须、变音、喉结　　D. 出现白发
   E. 肌肉发达
3. 有关延缓衰老的做法错误的是（　　）
   A. 过度用脑　　　B. 建立良好的生活习惯
   C. 乐观的生活态度　　D. 科学的饮食
   E. 体育锻炼

二、问答题

简述人体生长发育的一般规律。

（阳泽华）

生理学实验总论

生理学是一门理论性和实践性均很强的学科,大部分生理学知识是通过实验获得的。生理学实验根据对象可分为动物实验和人体实验。动物实验是生理学研究的基本方法,分为急性实验和慢性实验两类。人体实验则是通过直接或间接的方法对人体功能进行研究。通过实验操作,可以加深学生对理论知识的理解和掌握程度。因此,在生理学的学习中,理论知识和实验操作是相辅相成、互相促进的。在进行实验课之前,学生有必要掌握生理学实验的基础知识。

一、生理学实验的目的和要求

(一)生理学实验的目的

通过生理学实验,使学生初步掌握实验的基本操作技术,学会人体功能活动的常用检查方法,巩固和验证所学的基本理论知识,实现基础与临床的早期对接。更重要的是,在实验过程中使学生逐渐养成严谨求实的工作态度、勇于创新的科学精神,培养敬佑生命、救死扶伤的职业素养。

(二)生理学实验的基本要求

1. 实验前的准备　学生需仔细阅读实验指导,了解实验的目的和要求、操作步骤和观察项目,不盲目进入实验室;结合本次实验内容、复习相关理论知识,充分理解实验原理;预测本次实验各步骤可能出现的结果,预计实验中可能发生的问题并做好处理的预案。

2. 实验中的要求　进入实验室必须遵守实验室规则和安全守则,服从教师安排和指挥。

进入实验室前按要求穿好工作服,并按分组到指定实验台。按实验物品清单认真检查实验药品及器材是否短缺。认真听讲、仔细观察教师的示教,明确实验的任务和要求。

严格按照实验操作步骤进行操作和观察,不进行与实验无关的活动。注意爱护实验仪器、实验动物和标本,使其保持良好的功能状态。教学、科研工作中使用动物的伦理原则是"尊重生命、科学、合理、仁道地使用动物",遵循"3R"原则,即 reduction(减少)、replacement(替代)、refinement(优化)。做人体实验时还应注意保暖,动作轻柔,尽量减轻对同学的伤害性刺激。仔细观察实验现象,及时做好原始记录,并结合所学理论进行分析和思考,锻炼学生独立分析判断和解决实际问题的能力。

3. 实验后的整理　完成实验各项目并经教师同意后,可以结束实验。按指导教师要求处理或处置实验动物。将实验台及所用器械擦拭干净,物品摆放整齐。核查所有器材,如有损坏或短缺,及时报告给指导老师。认真整理实验记录,集体讨论实验现象,按照格式要求独立撰写实验报告,按时交给指导老师评阅。

二、生理学实验常用仪器与手术器械

(一)生理学常用实验仪器

1. 生物信号采集系统　BL-420 生物机能实验系统是配置在计算机上的生物信号采集、放大、显示、记录与处理系统,可以完成生理学大多数实验,如动脉血压的测量、所有的电生理实验及病理生理、药理的动物实验。

2. 电极　在生理学实验中的常用电极可以分为刺激电极和引导电极两类。前者的作用是对组织或器官加

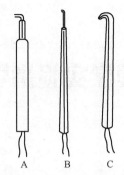

实验图 0-1　生理实验常用电极

以刺激；后者的作用是将器官、组织产生的生物电变化引导出来，并输入到生物机能实验系统（实验图 0-1）。

3. 换能器（传感器）　是用来将机体生理活动的非电信息转换成相应电信息的装置。生理学实验常用的换能器主要有压力换能器和张力换能器两种。压力换能器可以把压力的变化转化为电阻值的变化，电信号的大小与外加压力的大小呈线性相关，主要用于测量血压、胸膜腔内压等。张力换能器可以把张力信号转换成电信号，再经放大器将该电信号放大后观察或记录，主要用于记录骨骼肌、心肌、平滑肌等组织的收缩曲线。

4. 肌板（槽）　由绝缘的电木（也可以用绝缘树脂材料代替）底板（槽）、电极等部分组成。实验中，将制备好的坐骨神经-腓肠肌标本的股骨用股骨固定螺丝固定在肌板上，将神经放在肌板电极上。肌板电极的接线柱与电刺激器的输出电极相连，标本跟腱上的结扎线与张力换能器相连（实验图 2-2）。

5. 屏蔽盒　为了屏蔽外界各种电磁信号，用来放置并刺激神经标本的装置。其外壳一般由金属铜或铝合金制成，内部有多个绝缘的银质电极（实验图 0-2）。屏蔽盒可用于神经干动作电位的引导及其他电生理实验。使用时应注意接地良好，屏蔽盒底部可用湿润的滤纸保持其中的湿度，以防标本干燥。

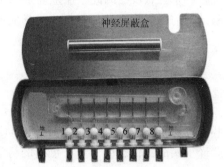

实验图 0-2　神经屏蔽盒

（二）常用手术器械

手术器械是施行手术的必需工具。熟练使用手术器械对于保证手术操作的准确性至关重要。蛙类手术器械包括金属探针、普通粗剪刀、外科剪、眼科剪、外科镊、眼科镊、玻璃分针、蛙板、蛙心夹、锌铜弓等。哺乳类手术器械通常包括手术刀、外科剪、眼科剪、止血钳、持针钳、外科镊、眼科镊、动脉夹、气管插管、血管插管等（实验图 0-3）。现将生理学实验中常用手术器械简介如下。

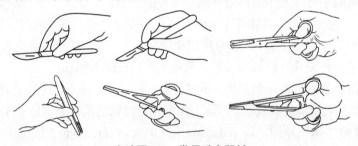

实验图 0-3　常用手术器械

1. 手术刀　用于切开皮肤和脏器，刀柄还可用于钝性分离。由可拆卸的刀片和刀柄两部分组成。一般用持针钳安装和取下刀片（实验图 0-4）。常用的执刀方法有指压式、握持式、执笔式及反挑式（实验图 0-5）。

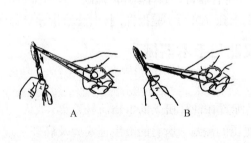

实验图 0-4　刀片的安装和取下方法

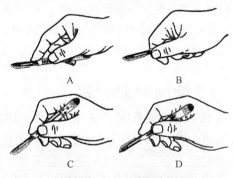

实验图 0-5　常用执刀方法

2. 剪刀（外科剪、组织剪） 有大小、长短、尖头圆头、直弯之分。组织剪主要用于分离、剪开组织，通常浅部手术操作用直组织剪、深部手术操作一般使用中号或大号弯组织剪。剪蛙类骨骼只能用普通粗剪刀。眼科剪只能用于剪神经和血管等细软组织。剪毛常用弯手术剪或普通粗剪刀。手术剪执法均为拇指和无名指分别插入 2 个柄环内，以第一关节为度，不宜过深，示指自然地压在剪轴处，其余两指护在剪柄相应部位，以协助掌握方向和用力（实验图 0-6）。

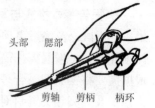

实验图 0-6 执剪方法

3. 镊子 种类很多，大小不一，有有齿和无齿（平镊）、直头和弯头之分。用于夹持和提起组织，便于剥离、剪断和缝合。有齿镊用于夹持较坚韧的组织，如皮肤、筋膜、肌腱等。无齿镊用于夹持黏膜、血管和神经等较脆嫩的组织。夹捏血管、心包膜等细软组织用眼科镊子。手术中一般左手以执笔式执镊，便于操作和控制力度。

4. 止血钳（血管钳） 除用于止血外，有齿止血钳可用于提起切口处皮肤；无齿止血钳可用于浅部组织的分离，蚊式止血钳尖端较细小，可用于分离小血管及神经周围的结缔组织。正确执止血钳的姿势与执手术剪相同。但止血钳柄环间有齿，可咬合锁住，松开时左右手的操作不同。

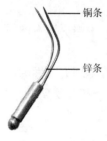

铜条

锌条

实验图 0-7 锌铜弓

5. 玻璃分针 尖端圆滑，主要用于精细部位组织的分类、游离等操作，如在结缔组织中分离出血管或游离神经等均需要借助于玻璃分针的帮助。

6. 金属探针 又称毁髓针、蛙针，用于破坏两栖类动物脑和脊髓。

7. 锌铜弓 由锌条和铜条组成两臂，用锡在两者的一端焊接而成（实验图 0-7）。使用时，锌铜弓两臂构成了短路的、原始的伏打电池的两个电极，被刺激组织的表面液体作为电解质，在金属与溶液之间产生电位差，即电极电位。在实验中常用于对神经肌肉标本施加刺激，以检查其兴奋性。

8. 蛙心夹 使用时将一端夹住心尖，另一端借丝线连于张力换能器，以进行心脏活动的描记。

9. 蛙板 用于固定蛙类以便于实验。可用大头针或蛙脚钉将蛙腿钉在木板上。

10. 动脉夹 用于阻断动脉血流，还可用于兔耳缘静脉注射时固定针头。

三、原始记录和实验报告的书写要求

（一）原始记录

实验记录是实验过程的原始资料，也是书写实验报告的依据。做原始记录要求客观、及时、全面、准确。"客观"就是要求实验者必须实事求是地记录实验过程中所观察到的真实结果和出现的问题。如果因记错而需纠正时，可将原错处轻轻画掉，然后加写正确的记录。"及时"就是要在事件发生的当时记录，不能靠回忆追记或猜测。所以，最好提前设计好记录表格。"全面"就是要求不仅要记录实验中直接观察到的现象、数据、描记的图形图像等内容，而且要记录或标注这些结果产生的条件以及干扰因素。"准确"就是要求观察、记录的结果描述恰当，数量和单位无误。记好原始记录是科技工作者的基本功，在实验和科学研究中都具有重要的作用，同学们一定要坚持严谨客观、实事求是的科学精神。

（二）实验报告的书写要求

书写实验报告是生理学实验课的基本训练之一，是对实验结果的总结，每位同学应以科学的态度认真书写并独立完成。

1. 写报告的一般要求 使用学校统一印制的报告纸。填全各栏目，并标明组别与学号。"日期"一栏填做实验日期，报告日期可标于文末。报告要求格式标准、页面整洁、字迹端正、图表准确、文字简练、语句通顺，按时上交。写报告不得使用圆珠笔，绘图宜用铅笔。注意文字规范、标点符号正确，不用不规范的简化字和代号。

2. 报告基本格式与写法   实验报告一般包括题目、目的、原理、实验对象与用品、方法步骤、结果、分析讨论及注意事项等栏目。写好实验报告，需注意以下几点：①"实验方法"因实验指导中已有详细介绍，一般只需作简要说明。②"结果"是报告的核心，要在原始记录的基础上加以整理和归纳。根据需要将实验记录合理地剪贴，并注以说明。③"分析讨论"也是报告的重要内容，需根据所学的理论知识及查阅相关资料对每项结果进行解释和分析，判断实验结果是否为预期结果。如果出现非预期的结果，应该分析其可能的原因。"分析讨论"的书写是一项富有创造性的工作，能帮助学生提高独立思考和分析问题的能力。这也反映学生的知识掌握情况和表达能力，参考的书籍等应注明出处。④"实验结论"是从实验结果和讨论中归纳出一般性的、概括性判断，也就是本次实验所验证的基本概念、原则和理论的简明总结。

（杨志宏）

实验 1　反射弧分析

【目的】   学会蛙类捉持和破坏脑、脊髓的方法。通过观察脊髓动物的反射活动，了解反射弧的组成及其各部分完整性与反射活动的关系。

【原理】   机体的多数活动都是通过反射完成的。完成反射活动的结构基础是具有生理完整性的反射弧，由感受器、传入神经、神经中枢、传出神经和效应器 5 个部分组成。其任何一个环节受到破坏，反射活动都不能完成。

【对象】   青蛙或蟾蜍。

【实验用品】   蛙类手术器械一套、铁支架和双凹夹、肌夹（蛙嘴夹）、小烧杯、培养皿、滤纸片、药用棉球，0.5% 和 1.0% H_2SO_4 溶液等。

【方法步骤】

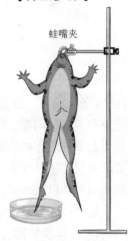

蛙嘴夹

实验图 1-1　反射弧分析装置

1. 制备脊蛙   取蛙一只，用水清洗干净后，用纱布包住全身仅露头部，左手握住蛙体与前肢，用铁剪刀横向伸入蛙口腔，在鼓膜后缘剪去颅脑部（或用金属探针从枕骨大孔处向前破坏脑），棉球压迫创面止血，制成脊蛙。用肌夹将蛙下颌夹住，挂在铁支架上（实验图 1-1）。

2. 检查右侧屈腿反射   待蛙四肢松软后，用盛在培养皿中的 0.5% H_2SO_4 溶液接触蛙右后肢足趾皮肤，观察有无屈腿反射。然后用小烧杯盛清水洗去足趾上的硫酸溶液。此步骤可以同步测定反射时。

3. 去除足趾皮肤   在右后肢踝关节上方，将皮肤剪一环形切口，剥净切口以下的皮肤，重复步骤 2，观察有无屈腿反射。

4. 检查左侧屈腿反射   用 0.5% H_2SO_4 溶液刺激左后肢足趾皮肤，观察有无屈腿反射。

5. 剪断左腿坐骨神经   在左后腿上段背面做一纵向皮肤切口，用玻璃分针分开股二头肌和半膜肌，钩出坐骨神经并剪断，再用 0.5% H_2SO_4 溶液刺激该腿足趾皮肤，观察有无屈腿反射。用锌铜弓分别刺激剪断的坐骨神经中枢端、外周端，观察蛙反映情况。

6. 检查搔扒反射   把浸有 1% H_2SO_4 溶液的滤纸片贴在蛙胸腹部皮肤上，观察有无搔扒反射出现，描述脊蛙的反应。去除滤纸片并清洗后，再取一块贴在其背部，观察脊蛙反应。

7. 破坏脊髓   用探针插入脊蛙椎管，捣毁脊髓，观察破坏前、破坏中、破坏后脊蛙反射活动和肌肉紧张度有何变化；再重复步骤 6，观察有无搔扒反射。

【注意事项】

1. 若选用蟾蜍，破坏脑方法见实验 2。需待脊蛙从脊休克中恢复或在剧烈挣扎后安静下来才能正式开始实验。

2. 培养皿倒取硫酸溶液少许，蛙足趾接触到即可，每次浸入硫酸溶液的深度要一致；每项实验结果观察完毕后均应立即用清水洗去硫酸溶液，并用纱布拭干。

3. 注意剪断坐骨神经的高位分支和剥干净足趾的皮肤，以免影响实验效果。

（李铁英）

实验 2　刺激与反应

【目的】

1. 学习两栖类动物坐骨神经-腓肠肌标本的制备。

2. 观察不同刺激强度、刺激频率对肌肉收缩的影响；加深理解兴奋性、阈下刺激、阈刺激、阈上刺激，单收缩、强直收缩等基本概念。

【原理】　生理学实验观察组织兴奋性，常用两栖类动物蟾蜍或蛙的坐骨神经腓肠肌标本（加入与蟾蜍或蛙体液成分相似的任氏液可以使活性延长），可以观察到不同刺激强度和刺激频率对骨骼肌收缩的影响。在观察骨骼肌刺激反应时，因不同的肌细胞兴奋性不同，随着刺激强度增大，参与收缩的肌纤维越来越多，收缩反应随之增大。当刺激强度增大到某一数值时，所有肌纤维均兴奋，此时的肌肉收缩称最大收缩。能使肌肉发生最大收缩反应的最小刺激强度，通常称为最适强度。骨骼肌受到一次短促而有效的刺激时，产生一次迅速的收缩和舒张，即单收缩。当受到连续的有效刺激时，新的收缩过程可以与上次尚未结束的收缩过程发生融合。当刺激频率相对较低时，下一次刺激发生在前一次收缩过程的舒张期，出现不完全强直收缩；若提高刺激频率，下一次刺激发生在前一次收缩的收缩期，出现完全强直收缩。

【对象】　青蛙或蟾蜍。

【实验用品】　蛙类手术器械一套肌板（或神经屏蔽盒）、铁支架、双凹夹、张力换能器、任氏液、培养皿、滴管、丝线、污物缸、生物信号采集处理系统（以 BL-420 为例）。

【方法步骤】

（一）两栖类动物坐骨神经-腓肠肌标本的制备

1. 破坏脑和脊髓　左手握住蟾蜍，用示指压住其头部前端，右手持探针，垂直刺入枕骨大孔（两侧耳后缘连线前约 3mm 处凹陷处），有落空感时即表明已进入枕骨大孔，然后向前刺入颅腔，左右搅动，捣毁脑组织；再将探针原路退回，并向后刺入椎管捣毁脊髓。此时蟾蜍呼吸消失，四肢松软，表示脑和脊髓已完全破坏（实验图 2-1A）。破坏蟾蜍脑和脊髓时，可用纱布遮盖，以免蟾蜍毒液溅入眼内。

2. 剪除躯干前部、内脏及剥皮　用左手拇指和示指捏住蟾蜍腰部，在其骶髂关节水平以上 1～2cm 处用粗剪刀剪断脊柱，使蟾蜍头与内脏自然下垂，剪去头部、前肢及所有内脏（注意勿损伤坐骨神经），留下两后肢、部分脊柱及由它发出的坐骨神经（实验图 2-1B）。左手捏脊柱断端（注意不要握住和压迫神经），右手捏住其上的皮肤边缘，向下剥掉全部后肢皮肤。剥皮后洗净双手和手术器械。

3. 分离两腿　用手术镊夹住脊柱并将标本提起，将背面向上，使尾骨上翘，用剪刀剪去尾骨尖（注意勿损伤坐骨神经），然后沿中线用将脊柱剪为两半，并从耻骨联合中央剪开两侧大腿，这样两腿即完全分离。将两条腿浸于盛有任氏液的培养皿中。

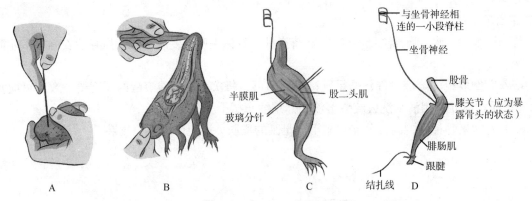

半膜肌　　　　股二头肌

玻璃分针

与坐骨神经相连的一小段脊柱

坐骨神经

股骨

膝关节（应为暴露骨头的状态）

腓肠肌

跟腱

结扎线

A　　　　　B　　　　　C　　　　　D

实验图 2-1　两栖类动物坐骨神经-腓肠肌标本的制备

4. 分离坐骨神经　将一条蟾蜍的小腿背侧向上，用图钉固定于蛙板上。用玻璃分针沿脊柱向下分离坐骨神经，再循坐骨神经沟（股二头肌及半膜肌之间的裂缝处）（实验图 2-1C），用玻璃分针小心分离，剪断坐骨神经的所有分支，直至膝关节处。神经完全暴露后，用铁剪刀剪下一段与神经相连的脊柱，并剪除全部大腿肌肉，用剪刀将股骨刮干净，然后在股骨中部剪去上段股骨，保留的部分就是坐骨神经小腿标本。

5. 分离腓肠肌　用玻璃分针将腓肠肌跟腱分离并穿线结扎，在结扎处下端剪断跟腱。左手执线提起腓肠肌，分离至膝关节处，然后沿膝关节将小腿其余部分剪掉，这样就制成一个带有股骨的坐骨神经腓肠肌标本（实验图 2-1D）。

6. 用锌铜弓检查标本　用经任氏液蘸湿的锌铜弓迅速接触坐骨神经，如腓肠肌发生明显而灵敏的收缩，则表示标本的兴奋性良好。将标本在任氏液中浸泡 5～10min 待其兴奋性稳定后，再用于以下实验。

（二）观察不同刺激强度和频率对收缩的影响

1. 固定标本，连接 BL-420 生物信号采集处理系统　将标本固定于肌板中，股骨断端置于板上的小孔中，旋紧螺丝固定，坐骨神经放置在刺激电极上。将张力传感器固定在铁支架上，将系在腓肠肌肌腱上的丝线连接到张力传感器弹簧片上，使丝线处于垂直位置并刚好拉直标本。张力换能器的输出端插头连接至 BL-420 生物信号采集系统通道上（如通道 1），将刺激电极一端连线插入系统刺激输出端（实验图 2-2）。

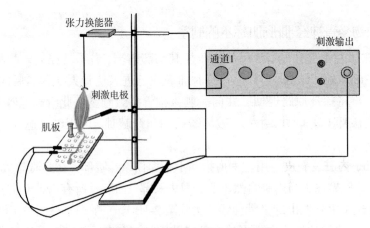

张力换能器

刺激输出

通道1

刺激电极

肌板

实验图 2-2　刺激与反应记录装置

2. 观察项目

（1）观察刺激强度对骨骼肌收缩的影响　打开电脑，启动 BL-420 系统软件，进入系统软件窗口，操作步骤参考如下。

1）选择实验项目：单击软件主页上方的"实验项目"菜单，弹出下拉式菜单，选择"肌肉神经实验/刺激强度与反应的关系"。

2）刺激参数设置：刺激器参数设为：单刺激，刺激强度从 0.1V 开始逐渐增加（幅度），刺激延时 5.00ms、波宽 0.05ms。

3）记录观察：刺激强度从 0.1V 开始，单击"刺激"按钮，观察肌肉有无收缩，如无收缩，逐渐增加刺激强度，强度增量为 0.1V，直至系统上显示出肌肉收缩曲线，找出引起肌肉出现微小收缩的刺激强度（阈强度）。继续增加刺激强度，直至肌肉收缩曲线不再继续升高为止，找出引起肌肉出现最大收缩的最小刺激强度（最适强度）。

4）观察结束，单击"保存"，按默认路径，输入文件名保存实验图像。

（2）观察刺激频率对骨骼肌收缩的影响

1）选择实验项目：单击"实验项目"菜单，选择"肌肉神经实验/刺激频率与反应的关系"。

2）刺激参数设置：刺激器参数设为连续单刺激，刺激频率逐渐增加，刺激强度选最适强度（前面已观测到），刺激延时 5.00ms、波宽 0.05ms。

3）记录观察：刺激频率按 1Hz、2Hz、3Hz、4Hz、5Hz、10Hz、15Hz、20Hz、25Hz、30Hz 逐渐增加，单击"刺激"按钮，分别记录不同频率时的肌肉收缩曲线，观察不同频率时的肌肉收缩变化。观察出现不完全强直收缩和完全强直收缩时的刺激频率。

4）观察结束，单击"保存"，按默认路径，输入文件名保存实验图像。

【注意事项】

1. 毁损脑脊髓时，防止蟾蜍耳后毒液射入眼内或口腔。如毒液不慎溅入眼内或口腔，迅速用清水或生理盐水清洗。

2. 制备标本时尽量避免手和金属器件触碰坐骨神经和腓肠肌。

3. 随时用任氏液湿润坐骨神经-腓肠肌标本，使标本具有良好的兴奋性。

4. 做腓肠肌最大收缩时，刺激强度不宜太大，否则会损伤神经。

5. 在观察刺激频率对腓肠肌收缩的影响时，一次连续刺激不要超过 10s，在肌肉收缩后，应间隔 30s 后，再做下一次刺激。

（江增宏）

实验 3　红细胞渗透脆性试验

【目的】
了解红细胞渗透脆性的测定方法；通过测定红细胞膜对不同低渗溶液的渗透抵抗力，即测定正常动物红细胞的渗透脆性，从而加深对血浆晶体渗透压作用的理解。

【原理】　红细胞对低渗溶液具有一定的抵抗力，其大小可用渗透脆性来表示。渗透脆性大，则抵抗力小；渗透脆性小，则抵抗力大。渗透脆性大的红细胞在低渗溶液易发生破裂溶血。

【对象】　家兔。

【实验用品】　小试管、2ml 吸管、5ml 注射器、试管架、橡皮球、棉签、1%氯化钠、蒸馏水、3.8%枸橼酸钠溶液。

【方法步骤】

1. 溶液配制　取小试管 10 支，编号后依次排列在试管架上，按实验表 3-1 将 1% NaCl 溶液用蒸馏水稀释成不同浓度的低渗溶液，每管溶液均为 2ml。

实验表 3-1　不同的盐溶液配制

试管号	1	2	3	4	5	6	7	8	9	10
1%NaCl（ml）	1.4	1.3	1.2	1.1	1.0	0.9	0.8	0.7	0.6	0.5
蒸馏水（ml）	0.6	0.7	0.8	0.9	1.0	1.1	1.2	1.3	1.4	1.5
NaCl浓度（%）	0.7	0.65	0.6	0.55	0.5	0.45	0.4	0.35	0.3	0.25

2. 采取血液　教师取家兔颈总动脉血，加 3.8% 枸橼酸钠溶液抗凝，学生向每个试管中各加入大小相等的血液 1 滴，轻轻振动试管，使血液与管内盐水混合均匀，静置 1h。

3. 实验观察项目　按各试管液体颜色和透明度判断是否溶血、部分溶血或完全溶血，记录各种现象发生时的盐溶液浓度范围。

【注意事项】

1. 配制的各种 NaCl 溶液必须准确。
2. 各管中加入的血滴大小应尽量相等。
3. 混匀时轻轻摇动，减少机械振动，避免人为溶血。
4. 应在光线明亮处用白纸做背景观察判定结果。

（王士珍）

实验 4　出血时间和凝血时间的测定

【目的】　学习出血时间和凝血时间测定的方法，了解实验对象的生理性止血功能，加深对生理性止血机制的理解。

【原理】　出血时间是指从伤口开始出血到出血自行停止所需的时间，即测定微小血管伤口封闭所需的时间。出血时间的测定可反映被测者的生理性止血功能是否正常，了解小血管及血小板的数量和功能状态是否正常。凝血时间是指血液流出体外至发生凝固所需的时间。由于血浆内具有多种凝血物质，在接触带负电荷的表面（如玻璃器材）时，会启动凝血过程。因此，凝血时间反映的主要是血液本身的凝固过程是否正常，血液内凝血因子的数量及功能是否正常。

【对象】　人。

【实验用品】　消毒棉球或棉签、采血针、秒表、玻片、滤纸条、毛细玻管、碘伏消毒液。

【方法步骤】

1. 测定出血时间

（1）用碘伏棉签消毒受试者的耳垂或指尖后，在消毒部位的皮肤上，用消毒采血针刺入皮肤 2～3mm 深，待血液自然流出，立即计时。

（2）每隔 30s 用滤纸条吸干血滴 1 次，使血点在纸条上依次排列，直到无血可吸为止。

（3）计算开始出血至停止出血的时间（或用纸条上血点数除以 2）即为出血时间，纸片法测定正常值为 1～3min。

2. 测定凝血时间

（1）玻片法：采血操作同上，滴一滴血在玻片上，立即计时，然后每隔 30s 用采血针挑血 1 次，直到挑起细纤维状血丝为止。从开始流血到挑起血丝的时间即为凝血时间。此法的正常值为 2～8min。

（2）毛细玻管法：采血时用棉球吸去第一滴血，然后用毛细玻管吸血使其充满，立即计时，并每隔 30s 折断一小段毛细玻管，至断端出现血纤维丝为止。从毛细玻管吸满血到其断端出现血纤维丝的时间即为凝血时间。此法正常值为 2～7min。

【注意事项】

1. 采血时必须严格消毒，以防感染。

2. 测定出血时间时采血针刺入的深度要适宜，应让血液自然流出，不可挤压。如果刺入的深度过深，组织受损过重，反而会使凝血时间缩短。用滤纸条吸血滴时不能接触伤口。

3. 针尖挑动血液时，应朝一个方向横穿直挑，不可多方向挑动、挑动次数过多或搅动，以免破坏纤维蛋白网状结构，造成不凝血假象。

（崔香娟）

实验 5　血液凝固与影响血液凝固的因素

【目的】　学习家兔的基本手术操作，观察血液凝固的现象，了解血液凝固的基本过程及加深理解影响血液凝固的因素。

【原理】　血液凝固是血液由流体状态变成不能流动的凝胶状态，是一系列复杂的需要多种凝血因子参与的酶促反应过程。在这过程中分为凝血酶原激活物的形成、凝血酶的形成、纤维蛋白的形成三个基本过程。

【对象】　家兔。

【实验用品】　哺乳动物实验手术器械一套、兔手术台、20%乌拉坦（氨基甲酸乙酯）溶液、肝素、2%草酸钾、生理盐水、液体石蜡、注射器、胶头滴管、小试管 10 支、1ml 吸管、25ml 烧杯、恒温水浴箱、冰块、棉花、计时器等。

【方法步骤】

1. 麻醉：称重后将家兔固定在兔固定箱内，耳缘静脉缓慢注射 20%乌拉坦溶液。检查角膜反射和屈腿反射。

2. 固定、备皮：待其麻醉后，仰卧位固定于手术台上，将颈部被毛用粗剪刀剪去，或用剃毛器剃毛。

3. 分离颈总动脉并插管：沿颈部腹面正中线从甲状软骨水平向后至胸骨上缘做一 5～7cm 纵向切口，钝性分离皮下组织和肌肉，暴露气管，在气管两侧的深部找到颈总动脉，分离出一侧颈总动脉，在其下穿过两条线，一线将颈总动脉于远离心脏端结扎，另一线备用（供固定动脉插管用）。在颈总动脉近心脏端用动脉夹夹闭动脉，在远心端结扎的下方用眼科剪做 V 形切口，向心脏方向插入动脉插管约 1cm，用丝线固定，需要放血时开启动脉夹即可。

4. 取干洁的小试管 7 支并编号，按实验表 5-1 制造各种不同的实验条件。由颈总动脉插管放血，各管加血 1ml，每 30s 倾斜试管一次，直到血液凝固而不再流动为止。所有试管加入血液后都要充分摇匀，记录血液凝固时间。

实验表 5-1　影响血液凝固的因素

编号	实验条件	凝血所需时间	解释
1	空白对照		
2	加少许棉花		
3	用液体石蜡润滑试管内表面		
4	置于冰水混合物中		
5	置于37℃水浴槽中		
6	肝素 8U（加血后摇匀）		
7	2%草酸钾溶液 2ml（加血后摇匀）		

【注意事项】

1. 每试管口径大小及取血量应基本一致，判断试管倾斜角度（45°）、间隔时间（每次 30s）、标准（血液不见流动）都应一致。

2. 采血有先有后，计时不应统一要求，各组和个人应分别单独计时。

3. 棉花要松软，不要压试管太紧。

（余　娟）

实验 6　ABO 血型鉴定

【目的】　学会用玻片法鉴定 ABO 血型，加深理解血型分型的依据。

【原理】　血型通常是指红细胞膜上特异性抗原（凝集原）的类型，其分型依据是红细胞表面是否存在某些可遗传的抗原物质。在 ABO 血型系统中，具有凝集原 A 的红细胞可被抗 A 凝集素凝集；抗 B 凝集素可使含凝集原 B 的红细胞发生凝集。

【对象】　人。

【实验用品】　抗 A 标准血清、抗 B 标准血清、碘伏消毒液、棉签、记号笔、尖头滴管、竹签、显微镜。

【方法步骤】

1. 取双凹玻片一块，用记号笔在两端分别标上抗 A、抗 B 字样。

2. 在抗 A 端和抗 B 端的凹面中分别滴上相应标准血清少许。

3. 碘伏棉签消毒耳垂或无名指端，用采血针刺破皮肤，用消毒后的尖头滴管吸取少量血滴入抗 A 端和抗 B 端凹面中，分别用竹签使其与标准血清充分混合，放置 1~2min 后，能肉眼观察有无凝血现象，肉眼不易分辨的用低倍显微镜观察。

4. 根据有无凝集现象判断血型（实验图 6-1）。

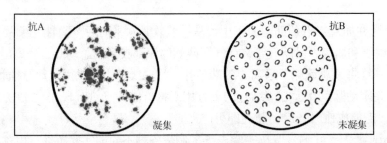

实验图 6-1　ABO 血型鉴定结果

【注意事项】

1. 指端、采血针和尖头滴管务必做好消毒准备。做到一人一针一管，不能混用。

2. 采血后要迅速与标准血清混匀，以防血液凝固。

3. 用竹签搅动血清时，切不可使抗 A、抗 B 两种标准血清发生混合。

4. 注意凝集现象与红细胞叠连区别。红细胞凝集时，肉眼观察呈红色颗粒，且液体变得清亮。

（于泊洋）

实验 7　正常人体心音听诊和动脉血压测量

【目的】　学会心音听诊的方法、听诊器的使用，熟悉心瓣膜听诊区部位；学会间接测量动脉血压的原理和方法，能正确使用血压计测出人体肱动脉血压，并且在实验中养成关爱患者、谨慎耐心的职业素养。

【原理】 心音是由心肌收缩、瓣膜关闭、血流变化等多种因素引起的各种振动而产生，用听诊器可在胸前壁一定部位听到。人体血压测量是从动脉外面施压，根据血管音的变化来测定血压。

【对象】 人。

【实验用品】 听诊器、血压计。

【方法步骤】

（一）心音听诊

1. 确定听诊部位 受检者安静端坐于检查者前面，暴露胸部。检查者观察或用手触诊受检者心尖搏动位置和范围，按实验图7-1找出5个听诊区的部位。

（1）二尖瓣听诊区：左侧锁骨中线第5肋间稍内侧（心尖搏动处）。

（2）三尖瓣听诊区：胸骨左缘第4肋间或胸骨剑突下。

（3）主动脉瓣第一听诊区：胸骨右缘第2肋间。

（4）主动脉瓣第二听诊区：胸骨左缘第3、4肋间

（5）肺动脉瓣听诊区：胸骨左缘第2肋间。

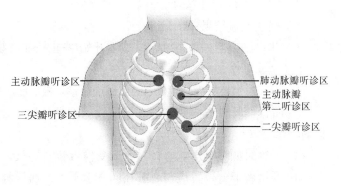

实验图7-1 各瓣膜心音听诊区

2. 听心音

（1）检查者正确佩戴听诊器，用右手拇指、示指和中指轻持听诊器的胸件，紧贴受试者胸壁，以与胸壁不产生摩擦为度。按照二尖瓣听诊区→肺动脉瓣听诊区→主动脉瓣第一听诊区→主动脉瓣第二听诊区→三尖瓣听诊区顺序依次进行听诊。

（2）注意区分两个心音，比较在不同部位听诊时两心音的强弱。

（3）听诊内容：心率、心律、区分收缩期和舒张期。

（二）动脉血压测量

1. 熟悉水银（汞）柱式血压计血压计的结构 水银（汞）柱式血压计由玻璃刻度管、水银槽、袖带和橡胶充气球四部分组成。玻璃检压计上端通大气，下端通水银槽。两者之间装有开关，用时打开，使两者相通。不用时应使水银回到水银槽内，然后关闭开关，以防水银漏出。袖带是一个外包布套的长方形橡胶气囊，分别与检压计的水银和皮充气球相通。橡胶充气球是一个带有放气阀的球状橡胶囊。

2. 测量动脉血压

（1）水银（汞）柱式血压计测量动脉血压

1）受试者静坐5min后脱去一臂衣袖，右臂为佳，掌心向上平放于桌面上。前臂、心脏与血压计"0"刻线基本处于同一水平。

2）松开血压计上橡胶充气球的螺丝帽，驱出袖带内残留气体，然后将螺丝帽旋紧。

3）将袖带松紧适宜地缠于上臂，袖带下缘应在肘横纹上2cm处。开启水银槽开关。

4）正确佩戴听诊器，先触及肘窝内侧肱动脉搏动，左手将听诊器胸件置于袖带下方肱动脉搏动处，右手握住充气球，用拇指和示指控制气阀开关。充气至肱动脉搏动音消失，再上升20~30mmHg，缓慢松开气阀使水银柱缓慢匀速下降，同时注意肱动脉搏动变化所指的刻度。

5）测量收缩压及舒张压：当从听诊器听到第一声搏动音，此时水银柱所指刻度即为收缩压。随后搏动音逐渐增大，直到搏动音突然变弱或消失，此时水银柱所指刻度为舒张压。

6）测量完驱尽袖袋内余气，解开袖带，拧紧气阀，将血压计右倾45°关闭水银槽开关，整理袖带

放入盒内，将血压计盒关闭。

（2）电子血压计测量动脉血压

1）电子血压计装入电池，将袖带空气管插入主机空气管接口；

2）受试者的体位与水银（汞）柱式血压计测量时相同；

3）放松手臂，手掌心朝上，将袖带松紧适宜的缠绕于上臂，袖带空气管应在手臂中央处，袖带下缘应在肘横纹上 2cm 处；

4）按下开始/停止按钮，开始自动测量；

5）确认测量结果；

6）测量结束后，取下袖带，按下开始/停止按钮，切断电源，将主机袖带装入收藏软袋中保存。

【注意事项】

1. 听诊时保持室内环境安静，以利于听诊。测量血压前受试者要保持安静，排除精神紧张等影响因素。

2. 听诊器耳件方向要与外耳道一致。胸件按压要适度，橡胶管不要触及它物，以免产生摩擦杂音影响听诊。

3. 听诊时如呼吸影响心音时，嘱受检者暂时屏气。

4. 受检者上臂位置应与心脏在同一水平上，血压计归于 0 位刻度。

5. 袖带应松紧适宜缠绕在上臂中部，袖带下缘距肘窝横纹留 2~3cm 位置。

6. 听诊器胸件置于肱动脉搏动处，不可用力压迫动脉，切勿置于袖带里面。

7. 为减少测量引起的误差，动脉血压通常连测 2~3 次，取平均值。如需重复测量时，须将袖带内空气放尽，使水银柱压力降低到 0 位，再加压测量。连续测量时让受试者上臂血液流通，间隔数分钟后再测量。

（王　璐）

实验 8　哺乳动物动脉血压的调节

【目的】　采用直接测量和记录动脉血压的急性实验方法，观察神经和体液因素对家兔动脉血压的调节作用，加深对人体心血管活动调节机制的理解。

【原理】　哺乳动物动脉血压是反映心血管活动情况的重要指标，维持动脉血压相对稳定需要通过神经和体液因素的调节。神经调节最主要是通过颈动脉窦和主动脉弓压力感受器反射调节。该反射传入神经分别是窦神经和主动脉神经（人体主动脉神经直接走行在迷走神经里），其传出神经为迷走神经和交感神经。心迷走神经兴奋，引起心脏泵血活动减弱，导致心输出量减少，血压下降；心交感神经兴奋，引起心脏泵血活动加强，导致心输出量增加，血压升高。交感缩血管神经兴奋时，引起血管收缩，外周阻力增大，血压升高。

心血管活动的体液调节，以肾上腺素和去甲肾上腺素最重要。两者均能使心血管活动加强，引起血压升高。肾上腺素主要引起心脏兴奋，心输出量增加，血压升高；而去甲肾上腺素主要作用于血管，使血管收缩，外周阻力增大，导致血压升高。

【对象】　家兔。

【实验用品】　BL-420 生物信号采集系统、兔手术台、哺乳类动物手术器械一套、血压换能器、三通管、双凹夹、铁支架、保护电极、橡皮管、纱布、缝合线、注射器（50ml、20ml、2ml、1ml 各一副）、小烧杯、生理盐水、20%乌拉坦溶液、肝素（1000U/ml）、0.01%去甲肾上腺素、0.01%乙酰胆碱、75%酒精。

【方法步骤】

1. 仪器连接　将动脉插管、三通管、血压换能器与 BL-420 系统连接好（实验图 8-1），血压换能器固定于铁支柱上，其位置应与待手术的家兔心脏在同一平面，血压换能器输出端插入 BL-420 系统通道

（如插入第 1 通道），再将动脉插管通过三通管与血压换能器连接。用注射器通过三通管向血压传感器内注入肝素钠溶液，直至换能器侧支向上排除内部所有气体，夹闭侧支上连接的管子。然后继续注入肝素钠溶液将系统压强升至 110mmHg 左右，检查系统气密性，可同时用改装的水银柱式检压计为换能器定标（如 0，100mmHg）。旋动三通管向连接动脉插管的橡皮管内灌以肝素钠溶液。打开电脑，启动 BL-420 系统软件，进入软件系统窗口备用。

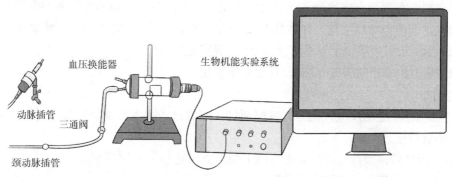

实验图 8-1 兔颈动脉血压测量记录装置图

2. 家兔手术

（1）称重、麻醉　家兔称重后，将其仰卧固定在兔手术台上。用 20% 乌拉坦（一般用药量按 5ml/kg 计算）于耳缘静脉注射麻醉。一般采用外耳缘静脉，注射部位除毛，用 75% 酒精消毒，左手固定，右手持注射器，尽量从静脉的远端刺入血管，一边注射，一边观察家兔的四肢肌张力、呼吸作用、角膜反射和疼痛反射等变化情况。通过观察家兔的情况，判断麻醉程度，如家兔角膜反射和疼痛反射出现明显减弱或消失，表示家兔麻醉完毕。在这过程中，需要注意麻醉剂不能过量，注射速度不宜过快。

（2）手术暴露气管及分离血管、神经　用粗剪刀剪去家兔颈部毛，用止血钳均匀提起家兔颈前正中线两侧皮肤，用手术剪沿正中线剪开家兔颈皮肤层，钝性分离皮下组织和肌层，暴露出家兔气管 5cm 左右。用止血钳钝性分离气管一侧颈总动脉和另一侧颈静脉，在其下各穿两根线备用。在气管一侧找到颈部血管神经束，与颈总动脉伴行的神经中最细的为胸主动脉神经（也称为降压神经），最粗的为迷走神经，交感神经居中（实验图 8-2）。辨认清楚后，宜先用玻璃分针将主动脉神经分离出来，再分离其他神经，为区别神经、血管，随即在其下各穿粗细颜色不同的丝线备用。

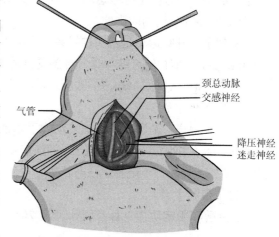

实验图 8-2 兔颈部神经、血管解剖位置示意图

（3）静脉插管、动脉插管　将分离的颈静脉远心端用缝合线结扎，用眼科剪向心方向剪一 V 字形切口，向心方向插入静脉插管，用缝合线结扎固定静脉插管，以免滑脱，并经静脉插管推注约 2ml 肝素钠溶液，使家兔肝素化。将分离的颈总动脉插入动脉插管并固定，缝合线扎紧固定动脉插管，以免滑脱。先旋开三通管，使动脉插管与血压换能器相通。再缓慢移去动脉夹。可在 BL-420 系统记录下血压变化曲线。

3. 观察项目

（1）观察正常血压波动曲线，除去动脉夹，可见血液由动脉冲入动脉插管，BL-420 系统开始采样记录血压曲线。血压曲线有时可看到三级波。一级波（心搏波）：乃由于心室舒缩所引起的血压波动，频率与心率一致，但由于记录系统有较大惯性，波动幅度不能真实反映收缩压与舒张压的高度；二级波（呼吸波）：乃由于呼吸运动所引起的血压波动；三级波：常不出现，可能由于血管运动中枢紧张性的周期性变化所致。

（2）用动脉夹夹闭未插管一侧颈总动脉 5～10s，观察血压变化。

（3）以中等强度（5～10V），频率为 10～15Hz，波宽为 2ms 的连续电脉冲刺激一侧主动脉神经，观察血压的变化。然后用两根细线在该神经中部两处结扎。在两结扎间将神经切断，分别刺激切断后的神经中枢端和外周端，观察对血压影响有无不同。

（4）剪断和刺激左侧颈交感神经，观察血压变化。可以同时观察兔耳血管网的变化。

（5）将右侧迷走神经穿线结扎，在结扎上端切断该神经，刺激其外周端，观察血压变化。

（6）静脉注射 0.01%去甲肾上腺素溶液 0.3ml，观察血压变化。

（7）静脉注射 0.01%乙酰胆碱 0.2ml，观察血压变化。

【注意事项】

1. 麻醉时要注意家兔的反应，把握好麻醉剂量，麻醉过浅手术时动物挣扎，过深则容易致家兔死亡，注射速度不宜过快。

2. 进行每一项目后，须待血压恢复正常或平稳后方可进行下一项观察。

3. 实验中应保持导管畅通并注意为动物保温。

4. 实验中要经常观察动物呼吸是否平稳、手术区有无渗血等，如出现问题应及时处理。

（江增宏）

实验 9　家兔呼吸运动的调节

【目的】　通过描记呼吸运动曲线，观察吸入气 CO_2 增多、缺 O_2、血液中[H^+]增加和切断迷走神经等因素对家兔呼吸运动的影响。

【原理】　呼吸运动是指在神经系统支配下，由呼吸肌的收缩与舒张引起的胸廓（带动肺）节律性扩大和缩小。中枢神经系统接受各种感受器的传入冲动，实现对呼吸运动的反射性调节，使呼吸运动的频率、深度和形式等发生相应的改变。

【对象】　家兔。

【实验用品】　兔手术台、哺乳动物手术器械一套、气管插管、20ml 和 2ml 注射器、50cm 长橡皮管、CO_2、N_2、生物机能实验系统、压力换能器、呼吸换能器、20%乌拉坦溶液、3%乳酸溶液、0.9%NaCl溶液、纱布、棉线、小烧杯、注射器等。

【方法步骤】

1. 麻醉和固定动物　耳缘静脉注射 20%乌拉坦溶液（5ml/kg）麻醉家兔，将兔背位固定在兔手术台上。

2. 颈部手术　剪去兔颈部的毛，在颈部正中做一 4cm 切口，分离皮下组织直至暴露气管。在气管上做倒 T 形切口，插入气管插管，用棉线固定。

3. 分离神经　在两侧颈总动脉旁分离出迷走神经 2～3cm，于其下方穿线备用。手术完毕后，用温热盐水纱布覆盖手术伤口部位。

4. 连接仪器　用长橡皮管连接气管插管和呼吸换能器，换能器的输入插口接生物机能实验系统输入通道，进入实验项目"呼吸调节"模块，调整参数，描记呼吸曲线。也可以做动脉插管，同时描绘血压曲线，并比较讨论血压与呼吸运动的关系。

5. 观察项目

（1）描记一段正常呼吸曲线，注意其频率和幅度，辨认曲线的吸气相和呼气相，并以此为对照进行下列各项的观察。

（2）用小烧杯置于气管插管开口前，将氮气气囊的导管口平行于气管插管使气体冲入烧杯。动物吸入氧分压较低的气体，观察缺 O_2 对家兔呼吸运动的影响。

（3）待家兔呼吸恢复正常后，将装有 CO_2 的气袋开口对准气管插管的开口，打开 CO_2 气袋上的螺旋，使气流量和流速达到中等程度，观察增加吸入 CO_2 时家兔呼吸运动的变化。

（4）待家兔呼吸恢复正常后，夹闭气管插管的一侧管，将一根长 50cm 左右的橡皮管连于气管插管的另一侧开口端，观察增大无效腔对家兔呼吸运动的影响。

（5）待家兔呼吸恢复正常后，夹闭气管插管的一侧管，用止血钳夹住另一侧管的一部分，观察气道阻力增大时家兔呼吸运动的变化。

（6）待家兔呼吸恢复正常后，由耳缘静脉注入 3% 乳酸溶液 1～3ml，观察血液 pH 降低时家兔呼吸运动的变化。

（7）待家兔呼吸恢复正常后，剪断一侧迷走神经，观察家兔呼吸运动有何变化；再剪断另一侧迷走神经，观察并记录家兔呼吸运动的变化。比较切断单侧和双侧迷走神经前后家兔呼吸运动频率与深度的变化。

（8）待以上实验项目完成后，可用带乳胶管的粗针头从右侧面刺入胸壁，造成部分气胸，观察家兔呼吸运动的变化；再用注射器接在乳胶管上尽量抽出胸膜腔内的气体，观察家兔呼吸能否恢复。

【注意事项】
1. 注射麻醉药时，速度应缓慢，密切观察家兔的呼吸情况。
2. 每项实验前都要与正常的呼吸曲线对照。要待家兔呼吸恢复正常或平稳后，再进行下一项目。
3. 增加吸入气 CO_2，不应过多过猛。

（阳泽华）

实验 10　胃肠运动的观察

【目的】
1. 掌握影响胃肠运动主要因素。
2. 能应用所学知识分析胃肠疾病产生的机制和临床表现。

【原理】　胃肠道多由平滑肌构成，故具有平滑肌本身的活动特点。在体内其运动主要受神经系统支配及体液因素影响。

【对象】　家兔。

【实验用品】　哺乳类动物手术器械一套、兔手术台、电子刺激器、保护电极、注射器、20%乌拉坦、0.01%乙酰胆碱、0.01%肾上腺素、阿托品注射液、生理盐水。

【方法步骤】

1. 麻醉与固定　家兔称重后，用 20% 乌拉坦按 5ml/kg 的剂量由兔耳缘静脉缓慢注射待将其麻醉后，取家兔仰卧位，将四肢和头固定在兔手术台上，固定家兔时应注意将颈部和躯干拉直。

2. 手术

（1）气管插管：剪去颈部的毛，沿颈部正中切开皮肤，止血钳钝性分离皮下组织与肌肉，暴露气管，做气管插管。

（2）暴露胃和肠：剪去腹部的毛，自剑突下沿腹部正中线切开腹壁，暴露胃和肠。

（3）分离迷走神经：在膈下食管的前方找出迷走神经前支，分离穿线并套上保护电极。

（4）分离内脏大神经：用温生理盐水浸湿的纱布将肠推向右侧，在左侧肾上腺上方分离出内脏大神经，穿线并套上保护电极。

3. 保温　用温热生理盐水（38～40℃），浸浴胃肠（或以手术台加温）保持腹腔内温度（37～38℃），并防止胃肠表面干燥。

4 实验项目

（1）观察胃肠运动：观察正常情况下的胃肠活动，包括胃、小肠的紧张性收缩、蠕动以及小肠的分节运动。

（2）迷走神经对胃肠运动影响：用适宜频率和强度的电脉冲，刺激膈下迷走神经，观察胃肠运动的变化。可反复刺激直至出现明显反应。

（3）内脏大神经对胃肠运动影响：调节电刺激的频率、强度，刺激内脏大神经，观察胃肠运动的变化。

（4）乙酰胆碱对胃肠运动影响：在胃和小肠上各滴上 3～5 滴 0.01%乙酰胆碱，出现反应后立即用温热生理盐水冲洗掉。

（5）肾上腺素对胃肠运动影响：在胃和小肠上各滴上 3～5 滴 0.01%肾上腺素，观察胃肠运动的变化

（6）阿托品对胃肠运动影响：先以电刺激膈下迷走神经，当出现明显反应时，从耳缘静脉注射阿托品 0.5～1.0mg。观察胃肠运动的变化。再直接电刺激胃和小肠，观察其运动的变化。

【注意事项】

1. 麻醉用药不宜过量，要求浅麻醉；电刺激时，强度应适中，可先在腹壁肌肉上测试。

2. 实验过程中，要注意给动物保温和防止器官干燥。

（侯聪玲）

实验 11　尿生成的影响因素

【目的】

1. 学习膀胱插管技术和尿液的收集方法。

2. 观察静脉注射生理盐水、葡萄糖、去甲肾上腺素等药物对尿量的影响，分析这些因素对尿生成影响的作用机制。

【原理】　尿生成过程包括肾小球的滤过作用及肾小管与集合管的重吸收和分泌排泄作用。凡能影响上述过程的因素都能引起尿量或尿液成分的改变。

【对象】　家兔。

【实验用品】　家兔实验手术器械一套、膀胱插管、20%乌拉坦溶液、生理盐水、20%葡萄糖、0.01%去甲肾上腺素、1000U/L 垂体后叶素、1%呋塞米（速尿）。

【方法步骤】

1. 静脉麻醉　从兔耳缘静脉注射 20%乌拉坦溶液（5ml/kg）。待兔麻醉后，将其仰卧，固定四肢及头部。

2. 腹部手术　从耻骨联合向上沿中线做长约 5cm 的切口，沿腹白线打开腹腔，将膀胱轻拉至腹壁外，先辨认清楚膀胱和输尿管的解剖部位，用止血钳提起膀胱前壁（靠近顶端部分），选择血管较少处，做一纵行小切口，插入膀胱插管并用粗线结扎。注意保持插管与输尿管之间的畅通，避免堵塞。

使插管的引流管出口处低于膀胱水平，用培养皿盛接由引流管流出的尿液，手术完毕后，用温热的生理盐水纱布覆盖腹部创口，注意家兔体温。

3. 注射药品并观察记录结果　计数麻醉状态下的尿量，即每分钟流出体外的尿液滴数。

（1）静脉注射 37℃生理盐水 20ml，观察并记录尿量的变化。

（2）静脉注射 20%葡萄糖 5ml，观察并记录尿量的变化。

（3）静脉注射 0.01%去甲肾上腺素 0.3ml，观察并记录尿量的变化。

（4）静脉注射呋塞米 1ml，观察并记录尿量的变化。

（5）静脉注射垂体后叶素 2U，观察并记录尿量的变化。

【注意事项】

1. 实验前应给家兔多喂青菜和饮水,以增加其基础泌尿量。

2. 因实验中要多次进行耳缘静脉注射,因此要注意保护好耳缘静脉。应从耳缘静脉的远端开始注射,逐渐向耳根部推进;必要时可安置静脉输液装置或做颈外静脉、股静脉插管。

3. 注意套管位置,尽量避免插管手术中出血,保证尿排出的通畅。

4. 手术动作要轻柔,腹部切口不宜过大,以免造成损伤性闭尿。剪开腹壁时避免伤及内脏。

5. 每项实验前后,及时做好相应的对照记录。

6. 待前一项药物作用基本消失后,再做下一步实验。每次静脉给药后,需立即输注少量生理盐水,以确保药物进入静脉。

（薛明明）

主要参考文献

成蓓，曾尔亢，2018. 老年病学. 3 版. 北京：科学出版社.

丁文龙，刘学政，2018. 系统解剖学. 北京：人民卫生出版社.

葛均波，徐永健，王辰，2018. 内科学. 9 版. 北京：人民卫生出版社.

国家卫生健康委员会脑损伤质控评价中心，中华医学会神经病学分会神经重症协作组，中国医师协会神经内科医师分会
　神经重症专业委员会，2019. 中国成人脑死亡判定标准与操作规范（第二版）. 中华医学杂志，99（17）：1288-1292.

马恒东，孙玉锦，2020. 生理学. 3 版. 北京：科学出版社

孙秀玲，孙玉锦，崔鹤，2023. 生理学. 北京：中国医药科技出版社

孙秀玲，杨志宏，2022. 生理学. 上海：上海交通大学出版社.

滕淑静，周芳，焦杨，2021. 药理学. 北京. 中国协和医科大学出版社.

王庭槐，2018. 生理学. 9 版. 北京：人民卫生出版社.

王卫平，孙锟，常立文，2018. 儿科学. 9 版. 北京：人民卫生出版社.

杨桂染，周晓隆，2021. 生理学. 2 版. 北京：人民卫生出版社.

张颖，陈方军，2019. 诊断学. 5 版. 北京：北京大学医学出版社.

赵铁建，朱大诚，2021. 生理学. 北京：中国中医药出版社.

朱坤杰，李涛，2019. 医学机能实验学. 2 版. 北京：科学出版社.

朱启文，高东明，2017. 生理学. 2 版. 北京：科学出版社.

自测题选择题参考答案

第 1 章

1. E　2. D　3. D　4. B　5. E　6. D　7. B

第 2 章

1. A　2. B　3. E　4. B　5. B　6. E　7. B

8. C　9. A　10. E

第 3 章

1. E　2. C　3. B　4. C　5. C　6. B　7. D

8. C　9. D　10. B

第 4 章

1. B　2. A　3. D　4. E　5. C　6. A　7. E

8. B　9. B　10. C

第 5 章

1. A　2. A　3. B　4. A　5. C　6. D　7. A　8. D

第 6 章

1. D　2. D　3. A　4. C　5. E　6. C　7. A

第 7 章

1. E　2. C　3. B　4. A　5. C

第 8 章

1. C　2. D　3. C　4. A　5. B　6. B　7. D

8. C　9. E　10. E

第 9 章

1. D　2. C　3. B　4. E　5. A

第 10 章

1. D　2. C　3. E　4. E　5. B　6. D　7. B

8. E　9. B　10. D

第 11 章

1. C　2. E　3. B　4. D　5. C　6. B　7. C

8. A

第 12 章

1. A　2. B　3. C　4. E　5. B

第 13 章

1. C　2. D　3. A